遺伝/ゲノム看護

編集・執筆

有森直子　溝口満子

医学監修

井ノ上逸朗

医歯薬出版株式会社

編 集

有森直子 <small>ありもりなおこ</small>	新潟大学大学院保健学研究科看護学分野	教授
溝口満子 <small>みぞぐちみちこ</small>	一宮研伸大学看護学部	教授

医学監修

井ノ上逸朗 <small>いのうえいつろう</small>	国立遺伝学研究所総合遺伝研究系人類遺伝研究部門	教授

執 筆

青木美紀子 <small>あおきみきこ</small>	聖路加国際大学大学院看護学研究科　准教授
有森直子 <small>ありもりなおこ</small>	編集に同じ
井ノ上逸朗 <small>いのうえいつろう</small>	医学監修に同じ
井本逸勢 <small>いもといっせい</small>	愛知県がんセンターリスク評価センター　センター長，同研究所分子遺伝学分野　分野長
小笹由香 <small>おざさゆか</small>	東京医科歯科大学医学部附属病院看護部　看護師長
大川　恵 <small>おおかわめぐみ</small>	聖路加国際病院看護部　遺伝看護専門看護師
須坂洋子 <small>すさかひろこ</small>	獨協医科大学医学部　特任講師　遺伝看護専門看護師
西垣昌和 <small>にしがきまさかず</small>	京都大学大学院医学研究科人間健康科学専攻　准教授
野間口千香穂 <small>のまぐちちかほ</small>	宮崎大学医学部看護学科　教授
藤田みどり <small>ふじた</small>	大阪急性期総合医療センター遺伝診療センター　看護師
細道一善 <small>ほそみちかずよし</small>	金沢大学医薬保健研究域医学系革新ゲノム情報学分野　准教授
御手洗幸子 <small>みたらいさちこ</small>	NTT東日本関東病院看護部　看護主任　遺伝看護専門看護師
溝口満子 <small>みぞぐちみちこ</small>	編集に同じ
武藤香織 <small>むとうかおり</small>	東京大学医科学研究所ヒトゲノム解析センター公共政策研究分野　教授
森藤香奈子 <small>もりふじかなこ</small>	長崎大学生命医科学域（保健学系）　准教授
森屋宏美 <small>もりやひろみ</small>	東海大学医学部看護学科　講師

COLUMN 執筆

木根麻美加 <small>きねまみか</small>	多発性囊胞腎財団日本支部
森　智里 <small>もりちさと</small>	日本ハンチントン病ネットワーク

This book was originally published in Japanese
under the title of :

IDEN / GENOMU KANGO
(Genetics/Genomics Nursing)

Editors :
ARIMORI, Naoko
　Professor, Niigata University
MIZOGUCHI, Michiko
　Professor, Ichinomiya Kenshin College

© 2018　1st ed.

ISHIYAKU PUBLISHERS, INC.
　7-10, Honkomagome 1 chome, Bunkyo-ku,
　Tokyo 113-8612, Japan

はじめに

　書籍「遺伝看護」（安藤広子，塚原正人，溝口満子編集）が2002年に出版されて15年，このたび「遺伝/ゲノム看護」という新しい書籍を出版することになりました．
　「遺伝看護」が出版された当時は，まだヒトゲノム全塩基配列の解読が終了していない時代でした．医療はゲノム解析をもとに発展しつつあり，看護もその波にのって発展していかなければならないとの思いをもつ看護職を，強く後押ししてくださいました故塚原正人先生（当時，山口大学副学長）のご尽力によって，いまに至っていることを実感します．
　この15年の間に，ゲノム解析技術の発展によるヒトゲノム全塩基配列の解読，そして，遺伝子の同定と機能解析が進みました．臨床では，診断・治療に個人のDNA解析結果があらゆる診療科で利用され，さらに，人びとの疾病予防や健康管理にも用いられるようになってきました．ゲノム情報抜きに健康課題の解決や健康支援が困難であることは明白です．そのため，すべての看護職がゲノムに関する知識をもち，看護実践をしなければならないことは時代の要請であり，また，社会的責任でもあります．2013年には専門看護師教育課程に「遺伝看護」領域が承認され，大学院修士課程における教育が始まりました．そして2017年秋，日本看護協会において初めての認定試験が行われ，「遺伝看護専門看護師」が誕生しました．そのような大きなうねりの節目の時に本書が出版されることとなり，本書の出版にご執筆・ご協力くださった諸先生方，ご尽力いただきました医歯薬出版編集部に心より感謝申し上げます．
　本書は，看護を学びはじめた初学者や，これまで遺伝/ゲノム医療になじみのなかった看護職を対象に，わかりやすく，親しみやすく読んでもらえることを重視しました．そこで，臨床の第一線で看護職がかかわる事例（マンガ）をあげて「遺伝看護」を説明しています．看護実践に必要な知識としての「臨床遺伝学」はできるだけ平易に解説し，さらに理解を助けるため"memo"欄にて解説を加えています．2017年10月に文部科学省が公表した「看護教育モデル・コアカリキュラム」の内容も網羅しています．また，より現実的な理解を助けるために，遺伝的課題をもつ当事者の体験エッセイも掲載しました．
　本書は，看護教育機関をはじめ，すべての臨床で役立つ内容になっています．満を持して発行するこの「遺伝/ゲノム看護」を，多くの方にご活用いただくことを願っています．

2018年1月

有森直子　溝口満子

目次　遺伝 / ゲノム看護

I 遺伝 / ゲノム看護とは (有森直子)

1 遺伝 / ゲノム医療と看護 ... 2
　　遺伝/ゲノム医療のなかでもとくに配慮すべき「生殖細胞系列」の特徴 ... 3

2 遺伝 / ゲノム看護の定義 ... 4
　　遺伝/ゲノム看護の歴史（日本を中心に） ... 4

3 遺伝 / ゲノム看護に求められる実践能力 ... 6
　1) 遺伝/ゲノム医療にかかわるすべての看護職に求められる実践能力 ... 8
　　　(1) クライエントニーズの明確化　(2) 生涯にわたる療養生活の支援　(3) 心理的支援
　　　(4) チーム医療での協働
　2) 遺伝/ゲノム医療にかかわる遺伝看護専門看護師に求められる実践能力 ... 9

4 遺伝 / ゲノム看護の特徴 ... 12
　1) 遺伝/ゲノム看護のモデル ... 12
　2) 遺伝情報を加味した全人的なクライエントとその血縁者への理解とケア ... 13
　3) 適時性 ──継続的にかかわることで可能になる意思決定支援と遺伝看護 ... 14
　4) 倫理的葛藤 ──クライエント，両者に生じる葛藤とその対処 ... 15
　5) People-Centered Careを可能にするパートナーシップと看護 ... 16
　6) 遺伝/ゲノム医療における意思決定が難しい理由 ──生殖細胞系列の3つの特殊性と看護 ... 18
　　　(1)【不変性】【予測性】慢性疾患としての緩和ケアの側面から　──難病・神経筋疾患
　　　(2)【共有性】遺伝情報を共有する血縁者との関係性への配慮の側面から　──家族・遺伝性疾患

II 遺伝 / ゲノム医療の現状 (1～3, 6, 7:溝口満子, 4, 5:武藤香織)

1 ヒトゲノム解読後の医療の変化 ... 22
　1) ヒトゲノムプロジェクトがもたらしたもの ... 22
　2) 遺伝情報の活用 ... 24
　　　(1) 臨床における活用　(2) 予防医学における活用　(3) ビジネスとしての遺伝子診断

2 遺伝 / ゲノム医療の実際 ... 26
　1) 遺伝/ゲノム医療が提供されている場 ... 26
　　　(1) 外来や病棟　(2) 遺伝専門外来
　2) 遺伝カウンセリング ... 27

3 チームで行われる遺伝 / ゲノム医療 ... 28
　1) チームで行う理由 ... 28
　2) チームメンバー ... 28

3) 当事者との連携 ······ 29
　　　　(1) 健康問題が専門職者間だけでは解決できない　(2) 自分たちの問題は自分たちで解決へ向けて努力すべきという認識　(3) お互いに必要な関係

4 日本の保健医療政策 ──遺伝医療からゲノム医療へ ······ 30
　1) 遺伝相談の歴史 ······ 30
　2) 国家戦略目標としてのゲノム医療 ──推進政策の始まり ······ 31
　3) より一般的に身近なゲノム医療へ ──徐々に進む保険収載 ······ 33
　　　　(1) 2006年の診療報酬改定 ──遺伝学的検査のはじめての保険収載
　　　　(2) 2008年の診療報酬改定　(3) その後の診療報酬改訂
　4) 遺伝/ゲノム看護が目指すものは？ ······ 36

5 遺伝/ゲノム医療と倫理的な配慮 ──「自分ごと」として考える未来に向けて ······ 36
　1) インフォームド・コンセント（informed consent）とは何か ······ 37
　2) さまざまな遺伝学的検査の種類に応じた倫理的配慮 ······ 38
　　　　(1) 症状のある成人に対する確定診断　(2) 現在，症状のない成人に対する遺伝学的検査（非発症保因者診断，発症前診断）　(3) 未成年者など同意能力がない者を対象とする遺伝学的検査
　　　　(4) その他の遺伝学的検査
　3) 胎児や受精卵をめぐる法令・倫理の考え方 ······ 40
　　　　(1) 刑法と母体保護法にみる人工妊娠中絶　(2) 現行法の抱えている課題
　　　　(3) 人工妊娠中絶を行える時期と胎児が人として保護を受ける時期
　4) 胎児に対する遺伝学的検査 ──確定的検査，非確定的検査 ······ 42
　　　　(1) 確定的検査のルール　(2) 非確定的検査のルール
　　　　(3) 胎児に対する遺伝学的検査と妊婦の思い
　5) 受精卵に対する遺伝学的検査 ──着床前検査 ······ 44
　6) （おわりに）これからも考えることがたくさんある ······ 44
　　　　(1) 個人情報の保護　(2) 偶発的所見，二次的所見　(3) 差別について

6 遺伝/ゲノム医療を担う専門職の育成 ······ 46
　1) 遺伝看護専門看護師 ······ 46
　2) 臨床遺伝専門医 ······ 47
　3) 認定遺伝カウンセラー® ······ 48
　4) その他の遺伝/ゲノム医療・研究にかかわる学会認定制度による資格 ······ 49
　　　　(1) 家族性腫瘍カウンセラー・コーディネーター　(2) 臨床細胞遺伝学認定士
　　　　(3) ゲノムメディカルリサーチコーディネーター

7 今後の課題 ······ 51
　1) 研究成果を臨床応用するためのルールづくり ······ 52
　2) すべての国民に研究成果を届ける体制づくり ······ 52

III 遺伝/ゲノム看護の実際

[周産期の遺伝/ゲノム看護]

A 出生前診断（御手洗幸子） ... 58
出生前診断とは / 女性と家族が置かれている状況 / アセスメント / 看護
- **事例**「出生前診断って受けたほうがいいのですか？」
  〜高齢出産を理由に「検査を受けたほうがいいのでは？」と言われた妊婦の事例〜

B 染色体異常（小笹由香） ... 75
代表的な疾患 / 患者や家族が置かれている状況 / アセスメント / 看護
- **事例**「みんなほんとうに，何度も頑張っていますか？」
  〜不均衡型転座による流産，妊娠ごとの出生前診断に疲れ，挙児を諦めたカップルの事例〜

[小児期の遺伝/ゲノム看護]

C 先天代謝異常症（野間口千香穂） ... 88
代表的な疾患 / 本人や家族が置かれている状況 / アセスメント / 看護
- **事例**「フェニルケトン尿症って，遺伝する病気なのですか？」
  〜新生児マススクリーニングで遺伝性疾患を指摘され，困惑している夫婦の事例〜

D 性染色体異常（藤田みどり） ... 101
代表的な疾患 / 本人や家族が置かれている状況 / アセスメント / 看護
- **事例**「なぜ二次性徴が起こりにくいのですか？」
  〜思春期になったターナー症候群の事例〜

E 保因者ケア（森藤香奈子） ... 116
代表的な疾患 / 本人や家族が置かれている状況 / アセスメント / 看護
- **事例**「お姉ちゃんは，病気にならないから大丈夫？」
  〜きょうだいにデュシャンヌ型筋ジストロフィーがいる女児の事例〜

[成人期の遺伝/ゲノム看護]

F がん（大川 恵） ... 128
代表的な疾患 / 患者や家族が置かれている状況 / アセスメント / 看護
- **事例**「がん家系かもしれない？！ どこに相談にいったらいいの？？」
  〜マスコミやインターネットの情報から不安になった女性の事例〜

G 神経筋疾患（須坂洋子） ... 144
代表的な疾患 / 患者や家族が置かれている状況 / アセスメント / 看護
- **事例**「結婚するなら発症前診断を受けるべきですか？」
  〜ハンチントン病の告知を受けた人と，その家族・子（at risk）の事例〜

H 生活習慣病（西垣昌和） ... 161
代表的な疾患 / 患者や家族が置かれている状況 / アセスメント / 看護
- **事例**「遺伝だから仕方がない？！」
  〜父が糖尿病で，自身も予備軍と指摘された男性の事例〜

IV 遺伝/ゲノム看護の実践を支えるツール (青木美紀子)

1 家族歴・家系図 … 176
1) 家族歴を聴くこと・家系図を書くことの意義 … 176
(1) 正確な診断への一助　(2) 遺伝学的検査の方向性決定への一助　(3) リスクアセスメント
(4) 心理社会的アセスメント　(5) 信頼関係の構築　(6) 教育
2) 家系図の書き方 … 179
(1) 記載内容　(2) 記載方法

2 リスクアセスメント … 185
1) 理論的再発率 … 185
(1) 常染色体優性遺伝　(2) 常染色体劣性遺伝　(3) X連鎖劣性遺伝
2) ベイズの定理 … 188
(1) 遅発性の常染色体優性遺伝　(2) 不完全浸透の常染色体優性遺伝（p＜1）
(3) X連鎖劣性遺伝
3) 経験的再発率 … 192
(1) 多因子疾患　(2) 染色体異常
4) 再発率の伝え方 … 192

3 インターネットの活用 … 195
1) 遺伝/ゲノム医療関連学会・団体のサイト … 195
2) 疾患に関する情報サイト … 195

V ゲノム科学の基礎
――遺伝/ゲノム看護の理解に必要な知識
(1, 2：森屋宏美＋井ノ上逸朗, 3, 4, 6, 7, 9, 10：井ノ上逸朗, 5：井本逸勢＋井ノ上逸朗, 8：細道一善)

1 ゲノム・遺伝子の構造と機能 … 200
1) 染色体・DNAの構造 … 200
(1) 染色体の構造　(2) DNAの構造
2) 遺伝子の構造と機能 … 203
(1) DNAからRNA, タンパク質　(2) 機能的RNAの存在
3) 細胞分裂 … 205
(1) 体細胞分裂　(2) 減数分裂
4) DNAの複製と修復 … 206
5) 遺伝的多様性と変異 … 207
(1) 染色体の変異　(2) DNA配列の変異

2 単一遺伝子疾患 ──メンデル遺伝病 ... 211
- 1）メンデル遺伝とは ... 211
- 2）単一遺伝子疾患（メンデル遺伝病）の遺伝形式 ... 211
  - （1）常染色体優性遺伝（AD）　（2）常染色体劣性遺伝（AR）　（3）伴性遺伝
- 3）メンデル遺伝の例外 ... 215
  - （1）不完全浸透　（2）表現促進現象　（3）新生（de novo）変異　（4）生殖細胞系列モザイク
  - （5）ゲノムインプリンティング（ゲノム刷り込み）　（6）共優性遺伝
- 4）ミトコンドリア遺伝病 ... 217

3 メンデルの遺伝法則に従わない多因子疾患 ... 217
- 1）common disease（ありふれた病気）の遺伝子解析法 ... 218
  - （1）加齢黄斑変遷症の例　（2）遅発性アルツハイマー病の例
- 2）糖尿病感受性遺伝子の罹患予測 ... 219

4 発生遺伝学と先天異常 ... 220
- 1）催奇性薬剤 ... 222
- 2）喫煙，飲酒などの生活習慣と先天異常 ... 222
- 3）感染症による先天異常 ... 223
- 4）比較的頻度の高い先天異常 ... 223
  - （1）口唇裂・口蓋裂　（2）ヒルシュプリング病

5 がんにおける体細胞変異 ... 224
- 1）生殖細胞系列変異と体細胞変異 ... 224
- 2）体細胞変異とがんの関係 ... 224
- 3）がん関連遺伝子の体細胞変異 ──がん遺伝子とがん抑制遺伝子 ... 224
- 4）体細胞変異の遺伝学的分類 ... 225
  - （1）短い塩基配列レベルの変化　（2）大きな領域の遺伝増幅や欠失　（3）染色体転座・逆位
- 5）がんの体細胞変異の治療標的としての意義 ... 226
  - （1）乳がん　（2）肺がん　（3）大腸がん

6 遺伝性（家族性）腫瘍 ... 227
- 1）遺伝性乳がん・卵巣がん症候群 ... 228
- 2）リンチ症候群 ... 228
- 3）多発性内分泌腫瘍 ... 228

7 薬理遺伝学 ... 229
- 1）薬力学 ──どのように薬は効果をもつか ... 229
  - （1）チトクロームP450と第1相代謝　（2）第2相反応と遺伝子
- 2）薬物副作用に関する他の遺伝子異常 ... 231
  - （1）吸入麻酔薬による悪性高熱症　（2）サリンなどの有機リン剤
- 3）*HLA*遺伝子群と薬剤副作用 ... 231
- 4）分子標的薬とコンパニオン診断薬 ... 232

8 遺伝子関連検査 — 233
- 1) 病原体・体細胞・生殖細胞系列の遺伝子検査 — 233
  - (1) 病原体遺伝子検査（病原体核酸検査） (2) 体細胞遺伝子検査 (3) 生殖細胞遺伝子検査
  - (4) マイクロサテライト不安定性（MSI）検査
- 2) 検査に関連する技術 — 234
  - (1) PCR-ダイレクトシーケンス (2) PCR-RFLP (3) TaqMan法 (4) FISH
  - (5) マイクロアレイ (6) 次世代シーケンサー（NGS）
- 3) 各種診断法 — 236
  - (1) 遺伝学的確定診断 (2) 発症前診断 (3) 易罹患性検査 (4) 出生前診断
  - (5) 着床前診断

9 新生児マススクリーニング — 237
- 1) 先天性代謝異常症とスクリーニング — 237
- 2) タンデム質量分析法と新生児マススクリーニング — 238

10 人類集団の成り立ちを研究する集団遺伝子 — 238
- 1) 人類の進化と集団遺伝学的歴史 — 239
- 2) 集団遺伝学の基礎知識 — 240
  - (1) ハーディ・ワインベルグの法則 (2) 突然変異率
- 3) 自然選択のわかりやすい例 ──乳糖不耐性 — 241

装丁：藤塚尚子（ISSHIKI）
本文デザイン：川野有佐（ISSHIKI）
イラスト・マンガ：坂木浩子（ぽるか）

I 遺伝/ゲノム看護とは

1. 遺伝/ゲノム医療と看護
2. 遺伝/ゲノム看護の定義
3. 遺伝/ゲノム看護に求められる実践能力
4. 遺伝/ゲノム看護の特徴

1 遺伝/ゲノム医療と看護

　遺伝/ゲノム医療は，ヒトの遺伝と多様性を科学する（the science of heredity and variation）遺伝学を基盤とした専門医療である[1]。多様性を科学する遺伝/ゲノム医療とは，1人ひとり異なるヒトの遺伝情報の違いを明らかにする側面（おもに基礎遺伝学）と，その遺伝情報の違いをヒトの個性として尊重し，生活の質を保証していく側面がある。看護学は，生活の支援を行う実践科学であり，遺伝性疾患の人びとの生活世界を理解し，生活の質を保証するためにさまざまなケア技術を習得しなければならない。

　日本語の「いでん」という言葉は，通常「遺伝する」といったように親から子に引き継がれていく場合に使用されている。遺伝/ゲノム医療では「親から子に引き継がれる（heredity）」状況のみではなく，身体の設計図ともいえる「遺伝子/ゲノム」の遺伝的多様（genetic variation）のなかで個人を支えていく医療であり，その個人が環境に適応して生きていくことを支えていく医療である。遺伝/ゲノム医療に関する言葉（用語）は日常診療ではあまり聞き慣れず，ゲノム医療の進歩とともに新たな用語がつくられていることもある。また，看護基礎教育に臨床遺伝学や遺伝看護学という科目を位置づけている教育機関は少ない。そのため，遺伝/ゲノム医療に必要なケアを行うためには，現状では，継続教育として学会などが主催する学習会などで臨床遺伝学，遺伝看護学を学ばなければならない状況にある。

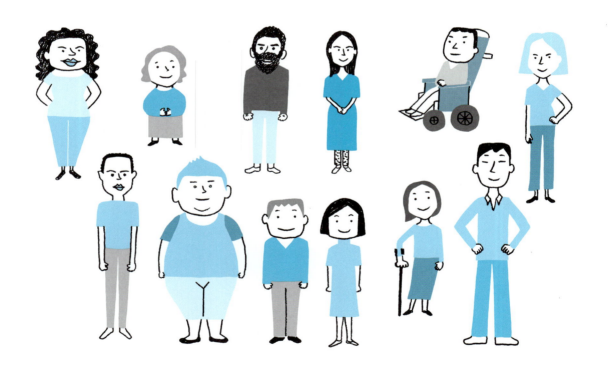

1　吉橋博史：小児科診療における臨床遺伝医療と遺伝カウンセリングの位置づけ．小児科診療，76(7)：1035, 2013.

遺伝/ゲノム医療のなかでもとくに配慮すべき「生殖細胞系列」の特徴

ヒトの身体を構成する単位である「細胞」のなかで，精子や卵子といった配偶子の由来もとである細胞系列（Germline）は「生殖細胞系列」とよばれる。個人の生殖細胞系列の遺伝情報は，受精の時に決定され生涯変化しない。そのため，生殖細胞系列の遺伝情報は通常の遺伝情報とは異なる3つの特殊性があり，これらの特殊性を理解したうえで遺伝学的検査の実施を検討する必要がある。その特殊性とは，次のとおりである[2]。

> 不変性　遺伝情報は受精のときに決定され生涯変化しない
> 予測性　発症が遅い疾患の場合，まだ発症していない健常者を対象に発症前検査が考慮される場合の発症の予告
> 共有性　生殖細胞系列遺伝子変異は血縁関係者間で共有している可能性がある

この3つの特殊性をふまえて，次のような配慮が必要である。

(1) 不変性

不変性については，治療法につながらない検査を行う意味を慎重に，とくにクライエントにとってバッドニュースとなった場合の見通しをもって検査を考えなければならない。

(2) 予測性

予測性については，予防法や治療法がある場合には福音となる場合もあるが，そうでない場合に行う予測診断には慎重な対応が求められる。

(3) 共有性

共有性については，1人の遺伝学的検査から得られた情報によって，家系員も早期発見，早期治療，発症予防が可能になる一方，「知らないでいたかった」という意向をもつ血縁者には，本人の意志に関係なく病気や遺伝の問題に巻き込まれるという可能性があることを意味している。

遺伝性疾患には治療法が明らかでないものもある。このような治らない遺伝性疾患においては，通常用いられる健康の概念である「身体的，心理社会的に良好な状態」を目指すという医療の目標を達成することは難しい。むしろ，「社会的，身体的，感情的問題に直面したときに適応し，自ら管理する（なんとかやりくりする）能力（the ability to adapt and self-management in the face of social, physical, and emotional challenges）」をもつことを健康と考え，この能力が損なわれたときに支援することが，遺伝的多様のなかで個人を支えていく遺伝/ゲノム医療の方向性であろうという考え方もある[3]。

---

[2] 福嶋義光：遺伝学的検査を考えたら，小児科診療，76(7)：10341-1042，2013．
[3] 中島　孝：難病ケアにおけるコペルニクス的転回　臨床評価を患者・家族の主観的評価に変える．総合診療，25(3)：206-207，2015．

2 遺伝/ゲノム看護の定義

　国際遺伝看護学会（p55を参照）による遺伝/ゲノム看護の定義を 表1-1 に示す。
　看護職は，クライエントが遺伝性疾患になったときだけでなく，健康な状態も含めたすべての健康レベルを対象とする。また，家系内で起こる病気について将来的な相談（子どもの発病，身内の結婚など）にも対応するなど，誕生から終末期まで生涯を通してかかわる。そして，看護職は，医師が専門とする治療以外の「療養やケア」を専門とするため，いまの医学では治らない疾患であっても，その方にとっての最良の生活をともに考え，かかわり続ける専門職である。

表1-1 遺伝/ゲノム看護の定義（英文/和文）

Genetics/genomics nursing is professional nursing care that focuses on the impact of genetics/genomics influences on health. Genetics/genomics nurses identify actual and potency genetics/genomics influences on health, educate clients and families on genetics/genomics influences that might impact their health, and intervene with the goals of optimizing health, reducing health risks, treating disease, and promoting wellness.
(International Society of Nurses in Genetic : Genetics/Genomics Nursing-scope and standards of practice. 2nd ed, American Nurses Association, 2016.)

[筆者訳] 遺伝/ゲノム看護は，専門的な看護であり，遺伝または遺伝に関連した健康への影響に焦点を当てる。遺伝/ゲノム看護師は，明白なまたは潜在的な遺伝/ゲノムによる健康への影響を明らかにし，患者やその家族たちに彼らの健康に起こりうる遺伝/ゲノムの影響について教育する。また，健康状態を良い状態にしたり，健康リスクを減らしたり，病気を治療したり，健康を増進したりするための手助けをする。

memo　ゲノム

　遺伝子（gene）は，タンパク質の生成につながる遺伝情報である。しかし，身体の設計図には，それだけではない遺伝情報もあり，それらをすべて統合したものがゲノム（genome）とよばれる。

遺伝/ゲノム看護の歴史（日本を中心に）（表1-2）

　1992年に大倉は，「看護とは，病む人間を対象に行われる行為であり，それは病む部分の治療や介助のみを目的とするものではない。　・・・（中略）・・・　異常や疾患に関する知識を得ようとする以前に人間を知ることが大切である。さらに，わが国の医学教育，看護教育のなかで歴然と残されている欠落の1つは，もっとも根幹をなす遺伝学組成，遺伝的背景に関する理解である」と述べ，「こうした知識の欠落は，単に病気を正しく理解できないだけでなく，人間としての対応すらできないことを意味している」と，看護における臨床遺伝学の必要性に言及している[4]。
　「遺伝看護」という用語が国内で公的に使用され始めたのは，1999年に「日本遺伝看護学会」

4　大倉興司監修：看護のための臨床遺伝学．医学書院，1992．

が発足したときであろう。当時は，ヒトゲノム計画が進むなか，遺伝/ゲノム医療に関係する対象の広がりと，病気ではない健康な人も対象となる「予測医療」という新しい遺伝/ゲノム医療のあり方として，「遺伝子検査」を行うための「遺伝子カウンセリング体制の整備」が強調された[5,6]。看護職は，単一遺伝子疾患や先天異常の患者，その家族への生活へのケアを，このような動きが始まる以前から行っていた。また，家族や親族のなかで「引き継がれて行く」遺伝に関する相談は，地域の保健所が対応していた。保健所の遺伝相談では，相談そのものは医師が担当する一方で，何を相談するかというもっとも重要な焦点化や，相談後の長期に及ぶフォローアップは地域の保健師が担っていた。当事者も気づいていない潜在するニーズの掘り起こしは，地域住民との信頼関係を築いている保健師が遺伝の問題にかかわることで可能となっていた。当時は，日本家族計画協会が「遺伝相談セミナー」を年に数回開催し，保健所保健師は輪番制で研修を受けていた。また，当時の保健師は，研修会の後に自主的な学習会を重ねて，そのスキルの向上に努めていた。

「遺伝相談」の場は，クライエントと家族の暮らしをともに考え続ける経過の通過点である。家族の問題であるがゆえに，家族の誰にも相談できない「遺伝（heredity）」の課題に保健師はクライエントとともに向き合い，クライエントが遺伝相談に行くことができる時期を見計らい，遺伝現象や遺伝子検査の理解と解釈を助け，本人の選択を支持し続けてきた。

2003年のヒトゲノム計画以降，遺伝相談は，遺伝カウンセリングと言いかえられることが多くなり，遺伝子検査をするかしないかの意思決定が中心となったため，遺伝子検査のできる医療機関の遺伝診療部にその相談の場が移り，保健所の遺伝相談窓口は減少し，今日に至っている。

表1-2　遺伝/ゲノム看護の歴史

1974年	日本家族計画協会　医師遺伝相談カウンセラー養成開始
1977年	同協会　パラメディカルスタッフのための遺伝相談セミナー （1999年より「コメディカルスタッフのための遺伝相談セミナー」と改称）
1978年	「看護職等の地域遺伝相談研究会」結成 第1回パラメディカルスタッフのための遺伝相談セミナーを修了した保健師を中心とした看護職の提案により，1993年までの15年間活動した（年1回の研究会，年2回の機関誌，年1回の研究会集録の発刊）。
1999年2月	「遺伝に関する看護を考える会」発足，日本遺伝看護研究会の準備
1999年8月	「日本遺伝看護研究会」発足 看護職13名，医師1名からなる有志で発足。臨床・教育・研究を通して保健医療において遺伝にかかわる看護職の役割を明確にし，遺伝医療サービスの質の向上を図ることを目的とする。
2005年9年	「日本遺伝看護学会」発足　日本遺伝看護研究会から学会へ
2013年	日本看護系大学協議会より「遺伝看護専攻教育課程（26単位）」特定
2016年11月	遺伝看護専門看護師　日本看護協会より分野特定
2017年12月	遺伝看護専門看護師　誕生

5　安藤広子：遺伝看護の現状と歴史的概観．「遺伝看護」，安藤広子，他編，pp8-10，医歯薬出版，2002．
6　古山順一：遺伝子カウンセリング体制の構築に関する研究　厚生科学研究（子ども家庭総合研究事業）　平成13年度報告書，2002．

memo　遺伝看護の対象に関する用語

家族，家系員，血縁者について
　遺伝情報を共有する者は「家系員」「血縁者」などとよばれるが，本書では原則として「血縁者」を用いる。家族の定義は学問的な背景によっても異なるが，遺伝看護とも接点の多い家族看護では，血縁や婚姻などを超えて情緒や絆を重視している。

患者，クライエント（来談者）について
　遺伝/ゲノム医療の対象は，次のように使い分けられることが多い。
① すでに疾患を発症している人である「患者」
② これから発症する可能性のある（at risk）の人や，遺伝/ゲノムに関する心配事を相談したいという意向が明確な人である「クライエント（来談者）」

3 遺伝/ゲノム看護に求められる実践能力

　国際的に各地域（国）の遺伝/ゲノム医療体制は，その歴史的，文化的，社会経済的な背景のなかで構築されており，一律ではない。「遺伝看護」のスタンダードは，国民やチーム医療の他職種メンバーに説明する際にも必要なものである。国際遺伝看護学会と米国看護師協会は共同で「遺伝/ゲノム看護」の範囲とスタンダードを明示している（表1-3）。その表記内容は，問題解決技法として用いられる「看護過程」のフォームであり，情報収集，アセスメント，計画立案，実施，評価として記されている。

　日本は，国民皆保険制度を維持する世界でも稀有な国であるが，遺伝/ゲノム医療に関しては，すべての遺伝子検査が診療報酬の対象には至っていない。遺伝子検査には医療者からの十分な説明とクライエントの理解と納得が必要であり，そのための遺伝診療部が各県のほとんどの大学病院に開設されているが，遺伝学的検査の診療報酬は原則として患者1人につき1回3,880点と十分とは言いがたい（2016（平成28）年3月現在）。また，日本における看護実践のスタンダードである看護業務基準（2016年度版）に，遺伝/ゲノム看護は明示されていない。

　これからは，全ゲノムの解析，パーソナルゲノムの具現化としての治療薬の開発とそれに伴う遺伝子検査の増加が必至であり，すべての診療科においてこれまで以上にゲノム医療は日常の診療にかかわってくる。すなわち，遺伝/ゲノム医療は，遺伝診療部のような特別な部署のみで対応できるものではなく，すべての診療科において対応せざるをえなくなり，看護職もそのような状況のもとで看護実践にあたる状況となる。

　日本遺伝看護学会は，「遺伝/ゲノム医療に関わる看護職に期待されること」[7]において，日本の国家資格を有するすべての看護職の実践能力と，遺伝/ゲノム医療についての専門的教育を受けた看護職（遺伝看護専門看護師）の実践能力に分けて説明している。本書は遺伝看護専門職を対象としたテキストではないが，協働していくうえで互いの役割を認識しておく必要がある（p28を参照）。以下は，その抜粋となる。

---

[7] 日本遺伝看護学会遺伝看護専門職検討委員会編：遺伝/ゲノム医療に関わる看護職に期待されること．2017年．
http://idenkango.com/nursing-in-genetics20170220.pdf（2017.5.1.閲覧）

表 1-3 遺伝/ゲノム看護の見解と基準

	遺伝/ゲノム看護実践の基準
基準 1	アセスメント（Assessment）：遺伝看護師は，クライエントの健康や状況に関連した包括的なデータを収集する。
基準 2	診断（Diagnosis）：遺伝看護師は，診断を見極めるためにアセスメントデータを分析する。
基準 3	結果の特定（Outcomes Identification）：遺伝看護師は，個々のクライエントまたは状況に応じた計画に対して期待される結果を特定する。
基準 4	計画（Planning）：遺伝看護師は，予測結果を達成するための方策や代替案を指示する計画を開発する。
基準 5	実行（Implementation）：遺伝看護師は，特定された計画を実行する。
基準 5 A	ケアの調整（Coordination of Care）：遺伝看護師は，遺伝学的問題，遺伝子素因，または遺伝学的要因による複合疾患を抱えるクライエントに対し（この種のクライエントに限られることはないが），ケア提供を調整する。
基準 5 B	健康教育と健康増進（Health Teaching and Health Promotion）：遺伝看護師は，健康の増進と安全な環境を促進するための方策を使用する。
基準 5 C	コンサルテーション（Consultation）：遺伝看護師は，特定された治療計画を誘導し，他の能力を向上させ，変化をもたらすためにコンサルテーションを実施する。
基準 5 D	薬を処方する権限と治療（Prescriptive Authority and Treatment）：上級実践遺伝看護師は，薬を処方する権限，処置，専門医への紹介，手当て，該当する国・地域・市町村の法規制に則った療法を用いる。
基準 6	評価（Evaluation）：遺伝看護師は，期待される結果の途上にある治療経過を評価する。
	高度実践遺伝/ゲノム看護実践の基準
基準 7	倫理（Ethics）：遺伝看護師は，実践のあらゆる領域で倫理的規定に従う。
基準 8	教育（Education）：遺伝看護師は，最新の看護実践をするための知識と能力を獲得する。
基準 9	エビデンスに基づいた実践と研究（Evidence-Based Practice and Research）：遺伝看護師は，エビデンスと研究成果を統合して実践する。
基準 10	実践の質（Quality of Practice）：遺伝看護師は，体系的に遺伝看護実践のクオリティと有効性を向上させる。
基準 11	コミュニケーション（Communication）：遺伝看護師は，実践のあらゆる分野において，さまざまな形式で効果的にコミュニケーションを行う。
基準 12	リーダーシップ（Leadership）：遺伝看護師は，専門的実践現場および職責においてリーダーシップを発揮する。
基準 13	協働性（Collaboration）：遺伝看護師は，看護実践にあたりクライエント，家族，その他の人びとと協力する。
基準 14	職務実践評価（Professional Practice Evaluation）：遺伝看護師は，職務実践基準と指針，関連する法規，規則，規制に照らして，自身の看護実践を評価する。
基準 15	資源利用（Resource Utilization）：遺伝看護師は，看護サービスの計画および提供にあたり，安全性，有効性，費用，実践への影響のような要因を考慮する。
基準 16	環境衛生（Environmental Health）：遺伝看護師は，環境的に安全で健康的な方法で実践する。

(International Society of Nurses in Genetic：Genetics/Genomics Nursing-scope and standards of practice. 2nd ed, pp25-57, American Nurses Association, 2016.)

1) 遺伝 / ゲノム医療にかかわるすべての看護職に求められる実践能力

　看護職は，あらゆる健康レベルとすべての年代の人びとを対象にする。業務の場は，医療機関（1次医療から3次医療まで），保健所，養護施設，企業健康管理室，教育機関の健康管理室，訪問看護ステーションと多岐にわたる。看護職が遭遇するクライエントは，遺伝学的課題として明確に意識化していない場合も多くある。すべての看護職は，まずクライエントの話をよく聞き，遺伝/ゲノム医療にかかわる内容か否かを判断し，必要ならば専門機関へ案内する。遺伝/ゲノム医療においても，保助看法で規定されている「療養上の世話」と「診療の補助」が基盤となる。

　遺伝性疾患とは，染色体や遺伝子の変異によって起こる疾患である。親から子に伝わる場合と，そうではなく，突然変異によって起こる場合がある。遺伝学的アセスメントでは，クライエントがどのように「遺伝」を解釈しているのか，気にしているのかを把握することが重要である。遺伝性疾患は，遺伝子の変異によって多くの症状（症候群）を呈する場合が多く，クライエントは複数の診療科を受診することになる。看護師は各診療科でそのクライエントに出会い，各診療科の症状に対する「療養上の世話」や「診療の補助」は行っているが，たとえば，生殖細胞系列の特殊性（不変性，予測性，共有性）をふまえてクライエントにかかわることは難しい状況にある。

　すべての看護職に求められる能力は，看護の基本であるその疾患の「療養上の世話」と「診療の補助」のなかで，「遺伝学的アセスメント」の視点をもって患者やその家族にかかわっていくことである。

(1) クライエントのニーズの明確化
　クライエントが治療方針決定の過程に参加するに際し，対象や家族が自分たちの意思を伝えられるよう援助する。そのためにも看護職は，クライエントが自分自身の疾患の特性や症状，遺伝的特質などについて正しく理解できるように支援していく責任がある。さらに，クライエントがどうしていきたいのかについて時間をかけて相談に乗り，潜在的な遺伝学的課題について，どの時期に判断しなければならないかを考慮しながら継続的にかかわっていく。

(2) 生涯にわたる療養生活の支援
　看護職は，遺伝形式が明確である疾患（いわゆるメンデル遺伝形式をとる疾患，メンデル遺伝病）のみでなく，多くの生活習慣病が該当する多因子疾患で療養している患者とその家族の生活のあらゆる場にかかわり，当事者の症状マネジメントや日常生活を支える役割をもつ。看護職は，人びとの生活のあらゆる場にいることをいかし，生涯治らない疾患や，家系内で遺伝情報を共有するという遺伝の特性に対して，時期を見極めた意思決定支援をしていく責任がある。すなわち，これまでクライエントや家族が育ってきた経過，生きてきた経過を理解したうえで，成長や発達に合わせて病気をもって生活する方法や，自己管理していくための支援をする。

(3) 心理的支援
　遺伝性疾患や先天異常をもつクライエントや家族は，診断や治療の経過において大きな精神的打撃を受け，将来への恐れと不安，深い悲しみや絶望を体験しながら，徐々に新しい生活や価値観を

つくりあげる途上にある。看護職はそのような体験をしている人びとに近づき支援していく責任がある。たとえば，羊水染色体検査や遺伝学的検査の場では，対象者の不安な思いに気づかいつつ付き添い，身体的な安全を優先しつつ心理的なケアを行うことが求められる。

（4）チーム医療での協働

病棟・外来，地域で働く看護職は，遺伝的な課題をもつ人びとを見出した場合，クライエントや家族のニーズを明確にして，担当医師などに情報を提供し，必要時に遺伝診療部門につなげる。また，クライエントが入院している間に，必要となる社会資源（経済的，家事援助，施設紹介など）についてソーシャルワーカーなどと協力して情報提供し，クライエントの精神状態に専門的介入が必要と判断した場合，適切な専門家へ紹介する。

2）遺伝／ゲノム医療にかかわる遺伝看護専門看護師に求められる実践能力

専門看護師は，日本看護協会専門看護師認定審査に合格し，ある特定の専門看護分野において卓越した看護実践能力を有することを認められた者で，特定の専門看護分野において以下の6つの役割を果たす。

① 個人，家族および集団に対して卓越した看護を実践する（実践）。
② 看護者を含むケア提供者に対しコンサルテーションを行う（相談）。
③ 必要なケアが円滑に行われるために，保健医療福祉に携わる人びとの間のコーディネーションを行う（調整）。
④ 個人，家族および集団の権利を守るために，倫理的な問題や葛藤の解決を図る（倫理調整）。
⑤ 看護者に対しケアを向上させるため教育的役割を果たす（教育）。
⑥ 専門知識および技術の向上ならびに開発を図るために実践の場における研究活動を行う（研究）。

遺伝看護専門看護師は，対象の遺伝/ゲノム的課題を見極め，診断・予防・治療に伴う意思決定支援およびQOLの維持・向上を目指した生涯にわたる療養生活支援を行い，世代を超えて必要な医療・ケアを受けられる体制の構築と遺伝/ゲノム医療の発展に貢献する（表1-4）[8]。

---

8 前掲7

表 1-4 遺伝／ゲノム医療にかかわる遺伝看護専門看護師に求められる実践能力

①高度な実践

遺伝看護専門看護師の実践は，遺伝カウンセリングが行われる専門外来のみならず，各診療科外来・病棟，地域などあらゆる場において，遺伝／ゲノム的課題を明確にするためのアセスメントを行い，その課題への対応策について，計画を立案，実施，評価する。

1) 遺伝学的アセスメントに基づく課題の明確化

- 家族歴についての情報を収集し，正しい方法で家系図を描く。家族歴の聴取では，過去の体験による疾患に対するイメージや，対処行動，および家族の関係性などを把握する。
- クライエント（患者とその家族・血縁者）を継続して受け持ち，家系図を随時，最新の情報に更新していく。
- 家系図などの資料を用いて遺伝的リスクを分析し，発症リスクのある人，保因可能性がある人など，クライエントを見極める。家系員個別の発症リスクを算定する。
- 遺伝学的根拠に基づく基準を用いてスクリーニングを行い，遺伝的リスクのあるクライエントを見極める。
- 遺伝性疾患を発症する可能性のある人（at risk），および保因者の健康問題について，問診やフィジカルアセスメントにより，軽微な健康の変化を識別・同定し，適切な医療につなげる。
- 遺伝性疾患を発症しているクライエントのフィジカルアセスメントおよび生活状況の把握により，日常生活や社会生活への影響を明らかにする。

2) 遺伝／ゲノム的課題への対応（計画立案，実施，評価）

遺伝性疾患により患者，家族，家系員に生じる，身体的・心理的・社会的課題に看護専門職として介入する。

身体的課題への介入

―― とくに身体的問題に関しては，看護職としての国家資格上，直接的な援助を行う。

- 治療，予防のための必要な医療的介入に関する意思決定の支援する。具体的には，医療的介入（検査，投薬，手術等）について悩んでいる場合，医師からの説明内容の理解を確認したうえで，医療的介入とそれに伴う，身体および生活への影響をわかりやすい言葉を用いて説明する。遺伝学的検査についての説明や，遺伝学的検査を受けるべきか・否かといった意思決定支援を含む。
- 医療的介入により，機能や生活への影響が予測される場合には，適応支援を行う。
- クライエントのフィジカルアセスメントに基づき，症状コントロールの指導および直接的援助を行う。
- 外来通院を定期的に行えるように指導するとともに，外来に来院する患者の状態を主治医とともにアセスメントする。
- 家庭のなかで療養生活を送る時間が長い遺伝性の慢性疾患では，在宅療養生活のために，家族に医療処置やケアの指導を行う。
- 長期にわたる療養生活の際には，訪問医，保健師，ケアマネージャー，リハビリ職，心理職など多職種とのチームで取り組む。
- 終末期にある遺伝性疾患患者の緩和ケアを行う。

心理的・社会的課題への介入

- 遺伝について問題を訴えるクライエントに対し，クライエントとの対話を通じて正しい遺伝についての情報を伝えたり，気持ちの傾聴を行ったり，適切な部署に照会・紹介したりする。
- 遺伝の問題を直接訴えることがなくても，たとえばスクリーニングによりピックアップされた場合，あるいはベッドサイドで遺伝について気にしているような発言がみられた場合において，プライバシーが確保された場所で傾聴する。
- 医療的介入の実施前後の不安緩和のため，具体的なイメージができるための情報提供や，いつでも相談に乗れる体制を整え，必要に応じて声掛けや付添を行う。
- 継続して遺伝に関する課題に患者とともに取り組む。
- 疾患が進行しているなど身体状態に変化がみられた場合，適切な療養のアドバイスや社会資源の紹介を行う。
- 家族の遺伝学的な立場にも考慮して療養生活指導を行う。常染色体優性遺伝病の場合では，at risk である家族に介護の指導をしていることも多くあり，疾患についてどのように考えているのかアセスメントしな

がら，疾患イメージが低下しないように注意を払う。
- 血縁である家族，あるいは婚姻により家族になった者への心理的な配慮のもと，終末期患者の緩和ケアを行う。
- 療養生活を支えるチームをまとめる中心となり，定期的にチームでケア会議を開き，療養生活の見直しを行う。この際，家系内で複数の発症者がいることを考慮に入れ，家系内での再発の有無，あるいは家系員の遺伝に関する問題の浮上などにも注意を払う。

②コンサルテーション（相談）

遺伝/ゲノムについての他職種からの相談に応じる（遺伝性疾患患者・家族へのケア全般についての相談）。

③コーディネーション（調整）

遺伝性疾患患者あるいは遺伝について何らかの課題をもつクライエント，およびその家系員が医療を受けるにあたり，必要な職種との関係を調整し，継続的で統一されたケアが行われるようにする。

④倫理調整

遺伝に関する倫理的な問題に介入する。これは患者や家族の問題であるときもあれば，組織（病院の方針や病棟の規則など）の問題を対象とするときもある。遺伝看護専門看護師は組織変革も行う。

⑤教育

看護職やその他の医療職に対し，遺伝/ゲノムの知識や遺伝/ゲノム看護の知識について教育を行う。学部学生（医療職養成課程）や市民・社会に対する教育も担う。

⑥研究

その時代の遺伝/ゲノム医療の臨床実践を通して，特定のコミュニティのもつ歴史的，風土的，民族的，経済的，政治的な背景がもたらすクライエントとその家族の生活に焦点を置き，遺伝/ゲノム看護学の理論化や遺伝/ゲノム看護のケアの向上を目指す。

（日本遺伝看護学会遺伝看護専門職検討委員会編：遺伝/ゲノム医療に関わる看護職に期待されること．pp8-10, 2017.）

4 遺伝/ゲノム看護の特徴

1) 遺伝/ゲノム看護のモデル

遺伝/ゲノム看護を行う看護職に求められる実践能力を構造化したモデルを紹介する。

図1-1 は，左から右に遺伝学的サービスを必要とするクライエントを同定していく時間軸を表し，中央には，遺伝/ゲノム医療に特徴的な遺伝子検査，臨床学的診断をターニングポイントとして位置づけている。らっぱ型につぼんでいるのは，すべての人びとの集団から遺伝学的サービスが必要となる対象者を見つけ出してくるという過程を表す。

まず，すべての基盤となる能力として《Professional Ethics & Attitudes》を位置づけている。これには，看護職自身の価値観を認識することや，遺伝情報の取り扱いに関する認識，自己研鑽する姿勢が含まれる。

遺伝子検査や臨床学的診断までに必要となる《Identification》は，家系図作成や遺伝学的アセスメントにより，潜在的，顕在的な問題を抱えるクライエントを識別/同定する能力である。

次に，このプロセスすべてを通して必要となるものとして《Comprehensive Understanding》と《Decision Making Support》を位置づけている。

《Comprehensive Understanding》は，意思決定に影響を与える個人的・地域的な要因を理解することや，遺伝学的課題に起因する心理社会的な影響を包括的に理解することを示している。

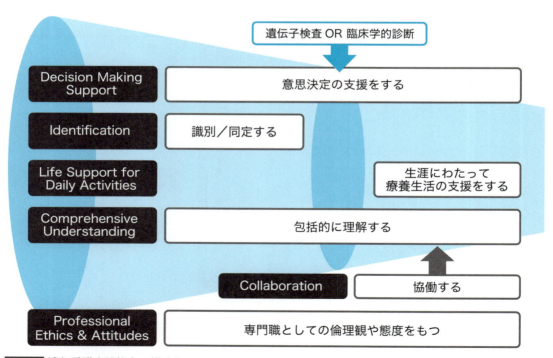

図1-1 遺伝看護実践能力の構造化

(寺嶋明子：国内外の遺伝看護実践能力に関する文献レビュー (2014年聖路加国際大学大学院課題研究), 2015.の図を一部改変)

《Decision Making Support》は，クライエントが遺伝子検査や治療に関して自律的な行動ができるように支援する能力と，遺伝子検査の結果に対する家族内の共有範囲や告知の調整を含む意思決定後にも継続的に支援する能力である。
　そして，遺伝子検査や臨床学的診断後に必要となる能力として，《Lifelong Support for Daily Activities》を位置づけている。これには，クライエントと家族の個別性に合った生涯を通じての療養生活の支援や，医学や遺伝学に基づく症状の管理が含まれる。
　《Collaboration》には，包括的な健康管理のための医療専門職との協働や，クライエントやピアグループとの協働が含まれる。
　この構造化の結果は，遺伝看護実践能力は断片的な能力ではなく，すべてのプロセスを通した継続的な能力であることを示している。図1-1 にあげられたケアも含めて，遺伝/ゲノム看護の特徴的なコアについて説明する。詳細は，第Ⅲ章「遺伝/ゲノム看護の実践」を参照いただきたい。

2）遺伝情報を加味した全人的なクライエントとその血縁者への理解とケア

　遺伝ということばの響きに，遺伝子治療などの肯定的なイメージをもつ人もいれば，血の病，差別などの否定的なイメージをもつ人もいる。遺伝のイメージは，それぞれの地域や特定のコミュニティにおいて独自の歴史や文化に影響される。クライエントやその血縁者にかかわるときには，それぞれが遺伝性疾患についてどのような認識をこれまで抱いてきたのか，すなわち，医療者から提供された情報の解釈や意思決定に影響を与える個人的・集団的な要因を理解する必要がある。
　また，遺伝性疾患を血縁者で共有していると，そのメンバーのなかでは当たり前になって気づかない症状もある。他者から見ると，不便であったり不自由であったりすることを，そのようには感じていない場合もある。症状マネジメントは看護の重要な役割である。その血縁者が培ってきた対処を尊重するとともに，患者会と協力しながら症状に対する生活上の知恵を集積し，苦痛の軽減につながる効果的なケアを検証することも遺伝/ゲノム看護に期待される。

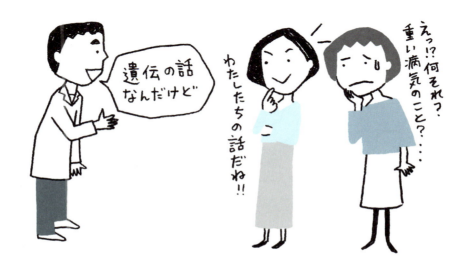

3）適時性 ——継続的にかかわることで可能になる意思決定支援と遺伝/ゲノム看護

　遺伝性疾患のなかでも，親から子どもに引き継がれていく場合は，血縁者での疾患の共有，診断（検査）の時期（発症前診断，出生前診断，着床前診断など）など，重要な意思決定をしなければならない時期がある。遺伝カウンセリング（遺伝相談）は，そのような意思決定支援を行う行為である。

　私たちの診療では，多くの場合は，患者・家族の要請（ニーズ）に応えるというスタイルに慣れている。しかし，遺伝/ゲノム医療におけるクライエントは，遺伝に関する相談に乗ってくれるところがあるのか，あるとしたら誰にいつどこで相談したらよいのかも知らないことが多い。そもそも遺伝とは何かがよくわからない場合もあったり，遺伝という言葉に大きな抵抗感をもつ場合もあったり，遺伝カウンセリングを掲げる遺伝診療部が病院にあることで，病気になっていないときに病院に行くことへの違和感をもつ場合もある。このような場合，遺伝に関する相談の場をどのようにもつのか，遺伝専門の部門にどのようにつなげるのかが重要となる。

　たとえば，一般の看護職は，遺伝性の代謝性疾患患者を腎臓を専門とする内科で，また，遺伝性神経筋疾患患者を神経内科でケアしている。そのような患者・家族に，遺伝性ということを話題にするタイミングは，多くの場合，進学，就職，結婚，出産などのライフイベントが起こる時期が想定される。このような時期にクライエントのほうから，通常の診療の合間や診察室から廊下に出たところ，夜勤帯のラウンドの時などに，身近で顔見知りの看護職に相談をもちかける場合もある。また，クライエントからの質問や相談がない場合でも，たとえば，家族性大腸がんの予防的介入が必要な年齢になったときには，遺伝性ということや検査についての説明をしなければならない。その時期を判断するのは，患者の体調や家族の状況を把握し，日頃からクライエントにかかわっている看護職が適しているであろう。

　このような「適時性」の判断は，クライエントやその家族と継続的にかかわる医療職であるからこそ可能なことであり，遺伝/ゲノム看護の重要な役割である。

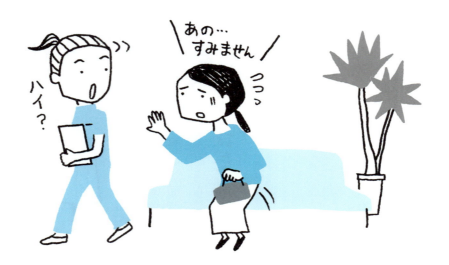

4）倫理的葛藤 —— クライエント，両者に生じる葛藤とその対処

前述したとおり，生殖細胞系列には3つの特殊性（不変性，予測性，共有性）がある（p3参照）。また，遺伝性疾患に治療法があるのかないのか，遺伝性疾患の障がいの特徴（身体的か精神的か，外見上の奇形の状況），発症の時期により，出生前検査や発症前検査の受検に対する意思決定は影響され，さまざまな倫理的問題を生じる[9]。

以下に，倫理原則が対立する仮想の例をあげる。

事例1 治療法のない常染色体優性遺伝性疾患に祖母が罹患しているクライエントは，結婚を前にして発症前診断を希望している。この場合，クライエントの自律が尊重されて検査を行い，その結果が陽性であった場合，クライエントの母親も自動的に陽性であることが判明する。しかし，クライエントの母親は自分の遺伝的状況を知りたくないと希望している。このように，血縁者内での自律は両立しない。

事例2 クライエントは，致死性だが治療法のある成人発症型の常染色体優性遺伝性疾患と診断され，治療を受けて良好な状態にある。主治医は，同胞にも罹患の可能性があるため，クライエントから同胞に遺伝性疾患に関する情報を伝えるようにすすめているが，クライエントは同胞との仲が悪く，それを拒否している。この場合，医療者が直接クライエントの同胞に情報提供することはできない。そのため，クライエントの自律とクライエントの同胞に対する医療者の善行・仁恵の原則は両立しない。

事例3 生命の危険がないX連鎖性疾患を有する弟がいるクライエントは，現在妊娠中で胎児の出生前検査を希望している。クライエントは，胎児が弟と同じ疾患の場合は妊娠を継続しないと希望している。日本の母体保護法では，胎児の健康状態を理由にした（胎児条項という）人工妊娠中絶は認められていない。しかし，人工妊娠中絶の実施は社会的経済的な理由を拡大解釈することで，事実上はカップルの自律が優先されている。染色体の数的変異である21トリソミーは，社会生活を営めるが，出生前検査の対象とされており，胎児への無危害と親の自律は両立しない。

事例4 クライエントは，治療法のある成人発症型の常染色体優性遺伝性疾患と診断されている。クライエントには就学前の子がいて，発症前診断を希望している。親は，陰性の結果を期待して不安を払拭するために早く検査を受けさせたいと希望するが，成人発症型疾患に関する子どもの発症前診断は，子どもが自身で判断できる年齢になった時に自己決定することが尊重される。この場合は，子どもの自律と代諾者となる親の判断の許容範囲が問題となる。

（福嶋義光監修：遺伝カウンセリングマニュアル，第3版，pp26-27，南江堂，2016，を参考に作成）

遺伝/ゲノム医療の場では，前ページにあげたようなクライエントとその血縁者との間の倫理的葛藤の他に，医療者として自らの価値観とクライエントの価値観の違いに葛藤を覚える場合もある。まず看護職が遺伝に関する自らの価値観を認識することが必須である。また，このような生命倫理に関する問題には，医療者が単独で対応することを避け，医療以外の生命倫理学者，法学者，哲学者，宗教家など，さまざまな領域の専門家を含めたチームで事例を検討する必要がある。着床前診断など，状況により倫理審査委員会などに判断の是非を諮らなければならないこともある。

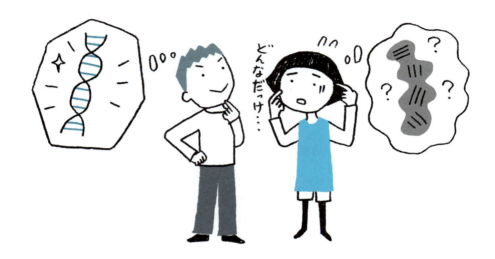

5）People-Cantered Care を可能にするパートナーシップと看護

　遺伝/ゲノム医療の歴史では，遺伝学が優生思想に利用されたことがある。前述したように，遺伝/ゲノム医療は生命倫理的課題を有しており，医療の指針は立場の異なる学際的な構成メンバーで検討されなければならない。とくに遺伝性疾患をもつ患者・家族の意見は重要である。
　日々の診療でも，とくに遺伝/ゲノム医療のように，クライエントの価値観により遺伝子検査を受けるか否かの決定が異なる状況では，医療者が患者の方向性を決める「パターナリスティック」な関係性ではなく，患者・市民（予防的な保健医療の対象者を含む）の意向が尊重される関係性が求められる。People-Centered Care[9] とは，「個人や地域社会にある健康問題を改善するために，市民が保健医療スタッフとパートナーを組み，主体的に健康をつくる社会を目指す取り組み」と定義される。その構成要素には，市民と医療者が「互いを尊重する」「互いを信頼する」「互いを尊敬する」「互いの持ち味を生かす」「互いに役割を担う」「ともに課題を乗り越える」「意思決定を共有する」「ともに学ぶ」という内容があげられている。このような People-Centered Care を可能にするためには，クライエントと医療者のパートナーシップが基盤となる。医療者は，遺伝/ゲノム医

---

[9] PCC に関する文献.
　 http://research.luke.ac.jp/who/chnsc100000008ky-att/pcc_pocket_guide.pdf （2017.5.2. 閲覧）

療に関する専門職であるが，クライエントや患者は，その疾患の生活を体験している点において専門性をもっている。互いの専門性を尊重する態度がこのパートナーシップを可能にする。

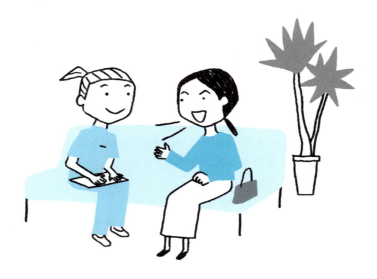

　遺伝子検査の受検に関する意思決定や，血縁者にいつどのように遺伝性疾患を話すかを決めていくプロセスを共有していくことを共有（協働）意思決定（Shared Decision Making；SDM）という。情報提供のあり方と意思決定の関係に着目すると 表1-5 のような3つのパターンがある。

　3つのパターンは，クライエントのヘルスリテラシー[10]にも影響される。また，遺伝/ゲノム医療に関する情報は日々更新され，医療専門職と市民が同時に新しい遺伝/ゲノム医療の情報を知るという事態も生じている。したがって，遺伝/ゲノム医療に関しては，基礎教育終了後の自己研鑽がとくに求められることになる。

表1-5 意思決定の3つのタイプ

パターナリズムモデル	患者に選択肢を選ぶ能力がないという想定で，患者にはその機会が与えられず医師が意思決定する。医師は決定したことを話すだけで，患者に提供する情報は少ない。
インフォームドディシジョンモデル	患者が自分で主体的に意思決定を行う。患者は医師以外からも積極的に情報を収集する。
シェアードディシジョンモデル	医師と患者が話し合い，協働して意思決定する。患者と医師はともに情報を共有し，選択肢を選ぶ理由も共有するパートナーとなる。

（中山和弘，岩本　貫編：患者中心の意思決定支援．中央法規出版，pp19-21，2011. を参考に作成）

[10] 健康を決める力．http://www.healthliteracy.jp/comm/post_8.html　（2017.5.2. 閲覧）

6）遺伝 / ゲノム医療における意思決定が難しい理由
――生殖細胞系列の 3 つの特殊性と看護

　人生で行う意思決定のなかでも，健康課題の意思決定は，健康状態の取り返しのつかない（不可逆性）決定は避けたいために，難しい決定（選択）となる。とくに遺伝/ゲノム医療に関しては，生殖細胞系列の 3 つの特殊性（不変性，予測性，共有性）により通常の医療とは異なる難しさが加わる。さらに，科学技術の進歩の速度に倫理的法的社会的問題（Ethical, Legal and Social Issue；ELSI）の整備が追いついていないことが意思決定を難しくさせている。具体的には米国では，遺伝情報が健康保険（health insurance）および雇用において，個人の不利益につながらないように遺伝情報差別禁止法（Genetic Information Nondiscrimination Act；GINA）が 2008 年に制定されている。日本にはこれに該当する法は現時点ではない。

(1)【不変性】【予測性】慢性疾患としての緩和ケアの側面から ―― 難病・神経筋疾患

　変わらない（不変性）遺伝情報とともに生きていくことは，慢性疾患と同様にとらえることもできる。慢性疾患の看護では，その病と生活の調整をしてより良い生活状況の維持を目指す。すなわち，遺伝性疾患にも「療養上の世話」としての看護が必要であり，それに加えて，遺伝情報を共有していくこと，引き継ぐことの苦難を抱えながら暮らしていく人びとを理解することが必要となる。

　また，遺伝性疾患の神経筋疾患は難治性であり，徐々に症状が進行するものもある。身体的な緩和ケアはもちろんのこと，精神的な安寧，具体的にはとくに血縁者内で遺伝情報をどれくらい共有できているのかを査定することも重要となる。

　生殖細胞系列で遅発性の疾患の場合，まだ発症していない健常者を対象に発症前検査が考慮される場合がある。予防法や治療法がある疾患には極めて有用な情報となるが，そうでなくても，確定診断を目的とした遺伝子検査は診療の場面で行われることがある。その際には，クライエントが理解できるように，わかりやすく時間をかけてメリットとデメリットを説明し，本人の理解度を確認し，本人が納得して検査が受けられるように支援する。クライエントによっては，医療者に気がねをして仕方なく検査を受けている場合もあるため，中立的な立場で本人の意向を聞くことが必要である。

(2)【共有性】遺伝情報を共有する血縁者との関係性への配慮の側面から ―― 家族・遺伝性疾患

　遺伝性疾患の遺伝子検査を行った血縁者のなかで 1 人だけ陰性の結果となった場合に，そのクライエントは，その血縁者としての疎外感や罪悪感（サバイバーズギルト）を体験することもある。このように，遺伝情報を共有する血縁者，1 人ひとりの置かれた立場や価値観の違いから遺伝子検査の受検の選択も異なる。そのため，血縁者の立場に応じて複数の医療職が支援することが必要になる。

　また，家族性腫瘍を例にすると，がんに罹患しただけでもかなりのストレスを患者は感じている。さらに遺伝性ということが付加され，患者を支えるキーパーソンともなるべき血縁者にも配慮しなければならない心理的な負担を，遺伝/ゲノム看護においては考慮する必要がある。

　以上のように，血縁者の間に生じる生命倫理的な葛藤の調整（倫理調整）は，遺伝に関する専門

的な知識を習得した上級実践の看護職（遺伝看護専門看護師）が対応すべきレベルである。まず，その疾患にかかわる看護の専門職（専門看護師，認定看護師）をはじめ，遺伝医療チーム（主治医，臨床遺伝専門医，認定遺伝カウンセラー®，臨床心理士，ソーシャルワーカーなど）と協働していくことが必須である。とくに遺伝性疾患は症状が多岐にわたるため，複数の診療科を受診することが多い。さまざまな診療科を受診するクライエントの立場を考慮した受診の工夫（予約の取り方など）や，海外で多くみられる遺伝性疾患の専門外来の開設（ターナー外来など），医療サービスの均てん化による医療格差の是正は今後の課題である。

COLUMN　共有意思決定支援とオタワ個人意思決定ガイド

共有意思決定とは「患者と1人以上の保健医療職者間で保健医療の選択が行われるプロセス」と定義される[11]。国内の概念分析では，まず当時者を巻き込み，クライエントと医療者相互に影響し合う動的なプロセスと説明されている。

その構成要素は，①コミュニケーション・対話を媒介とした双方向の交流，②選択肢の利益とリスクに関する構造化された情報の共有，③現状認識と見通し・目標・価値観・嗜好・アイデアの識別と分かち合い，④望ましい決定に向けた行動，⑤決定と合意があげられている。

具体的な意思決定支援のツールとして，オタワ大学で開発された「オタワ個人意思決定ガイド」がある。これは和訳もされている。共有意思決定とオタワ個人意思決定ガイドの関係は，図1-2 のようにも説明できる。

```
┌─────────────────────────────────┐
│ I 意思決定支援を行う関係性をつくる      │
└─────────────────────────────────┘
┌─────────────────────────────────┐
│ II 意思決定ガイド（オタワ個人意思決定ガイド） │
│ ❶ 決めるべきことを明らかにしましょう     │
│ ❷ 決めるべきことを検討しましょう        │
│ ❸ 決めるにあたって必要なことを確認しましょう │
│ ❹ 必要に応じて次のステップを考えましょう  │
└─────────────────────────────────┘
┌─────────────────────────────────┐
│ III クライエントの決定を支持し続ける     │
└─────────────────────────────────┘
```

図1-2　共有意思決定支援
（有森科研ポータルサイト．http://narimori2.jpn.org/）

11　Stacey D, et al：Decision Aids for facing for People Facing Health Treatment or Screening Decisions. Cochrane Database Syst Rev, 2011.

II 遺伝/ゲノム医療の現状

1. ヒトゲノム解読後の医療の変化
2. 遺伝/ゲノム医療の実際
3. チームで行われる遺伝/ゲノム医療
4. 日本の保健医療政策 ──遺伝医療からゲノム医療へ
5. 遺伝/ゲノム医療と倫理的な配慮
 ──「自分ごと」として考える未来に向けて
6. 遺伝/ゲノム医療を担う専門職の育成
7. 今後の課題

1 ヒトゲノム解読後の医療の変化

1) ヒトゲノムプロジェクトがもたらしたもの （図2-1）

　DNA上にあるアデニン（A），シトシン（C），グアニン（G），チミン（T）（RNAではウラシル（U））の4塩基の並び方によってコードされるアミノ酸が，身体の構造や機能にかかわる機能タンパク，すなわち遺伝子を規定するため，ゲノムはヒトの設計図ともいわれる。

　ヒトゲノム計画（Human Genome Project；HGP）は，そうしたゲノム上の塩基配列30億個をすべて解読するために，米国で1990年に15年間の計画で始まり，後に国際的なコンソーシアムとして進められた[1]。ワトソン（Watson J, 1928年～）とクリック（Crick F, 1916～2004年）によりDNAの二重らせん構造が明らかにされた[2] 1953年から50年目の節目にあたる2003年に，当初の計画より2年早く全ゲノムの解読が完了した。この計画の最終目標は，遺伝情報を人びとの健康生活に活用することである。そのため，実験室における基礎科学研究から得られた知見を臨床応用するために臨床研究を行う必要がある。その過程ではさまざまな課題を検討し，克服しなければならず，米国ヒトゲノム研究所（National Human Genome Research Institute；NHGRI）は，ゲノム研究の全体像を示している[3]。

　それによれば，生物学のための遺伝情報（Genomics to biology），健康のための遺伝情報（Genomics to health），社会のための遺伝情報（Genomics to society）の3つを基盤に，遺伝情報の資源化（Resources），技術開発（Technology development），コンピュータ生物学（Computational biology），専門家の訓練（Training），倫理的法的社会的問題（Ethical, Legal and Social Issues；ELSI），一般の人びとへの教育（Education）の6つの柱を縦軸に重要課題として位置づけている。

　従来の生物学から"分子生物学"が生まれ，生命の営み現象を遺伝子の働きから理解するようになってきた。いまや遺伝情報を抜きに健康生活は成り立たなくなり，社会においては，経済，労働，健康など，人びとの暮らしにかかわる政策も遺伝情報と無関係ではなくなってきている。ゲノム解析の過程で開発された手法や機器には目覚ましい進歩があり，20年前は1回にひと晩かけて読み取れる塩基配列はわずか300～500個であったものが，2010年頃より次世代シークエンサーが登場して，スーパーコンピュータといった情報技術の革新も伴い，大幅に時間短縮と低コスト化が進み，解析の正確さも増してきた。DNA二重らせん構造を解明したワトソン博士が自身の全ゲノム解析結果を公開した[4] 2007年，わずか2カ月間で解読，費用は1億2千万円（100万ドル）であったと報じられたが，2011年では1カ月，数百万円となり[5]，その後も加速度的に進歩して

---

[1] International Human Genome Sequencing Consortium：Finishing the euchromatic sequence of the human genome. Nature, 431：931-45, 2004.
[2] Watson JD, Crick FHC：Molecular structure of nucleic acids – A structure for deoxyribose nucleic acid. Nature, 171：737-8, 1953.
[3] Collins FS, et al：A vision for the future of genomics research – A blueprint for the genomic era. Nature, 422：1-13, 2003.
[4] David A, Wheeler DA, et al：The complete genome of an individual by massively parallel DNA sequencing. Nature, 452：872-876, 2008.
[5] 上田宏生：次世代シーケンサを用いたゲノム情報解析のためのITインフラ. Intec Technical Journal, 15：82-87, 2015.

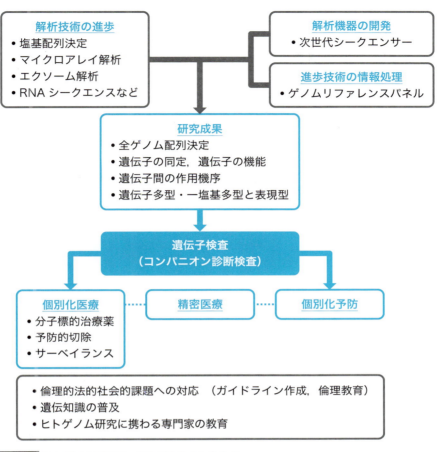

図2-1 ヒトゲノムプロジェクトがもたらしたもの

いる。今日では1日，10万円台で可能などのコマーシャルも出現する時代になってきた。この進歩のお陰で，一度に多数の人の遺伝情報を解読できるようになり，大規模のゲノムコホート研究による遺伝子解析が世界的にも，また日本でも行われはじめた[6]。このような研究から，高血圧，がん，糖尿病，虚血性心疾患，脳卒中といった多因子疾患の病態や予防に関する解明が期待されている。また，とくにがん医療においては，2,000人規模の日本人集団のゲノム情報（全ゲノムリファレンスパネル）が公開され，家族性腫瘍原因遺伝子における臨床的に意義不明な多様体（variant of uncertain significance；VUS）の解明にも有用で，家族性腫瘍の診断の精度を上げるのに役立つと目されている[7]。さらには，遺伝子配列のうちの遺伝子発現に関与しているエクソン領域の塩基配列を解析する「エクソーム解析」という技術が開発され，原因もわからず，治療法もない希少難病の原因遺伝子の同定に役立てられている[8]。このような膨大な量の遺伝情報を活用するためには，

---

[6] 鈴木洋一，山本雅之：ゲノムコホート研究とバイオバンク．医学のあゆみ，250(5)：321-5，2014．
[7] 安田　純：全ゲノムリファレンスパネルが変える　近未来の日本のゲノム医療．医学のあゆみ，260(11)：943-8，2017．
[8] 細道一善，井ノ上逸朗：次世代シークエンサーによるゲノム解析技術の進歩．医学のあゆみ，250(5)：317-320，2014．

意味ある形として使用可能にする情報処理技術の革新なしにはなしえなかったことで，この面からのヒトゲノムプロジェクトの功績も大きい。

以上のような遺伝情報の解析に直接関係することの他に，研究者・技術者の養成プログラムの提供，遺伝情報を扱ううえでの倫理的法的社会的問題（ELSI）への対応として，さまざまなガイドラインの策定や情報提供が行われている。そして，子どもから大人まで一般国民の遺伝リテラシーを高めるための教育プログラムや教材などを提供することにより，研究や医療などの専門家に対してだけでなく，広く国民にヒトゲノムプロジェクトの恩恵を行き渡らせる機運が高まっている。

2）遺伝情報の活用

現在の保健医療において，実際に遺伝情報がどのように活用されているか，おもなものを見ていくことにする。

（1）臨床における活用

▶病気の診断

現に病気を発症している人に対して行われる検査で，病気の原因遺伝子が特定されるということは，その病気が間違いなくそうであるという「確定診断」を受けたことになる。一方で，家族に遺伝性疾患がある場合に現在発症していない人が受ける「発症前診断」「易罹患性診断」「保因者診断」がある。これらの検査は，早期に診断を得て，発症予防や治療に役立てることができる一部の遺伝性がんのような場合はよいが，そのような方法がなく，診断されたが何の役にも立たず不利益を被るだけという場合も少なくない。遺伝子は一生涯不変であり，血縁者に受け継がれる，血縁者間で共有しているという特性から，検査を受けた本人の問題だけにとどまらない。そのため，実施に当たっては慎重な手続きや配慮が必要となる（詳しくは，本章「5　遺伝/ゲノム医療と倫理的な配慮」を参照）。

現在，臨床的に可能な遺伝学的検査は，欧米では4,600項目以上あるのに対し，日本では144項目となっており[9]，診療報酬の対象になっている遺伝学的検査は約70疾患となっている[10]。

▶治療法の選択

「個別化医療」[11]や「精密医療（precision medicine）」[12,13]とよばれる個人の遺伝情報をもとにした医療が行われる時代になってきた。がん医療においては，生殖細胞系列と体細胞系列の両方のゲノム・遺伝子情報を用いて，個人のがんのタイプや個人に適合する分子標的薬を選択的に用いることにより，薬の副作用から生じる苦痛を少なくし，医療費の無駄を省くことに貢献できている。このような医療を提供するために，コンパニオン診断薬を用いたコンパニオン診断検査[14]（memo

---

9　厚生労働省：資料「遺伝学的検査を巡る課題の抽出について」．
　　http://www.kantei.go.jp/jp/singi/kenkouiryou/genome/dai3/siryou03.pdf（2017.5.1.閲覧）
10　平成28年度　診療報酬点数．
11　鈴木洋一，山本雅之：ゲノムコホート研究とバイオバンク．医学のあゆみ，250(5)：321-5，2014．
12　安田　純：全ゲノムリファレンスパネルが変える　近未来の日本のゲノム医療．医学のあゆみ，260(11)：943-8，2017．
13　Collins FS, et al：A new initiative on precision medicine. N Engl J Med, 372：793-795, 2015.
14　登　勉：コンパニオン診断薬・コンパニオン診断検査．医学の歩み，250(5)：402-6，2014．

を参照）や，関連遺伝子がリスト化されているゲノムリファレンスパネルを用いて網羅的に遺伝子を調べる「クリニカルシークエンス」が臨床で実施されはじめているが，現段階では医療保険の適用にはなっておらず，検査に要する費用は自費である．パネルを用いた手法からは，偶発的所見（incidental finding；IF）や二次的所見（secondary finding；SF）[15]とよばれる予期しなかった遺伝子が見つかる可能性があり，検査の前に十分な説明と理解を得る必要がある．

　また，遺伝性のがんであることがわかった場合，将来発症するかもしれない臓器を予防的に切除してしまう治療法や，サーベイランスという早期から検診を含む疾病管理を行うことも推奨されている．

memo　コンパニオン診断薬とコンパニオン診断検査（companion diagnostics）

　コンパニオン診断薬とは，分子標的薬とその治療薬の効果あるいは副作用のリスクを予測するための体外診断用医薬品である．また，コンパニオン診断検査とは，コンパニオン診断薬を用いた検査である．この検査の目的は，Ａという患者にとって特定の治療薬の有効性と副作用のリスク程度の同定，および治療効果のモニタリングをして，安全で有効な治療のために行うことである．

▶着床前診断・出生前診断

　着床前診断・出生前診断は，遺伝性疾患や先天異常児が生まれるリスクがあるとき，周産期領域で実施される検査である．染色体異常は多くが遺伝性ではないことから，遺伝/ゲノム医療の対象から除外する考えもあるが，多くは遺伝的な問題を扱う場で対応している．この検査は，胎児の生命にかかわる問題を内包しており，実施にあたっては慎重な手続きや配慮が必要となる（詳しくは，本章「5　遺伝/ゲノム医療と倫理的な配慮」を参照）．

（2）予防医学における活用

　体質診断は，現在の健康施策の観点から，肥満，高血圧，糖尿病など生活習慣に起因する疾病予防のために健康診断の一環として行われることが多い．生活習慣病は遺伝的体質と個人の生活習慣が関与しており，発症の原因の特定は極めて難しい．遺伝的体質の遺伝子診断は，疾患に関連する遺伝子多型が用いられ，それらはあくまで確率の範囲のものであり，病気発症との関連性を確実にしているわけではない．今後，大規模のゲノムコホート研究により，遺伝子多型や一塩基多型と疾患発症や生活習慣との関連，人種による差異などが明らかにされれば，遺伝情報が予防医学に貢献することが期待されるが，現段階ではまだ実用的であるとは言いがたい．

（3）ビジネスとしての遺伝子診断

　体質診断をうたう遺伝子検査は保険診療の適用外であるため，希望すれば誰でも費用を払って受けることができ，その結果を直接受け取れる時代になってきた．これを消費者直接販売型（direct to consumer；DTC）遺伝学的検査という．口腔内の頬の粘膜をブラシでこすって郵送するだけ

---

[15] 田辺記子：がん個別化医療のクリニカルシークエンシングにおける偶発的・二次的所見．医学のあゆみ，260(11)：961-6，2017．

で検査は可能である．しかし，前項でも述べたように，体質診断の信頼妥当性についてはまだまだ発展途上であり，結果に対する正しい解釈が得られない検査が大多数を占めている現状を考えると，時期尚早であろう．

　まして，検査後，結果に対する解釈や理解を促すために提供されるカウンセリングは形式的で，内容的にも不十分な場合が多い．遺伝学的検査に伴う倫理的法的社会的問題（ELSI）に対して，これまで医療界では慎重に議論を行い対応してきたが，良心的な企業ばかりとは限らない．検査後のフォローアップのない状況では，検査を受けた人が不要な不安をもったり，誤った行動をとってしまったりする危険性がある．

　遺伝子検査の質保証制度と遺伝子ビジネスに対する規制の見直しが求められている[16]．

2 遺伝／ゲノム医療の実際

1) 遺伝／ゲノム医療が提供されている場

　あらゆる人が何らかの遺伝的課題をもつ可能性があり，その意味では，看護職がケアを行うすべての場で遺伝的課題をもつ人に遭遇する可能性は高い．2001 年の看護職者対象の調査では，すでに約半数の看護職が何らかの遺伝的課題と遭遇していたという調査結果がある[17]．15 年以上も経た今日では，遺伝情報を扱わない場面を探すのが困難であるといってよいほど日常化しつつある．

　病気の診断や治療方法の選択のために，遺伝学的検査が外来や病棟において実施されており，日常診療の範囲内での実施が増加している．しかし，実際に遺伝学的検査を実施する場合は，日本医学会が提示するガイドライン[18]に示されるように，遺伝カウンセリングを検査の前後に実施する体制づくりが求められている．大学病院，臨床遺伝専門医研修施設などの遺伝子医療部門の存在する高度医療機関の代表者により構成されている全国遺伝子診療部門連絡会議（114 施設，2016 年 11 月現在）では，遺伝学的検査を実施する医療機関においては，適切な遺伝カウンセリングの実施体制を整えることを求めている[19]．

(1) 外来や病棟

　比較的多くかかわりのある領域は，出生前診断やがんの診断・治療に関係する各種の外来・病棟である．その他，循環器疾患，代謝性疾患，筋神経疾患，難聴など，遺伝学的検査に基づく診断がその後の治療や疾患管理に欠かせないものになってきており，これらに関連する外来・病棟でも遺伝／ゲノム医療は展開されている．遺伝学的検査は診断を確定したり，薬剤の選択や長期にわたる疾病管理計画のために行われたり，それ自体は一般的な検査説明と変わりないが，遺伝性であることの特性をふまえた説明と同意が必要となる．このことを全医療職者が認識して対応する必要がある．

16　中谷　中：遺伝子解析による体質診断の科学的評価．BIO Clinica, 29(13)：100-103, 2014.
17　横山寛子，他：看護職の「遺伝」との関わりとその認識状況．臨床遺伝研究，22(1)：25-35, 2001.
18　日本医学会：医療における遺伝学的検査・診断に関するガイドライン．p7, 2011.
19　全国遺伝子診療部門連絡会議ウェブサイト．http://www.idenshiiryoubumon.org/（2017.5.1. 閲覧）

大半の看護職の日常業務では，遺伝カウンセリングのような直接的な遺伝/ゲノム医療ではなく，「血縁者に遺伝的な問題をもつ人がいる（いた）」「自分の病気は遺伝が関係していると医師から言われた」「妊娠したのだけど子どもは大丈夫か」など，さまざまな不安をもつ人に対応しなければならない。また，患者情報をアセスメントしているときに，遺伝的背景があるのではないかと気づくといったことが起こりうる。そのようなときに，遺伝的課題の有無を識別し，患者や家族の心情をとらえながら遺伝/ゲノム医療につなげるという役割を看護職は担っている。

（2）遺伝専門外来
　遺伝専門外来は，遺伝学的検査の実施に伴う体制の中心的役割を担う部門で，今日では各地域のたいていの基幹病院には設置されている。ここでは，遺伝学的検査の実施や検査に伴う遺伝カウンセリングをはじめ，遺伝に関連した不安の軽減と必要な社会資源へのアクセスなどの支援をする。また，検査後は，受検者や家族にとって検査結果の意味や影響を一緒に確認したり，治療法の決定や家族関係など新たに生じてきた問題への対応を支援したりする。
　遺伝専門外来の役割は複雑多岐に及んでいるが，常設で専任スタッフを揃えている機関は少ないのが現状である。少しずつ改善されているとはいえ，医師の自発的意思により，曜日や時間を限定して院内外の遺伝に関連する相談にのっているところがまだまだ多く，徐々に，他の医師や看護職，心理職などの理解者を得て業務として成り立たせている。

2）遺伝カウンセリング

　遺伝カウンセリングは，疾患の遺伝学的関与について，その医学的影響，心理学的影響および家族への影響を人びとが理解し，それらに適応していくことを助けるプロセスである。このプロセスには，

① 　疾患の発生および再発の可能性を評価するための家族歴および病歴の解釈
② 　遺伝現象，検査，マネジメント，予防，資源および研究についての教育
③ 　インフォームド・チョイス（十分な情報を得たうえでの自律的選択）
④ 　リスクや状況への適応を促進するためのカウンセリング

などが含まれる[20]。

　遺伝学に関する専門的な知識を用いて相談者の理解を助けるための情報を提供するだけでなく，クライエントが自分の意思で遺伝学的検査を受けるか否かを決定すること，そして，検査を受けた場合，その結果を正しく理解するとともにその結果を受け入れ，適切な治療法を選択し実行し，さらには，生活の仕方を調整することなど，遺伝カウンセリングは多岐にわたる支援を含んでいる。

---

[20] 前掲18

3 チームで行われる遺伝/ゲノム医療

1) チームで行う理由

遺伝的課題をもつ人の特徴をあげると，次のようになる。

- 胎児から老年に至るすべての発達段階にある人
- 未病期を含む健康期から終末期（死後の場合もある）まで，すべての健康レベルにある人
- あらゆる生活の場にいる人

すなわち，健康障害は限定されず，すべての診療科に関連している。

このように，多様な人びとが抱える遺伝的課題に対して提供されるというのが遺伝/ゲノム医療の特徴である。前項で述べたように遺伝/ゲノム医療は，情報提供だけではなく，患者や受検者の自律的選択の支援や，治療法の選択と実行，生活の調整など，心理的社会的支援を含め，包括的に提供されなければならない。したがって，人類遺伝学や医学的知識があればできるというものではなく，治療・疾病管理に加え，心理支援，生活療養支援，教育的かかわり，倫理的法的社会的問題（ELSI）への対応，多機関・多専門職間のコーディネーションなどの能力が要求される。

これらの能力を単独でもつことは難しい。また，とくに人の価値観が課題への取り組みのキーになることが多く，複数のメンバーがチームになり対応することが望まれる医療である。場合によっては，医療メンバーではないが，当事者である患者やその家族の協力が支援のために必要となることも多い。

2) チームメンバー

遺伝/ゲノム医療には，次のようなメンバーがかかわることが期待される。

- 医師：認定遺伝専門医，各診療科医師
- 看護職：遺伝看護専門看護師・その他の領域の専門看護師，関連領域の認定看護師
  その他の看護師，助産師，保健師
- 認定遺伝カウンセラー®
- 心理・社会福祉職：臨床心理士，医療ソーシャルワーカー
- 臨床検査技師

以上は，とくに遺伝専門外来を想定したメンバーである。病棟であれば，主治医や受け持ちの看護師がいずれかの遺伝専門外来のメンバーとチームを組んで対応することもある。場所と遺伝的課題をもつ人の特性，および各病院など施設の条件に合わせたメンバーによりチームは構成される。

3）当事者との連携

　最近の遺伝関連の学術集会には，遺伝性疾患や先天性疾患をもつ人やその親が中心になって運営する当事者団体※が，大会主催側の要請で参加することが定着してきているようである。それほど，研究者や医療福祉専門職者との関係性が密になってきている。
　その要因として，次のことが考えられる。

（1）健康問題が専門職者間だけでは解決できない

　その病気を抱えつつ，過去も，そしてこれから続く未来も生き続けていくには，遺伝的な病気を科学的に理解しているだけでなく，長期にわたる心理社会的支援がなければ難しい。それは，専門職のみに期待しても不可能であり，当事者同士の支え合いが必要で，"ピアカウンセリング"の有効性が認められている[21]。また，当事者団体と医療福祉専門職とが協働で相談を行い，当事者支援に成果を上げている[22]。遺伝性疾患や先天性疾患関連の多くの当事者団体は，恒常的にこのような医療福祉専門職との連携をもっている。

（2）自分たちの問題は自分たちで解決へ向けて努力すべきという認識

　現代社会に生きる人びとの意識は，依存型から自立型に変わってきている。医療においても，医療者任せから，患者自身の責任の範囲が増しており，慢性疾患などの長期療養を必要とする場合と同様の状況に置かれている遺伝性疾患や先天性疾患をもつ人は，なおさら病気とともに生きるためのセルフマネジメントが要求されている。

（3）お互いに必要な関係

　生きるための自立志向からは，当然のことながら，さまざまな権利要求も出てくる。当事者の会は，通常，当事者間の支え合い（ピアサポート）と生活向上に向けた政策への要望とともに，当事者の受ける医療レベルを上げるために，研究者や医師をはじめとする医療福祉専門職と連携活動をするようになってきた。また，専門職も当事者に役立つ仕事や研究をするためには，当事者の協力がなくてはできないという相互の関係性を有している。

※　日本難病・疾病団体協議会（http://www.nanbyo.jp/kameidantai.html）からも検索できる。
[21]　高畑　隆：ピアカウンセリング．Epilepsy, 5(2)：23-7, 2011.
[22]　田中千鶴子，他：希少難病（先天性無痛無汗症）のホームページを利用した家族と専門職による医療・領域相談．小児保健研究，69(4)：496-502, 2010.

4 日本の保健医療政策 ——遺伝医療からゲノム医療へ

　本項は，遺伝医療からゲノム医療へと大きく移り変わる時代を日本の保健医療政策とともに振り返りながら，今後，看護にできることを考えてもらうための素材を提供することを目的とする。地道な遺伝相談のみが礎であった時代から，2000年代に入って，ゲノム医療推進政策が進む過程を概観したい。

1）遺伝相談の歴史

　日本では，"Genetic counseling" の訳語として「遺伝相談」があてられ，1970年代以降，保健所を中心とした地域行政のなかに位置づけられてきた。地域での遺伝相談の取り組みは，1974（昭和49）年の大阪市での遺伝相談事業に遡り，徐々に保健所と医療機関間でのネットワーク化が進められたことが知られている[23]。当時の遺伝相談の中心課題として，大倉は「特定の家族におけるいわゆる遺伝性疾患の出現の確率，特に再発の確率に関するものである。いわゆる遺伝的危険率の推定である。したがって，需要の大きさはこれらの異常や疾患の人類集団中の頻度に比例するはずである」と述べている[24]。

　当時の遺伝相談は，先天的な障がいをもつ家族や遺伝性疾患の家系での家族計画に関する助言・啓発が中心であった。また，地域保健活動の拠点としての利点をいかし，病気や障がいをもつ子のために，福祉サービスや療育機関への連携なども実施されていた。しかし，当時は優生学的な観点からの助言・指導も行われていたことが知られている。たとえば兵庫県では，1966（昭和41）年に「不幸な子どもの生まれない対策室」を設置し，1973（昭和48）年には「不幸な子を産まない県民大会」が開催され，公費負担で羊水検査を実施していた[25]。翌年に脳性麻痺の当事者団体「青い芝の会」より「羊水チェックを中心とした，母子保健の名による行政指導を中止せよ」との抗議を受け，兵庫県衛生部は羊水検査の補助を取りやめ，翌年度から「不幸な子どもの生まれない対策室」を廃止して「母子保健課」を新設したという経緯も忘れてはならない[26]。

　遺伝相談と医療の連携を深めるため，1977年（昭和52年）より厚生省（現，厚生労働省）は，家族計画特別相談事業に着手し，社団法人日本家族計画協会を中心として，医師を対象としたカウンセラーを養成する事業の他，保健婦（現，保健師）および助産婦（現，助産師）を対象にした遺伝相談の啓発・教育などを実施し，保健所・保健センターを窓口にした遺伝相談の連携体制の構築を図った[27]。しかし，1980年代に入ると，遺伝子解析研究が進み，先天的と思われていた障がいの原因が明らかになりはじめ，出生前検査や遺伝学的検査などの高度な医療への対応も求められるようになった。当時の埼玉県内の状況を調査した福嶋は，県内の遺伝相談件数が伸びない理由として，「相談者がまず医療機関にその情報を求め，保健所・保健センターには相談に来ない」ことを

23　山田文夫，他：大阪市における遺伝相談ネットワークの概況．産婦人科治療，37：60-63，1978．
24　大倉興司，他：遺伝相談の現況と将来．臨床遺伝研究，2：69-138，1981．
25　兵庫県：不幸な子どもの生まれない施策 —5か年のあゆみ—．1971．
26　松永真純：兵庫県「不幸な子どもの生まれない運動」と障害者の生．大阪人権博物館紀要，5：109-126，2001．
27　近　泰男：遺伝相談センターを開設して．産婦人科治療，37：58-59，1978．

あげ，検査需要に応えられるような「二次遺伝相談システムの早期の確立が必要である」と述べている[28]。

2003（平成15）年，特定機能病院など（80大学病院および5ナショナルセンター）を対象とした調査が実施された結果，36施設において遺伝子医療（遺伝カウンセリングおよび遺伝学的検査の実施）を担う部門が設立済みであり，28施設が準備中であることが明らかになった[29]。そのため，同年，国全体での遺伝子医療の向上を目的として，各施設間の情報交換や意見交換のための「全国遺伝子医療部門連絡会議」が開催され，今日まで継続している。全国遺伝子医療部門連絡会議の機関会員施設は，2017（平成29）年5月8日現在で114施設である[30]。

2）国家戦略目標としてのゲノム医療 ──推進政策の始まり

日本では遺伝医療に関する政策は，主として厚生労働省が担ってきたが，2010（平成22）年より首相官邸が中心となって，ゲノム医療を推進するため，複数の省にまたがる施策を戦略的に進める方針に舵が切られた。2014（平成26）年に閣議決定された「健康・医療戦略」[31]は，2017（平成29）年に一部が見直され，ゲノム医療については2020年までの達成目標として，次の4つが掲げられている。

① 糖尿病などに関するリスク予測や予防，診断（層別化）や治療，薬剤の選択・最適化などに係るエビデンスの創出
② 発がん予測診断，抗がん剤などの治療反応性や副作用の予測診断に係る臨床研究の開始
③ 認知症・感覚器系領域のゲノム医療に係る臨床研究の開始
④ 神経・筋難病などの革新的な診断・治療法の開発に係る臨床研究の開始

「健康・医療戦略」で掲げられた目標を関係府省・関係機関が連携して推進するため，2015（平成27）年1月に，健康・医療戦略推進本部のもとに「ゲノム医療実現推進協議会」が設置され，日本の課題が示されている。「国際的には，研究開発の方向は，稀少疾患，遺伝的影響の大きい疾患に移行しているが，日本は出遅れていることから，国における総合的な取組の強化が急務」という認識のもと，29項目の目標が立てられ，その実現に向けてつねに進捗確認が行われるようになっている[32]。また，「ゲノム医療実現推進協議会」の平成28年度の報告書では，多種多様な医療人

---

[28] 福嶋義光：埼玉県における保健所・保健センターを窓口にした遺伝相談の現状．東京女子医科大学雑誌，63（臨時増刊）：E90-E93，1993．
[29] 古山順一（主任研究者）：遺伝子医療の基盤整備に関する研究 報告書．2002（平成14）年 厚生労働省科学研究費補助金事業（子ども家庭総合研究事業），2003．
http://www.shinshu-u.ac.jp/hp/bumon/gene/genetopia/information/pdf/reference1.pdf（2017.7.15.閲覧）
[30] 全国遺伝子医療部門連絡会議ウェブサイト
http://www.idenshiiryoubumon.org/index.html（2017.7.15.閲覧）
[31] 健康・医療戦略会議：健康・医療戦略．（平成26年7月22日閣議決定．）
http://www.kantei.go.jp/jp/singi/kenkouiryou/suisin/ketteisiryou/dai2/siryou1.pdf（2017.7.15.閲覧）
[32] ゲノム医療実現推進協議会：中間取りまとめ．（平成27年7月）
http://www.kantei.go.jp/jp/singi/kenkouiryou/genome/pdf/h2707_torimatome.pdf（2017.7.15.閲覧）

材のキャリアパスの調整・検討，遺伝子を改変するゲノム編集技術の研究開発の推進，遺伝子異常が見つかった患者やその血縁者への差別などの不当な扱いの可能性に対する医療現場での対応など，留意すべき視点が新たに見出されたところである（表2-1）。

表2-1 日本のゲノム医療推進にかかわる課題

1．総論：前提として解決すべき事項

⑭ ゲノム医療実現に向けた段階的な推進をすべき対象疾患の選定

2．各論

1）医療実装に資する課題

① 国内における品質・精度管理の基準設定（CLIA，CAP，ISO等）等の必要性に関する検討およびLDTに関する検討
② ゲノム医療にかかわる高い専門性を有する機関の整備（求められる機能，整備方法等を検討）
④ 各種オミックス検査の実施機関（医療機関または衛生研究所等）の確保
⑥ 遺伝カウンセリング体制の整備，偶発的所見等への対応に関する検討
③㉙㉘ 医療従事者（開業医，一般臨床医含む）に対する教育，啓発
基礎研究段階，データ取得段階から医療までの各ステップおよび各プロジェクトにおける多岐にわたる専門的人材の育成・確保のための新しいキャリアパスの創設等の推進
⑧ 保険収載の検査項目数の充実および保険診療なのか，先進医療なのか

2）研究に関する課題

[A 研究内容]
⑮ 疾患予防に向け，ゲノム情報等を用いた発症予測法等の確立
⑤ 各種オミックス情報の臨床的な解釈（系統だったアノテーション）
⑯ 各種オミックス情報の臨床的な解釈に資するエビデンスの蓄積
㉔ 基礎研究の成果をゲノム医療に橋渡しする拠点の整備
㉕ 関連する取組との有機的連携
㉒ 生体試料の品質（採取，処理，感染症検査，保存等）の標準化
㉓ 3大バイオバンクを研究基盤・連携のハブとして再構築：貯めるだけでなく，活用されるバンク
⑳ 研究における国際的なゲノム情報などのデータシェアリングに関する検討

[B 情報基盤]
⑦ ゲノム情報等の付随した患者の正確な臨床・健診情報の包括的な管理・利用に関するインフラ整備
⑰ 必要な臨床情報の同定，標準化されたデータの収集・利用
⑱ 必要なコンピューターリソースの整備
⑲ 正確で効率的な医療情報の突合に必要な仕組み（医療等分野の番号等）の導入および公的資料（レセプト健診情報，介護保険など）の活用についての検討
㉑㉗ 正確な臨床・健診情報が付加され，かつ品質の確保された生体試料を供用できる体制整備

3）社会的視点に関する課題

[A 倫理的，法的，社会的課題への対応およびルールの整備]
⑨ 医学研究や医療における遺伝情報の利活用する上での保護に関するルールづくり
⑩㉖ 提供者の保護に留意しつつ，プロジェクト間，産業利用等も考慮したインフォームドコンセントに関するルール作り
⑪ 関連指針との整理

[B 広報・普及啓発に関する対応]
⑫ 研究対象者の研究参画等の促進
⑬ 国民に対する啓発・コミュニケーション活動の促進

（ゲノム医療実現推進協議会：平成28年度報告．（平成29年7月31日）を一部改変）

そこで，診断の面でゲノム医療がとくに進展している，がん領域と難病領域について，どのような取組があるのかを見ておこう。

▶**がん領域におけるゲノム医療**

従来から整備されてきた「がん診療連携拠点病院」などの指定要件は，必ずしもゲノム医療の実現に必要な施設・設備などの要件とはなってこなかったことが大きな課題となっている。そのため，厚生労働省で検討がなされ，がんゲノム医療の提供体制が十分に整った医療機関を「がんゲノム医療中核拠点病院（仮称）」に指定するとともに，「がんゲノム情報管理センター（仮称）」も整備し，人材確保や連携体制も含めた検討を進める予定となっている[33]。

また，がん医療の過程で見つかるがん以外の遺伝子の変化に対する適切な対応を行うために，ゲノム医療を包括的に扱う疾患横断的な医療提供体制の検討が必要であると考えられている。

▶**難病領域におけるゲノム医療**

難病領域においても同様に，「難病の患者に対する医療等に関する法律」（以下，難病法。平成26年5月23日公布，平成27年1月1日施行）に基づいて整備されてきた難病医療拠点病院などの指定要件が，必ずしもゲノム医療の実現に特化した要件を備えていないことが課題である。

厚生科学審議会疾病対策部会難病対策委員会では，基本理念として（1）できるかぎり早期に正しい診断ができる体制，（2）診断後はより身近な医療機関で適切な医療を受けることができる体制，（3）遺伝子関連検査について倫理的な観点もふまえつつ実施できる体制，（4）小児慢性特定疾病児童などの移行期医療を適切に行うことができる体制の構築を目指すこととしている[34]。

今後は，都道府県難病診療連携拠点病院，NC（ナショナルセンター），学会，研究班，日本医療研究開発機構が推進する「希少・未診断疾患イニシアチブ事業（initiative on rare and undiagnosed diseases；IRUD）」，難病情報センターとともに難病医療支援ネットワークを構成し，難病に対するゲノム医療提供の体制などを整備することで早期診断を図る方向となった。2018（平成30）年度からの運用開始を目指し，難病医療支援ネットワークについては厚生労働省において，各都道府県内の医療体制の整備については各都道府県内において検討が進められている。ただし，遺伝性難病のなかでどの疾病に対するゲノム医療が可能となるのかについては対象を絞りきれておらず，課題となっている。

3）より一般に身近なゲノム医療へ ——徐々に進む保険収載

一般の人びとが躊躇なく遺伝学的検査を用いて確実な診断を行えるようにするためには，必要性に応じて遺伝学的検査を保険で賄える必要がある。現在，保険収載されている遺伝学的検査を**表2-2**にまとめた。ここでは，約10年間にわたる遺伝学的検査の保険収載の経緯を簡単に振り返っておきたい。

---

[33] がんゲノム医療推進コンソーシアム懇談会報告書 〜国民参加型ゲノム医療の構築に向けて〜．（平成29年6月27日）http://www.mhlw.go.jp/file/05-Shingikai-10901000-Kenkoukyoku-Soumuka/0000169236.pdf（2017.8.1. 閲覧）

[34] 厚生科学審議会疾病対策部会難病対策委員会：難病の医療提供体制の在り方について（報告書）．平成28年10月21日．http://www.mhlw.go.jp/file/05-Shingikai-10601000-Daijinkanboukouseikagakuka-Kouseikagakuka/0000140785.pdf（2017.7.15. 閲覧）

表 2-2 遺伝学的検査に関する診療報酬（2016 年 4 月現在）

「D006-4　遺伝学的検査」3,880 点

（注）　別に厚生労働大臣が定める疾患の患者については，別に厚生労働大臣が定める施設基準に適合しているものとして地方厚生局長等に届け出た保険医療機関において行われる場合にかぎり算定する。

> （1）遺伝学的検査は以下の遺伝子疾患が疑われる場合に行うものとし，原則として患者 1 人につき 1 回算定できる。ただし，2 回以上実施する場合は，その医療上の必要性について診療報酬明細書の摘要欄に記載する。
> 　　ア：　デュシェンヌ型筋ジストロフィー，ベッカー型筋ジストロフィー，福山型先天性筋ジストロフィー，栄養障害型表皮水疱症，家族性アミロイドーシス，先天性 QT 延長症候群および脊髄性筋萎縮症
> 　　イ：　ハンチントン病，球脊髄性筋萎縮症，網膜芽細胞腫及び甲状腺髄様癌
> 　　ウ：　フェニルケトン尿症，メープルシロップ尿症，ホモシスチン尿症，シトルリン血症（1 型），アルギノコハク酸血症，メチルマロン酸血症，プロピオン酸血症，イソ吉草酸血症，メチルクロトニルグリシン尿症，HMG 血症，複合カルボキシラーゼ欠損症，グルタル酸血症 1 型，MCAD 欠損症，VLCAD 欠損症，MTP（LCHAD）欠損症，CPT1 欠損症，筋強直性ジストロフィー，隆起性皮膚線維肉腫，先天性銅代謝異常症，色素性乾皮症，先天性難聴，ロイスディーツ症候群および家族性大動脈瘤・解離
> 　　エ：　神経有棘赤血球症，先天性筋無力症候群，ライソゾーム病（ムコ多糖症 I 型，ムコ多糖症 II 型，ゴーシェ病，ファブリ病およびポンペ病を含む），プリオン病，原発性免疫不全症候群，クリオピリン関連周期熱症候群，神経フェリチン症，ペリー症候群，先天性大脳白質形成不全症（中枢神経白質形成異常症を含む），環状 20 番染色体症候群，PCDH19 関連症候群，低ホスファターゼ症，ウィリアムズ症候群，クルーゾン症候群，アペール症候群，ファイファー症候群，アントレー・ビクスラー症候群，ロスムンド・トムソン症候群，プラダー・ウィリ症候群，1p36 欠失症候群，4p 欠失症候群，5p 欠失症候群，第 14 番染色体父親性ダイソミー症候群，アンジェルマン症候群，スミス・マギニス症候群，22q11.2 欠失症候群，エマヌエル症候群，脆弱 X 症候群関連疾患，脆弱 X 症候群，ウォルフラム病，タンジール病，高 IgD 症候群，化膿性無菌性関節炎・壊疽性膿皮症・アクネ症候群，先天性赤血球形成異常性貧血，若年発症型両側性感音難聴，尿素サイクル異常症，マルファン症候群およびエーラスダンロス症候群（血管型）

（2）（1）のアに掲げる遺伝子疾患の検査は，PCR 法，DNA シーケンス法，FISH 法またはサザンブロット法による。
　　（1）のイに掲げる遺伝子疾患の検査は PCR 法による。

（3）検査の実施にあたっては，厚生労働省「医療・介護関係事業者における個人情報の適切な取扱いのためのガイドライン」（平成 16 年 12 月）および関係学会による「医療における遺伝学的検査・診断に関するガイドライン」（平成 23 年 2 月）を遵守すること

（4）（1）のエに掲げる遺伝子疾患に対する検査については，（3）に掲げるガイドラインに加え，別に厚生労働大臣が定める施設基準に適合しているものとして地方厚生（支）局長に届け出た保険医療機関において行われる場合にかぎり算定する。

（1）2006 年の診療報酬改定 ──遺伝学的検査のはじめての保険収載

　2006（平成 18）年 4 月より，それまで高度先進医療であった進行性筋ジストロフィーが保険収載されることとなった。具体的には，「D006-4　遺伝学的検査」として，デュシェンヌ型，ベッカー型，福山型の各遺伝学的検査が収載され，それぞれ 2,000 点が付与された。これは生殖細胞系列の変化を明らかにする検査としてははじめての保険収載であった。しかし，この段階では遺伝カウンセリングの実施が条件となっていなかったことから，全国遺伝子診療部門連絡会議では，遺伝カウンセリング料創設の要望書を 2007（平成 19）年に厚生労働省に提出した。この要望書では，遺伝カウンセリングのプロセスとして，予約受付時の情報収集からクライエントに応じた説明資料の作成，面談，面談終了後の記録作成，およびカンファレンスでの検討を説明したうえで，「臨床遺伝に関係する複数の専門家が長時間にわたり対応することが求められる診療であり，初診料，

再診料に含まれていると考えるのは論外」と述べている[35]。

(2) 2008年の診療報酬改定
▶ **遺伝カウンセリング加算の新設**

　2008(平成20)年の診療報酬改定では，10疾患の遺伝学的検査が追加された。また，この診療報酬改定において，初めて遺伝学的検査終了後の遺伝カウンセリング加算が認められた他，保険請求上の注意事項として，これらの検査の実施にあたっては厚生労働省「医療・介護関係事業者における個人情報の適切な取扱いのためのガイドライン」，遺伝医学関連10学会による「遺伝学的検査に関するガイドライン」を遵守するよう記載がある。しかしながら，遺伝カウンセリング加算は月1回500点にとどまったこと，検査前の遺伝カウンセリングが考慮されずに自費診療のまま残ったこと，検査結果に基づいて療養上の指導がなされた場合に算定が可能とされたが，「療養上の指導」は遺伝カウンセリングの趣旨とは異なること，患者(発症者のみ)が対象であり，血縁者への対応は自費診療のままであること，遺伝カウンセリング担当者の要件が不明確であること，などが問題点として指摘されている[36]。上記の注意事項に引用されているガイドラインでは，「遺伝カウンセリングは遺伝カウンセリングに習熟した臨床遺伝専門医などにより，チームで行うことが望ましい」と記載されているものの，保険診療ですべてがカバーされる状況には至らなかった。なお，日本先天代謝異常学会では『保険収載されたライソゾーム病5疾患の遺伝病学的検査および遺伝カウセリングの実施に関するガイドライン」を示している[37]。

▶ **薬理遺伝学(PGx)検査の保険収載**

　2008(平成20)年の診療報酬改定では，薬理遺伝学(PGx)検査(p229を参照)の保険収載も行われた。抗がん剤イリノテカンによる副作用の可能性を調べるUDPグルクロン酸転移酵素遺伝子多型(UGT1A1)検査であり，ヒト遺伝子診断薬としてはじめて厚生労働省から製造販売承認を取得し，11月には保険適用となった。しかし，この検査は生殖細胞系列を調べるにもかかわらず，別の区分D006-7(区分E-32008)として収載され，保険請求上の注意としても「当該抗悪性腫瘍剤の投与方針の決定までの間に1回を限度として算定すること」以外の記載がなかった。薬理遺伝学検査については，2つのガイドラインがあるので参照されたい[38,39]。生殖細胞系列を調べる検査であるものの，遺伝カウンセリングの位置づけは異なっており，「主治医および医療機関は，被検者の希望がある場合には，専門医を紹介する，または遺伝カウンセリングが受けられる体制を整えておく」という勧告となっている。

35　全国遺伝子医療部門連絡会議：厚生労働省保険局医療課宛「遺伝カウンセリング料」についての要望．2007．
　　http://www.idenshiiryoubumon.org/img/top/5thConference.pdf（2017.7.15. 閲覧）
36　第6回全国遺伝子医療部門連絡会議報告書．pp21-23，2008．
　　http://www.idenshiiryoubumon.org/img/top/6thConference.pdf（2017.7.15. 閲覧）
37　日本先天代謝異常学会：保険収載されたライソゾーム病5疾患の遺伝病学的検査および遺伝カウンセリングの実施に関するガイドライン．日本小児科学会雑誌，113：789-790，2009．
38　日本人類遺伝学会，日本臨床検査医学会，日本臨床検査標準協議会：ファーマコゲノミクス検査の運用指針．2009．(2012年最終改定)
39　日本人類遺伝学会，日本臨床検査医学会　日本臨床薬理学会，日本TDM学会，日本臨床検査標準協議会：ゲノム薬理学を適用する臨床研究と検査に関するガイドライン．2010．

(3) その後の診療報酬改定

　2012（平成24）年の診療報酬改定では23疾患が追加された。また，点数も2倍の4,000点となった。しかしながら，2014（平成26）年の診療報酬改定により，点数は3,800点に減点となった。さらに，遺伝カウンセリング加算は，臨床遺伝学に関する十分な知識を有する医師による実施であることが明記された。

　2016（平成28）年の診療報酬改定では，難病法に関連して，指定難病306疾患のうち一部の疾患では，客観的診断基準として遺伝学的検査の実施が求められるようになったことから，38疾患が追加されて，合計72疾患が対象となった。また，保険点数は3,880点に微増となっている。

4）遺伝／ゲノム看護が目指すものは？

　保健所を中心に担われてきた遺伝相談だが，人びとの関心は，高度な医療機関を中心としたゲノム医療に移っている。そして，ゲノム医療については，国際的に日本の対応が出遅れてしまったこともあり，現在は研究開発とインフラ整備をめぐって積極的に進められようとしている。だが，現在のところ，議論の中心は，検査および検査施設の質や標準化にあり，患者の生活をどのように支えるかといった看護の視点は，国家戦略には皆無である。

　今後，どの持ち場にいる看護職にとっても，ゲノム医療に慣れ，身近なものと感じてもらう必要はあるが，だからといって，看護の本質が揺らぐことはないものと考える。つまり，保健師や在宅医療に携わる看護師には，従前と変わらず，あるいはそれ以上に，患者・家族の生活の場から，遺伝カウンセリングやゲノム医療の潜在的なニーズを掘り起こし，高度な医療につなげたり，時に長く患者・家族を見守ったりする重要な役割がある。また，高度医療機関に限らず，医療機関の看護師には，慌しく過ぎていく検査と治療方針の選択に臨む患者自身とその家族を支える役割がある。

　今後，ゲノム医療がさらに推進し，人びとにとって身近になってくる時代に備え，看護は何をなすべきなのか，検討していく必要があるだろう。

5 遺伝／ゲノム医療と倫理的な配慮
——「自分ごと」として考える未来に向けて

　遺伝／ゲノム医療においては，疾患や障がいに関する遺伝学的検査を中心に，倫理的に配慮すべき事項がさまざまに存在する。その疾患，その障がいによって特性は異なるし，患者，家族の状況もひとつとして同じものはない。それゆえ，看護師にとっては症例ごとに挑戦があり，学びがある。患者や家族の間に価値の対立が生じ，葛藤が生まれうるだけでなく，ケアに携わる看護師にジレンマが生じることもあるだろう。

　本項では，遺伝／ゲノム医療において倫理的に配慮されるべきことを概論として述べるが，それを対象化するのではなく，ともに診療上の意思決定にかかわる看護師にとってのジレンマも考えてみたい。

1）インフォームド・コンセント（informed consent）とは何か

　人は，自分の人生をどのように生きたいかを決める権利があり，インフォームド・コンセントとは，その人の人生を取り巻くさまざまな要素のひとつとしての医療に関する選択をめぐり，患者が意思決定できるようにするために導入されたプロセスである。

　ペンス（Pence GE）は，医療倫理の四原理のうちの第一の原理として「自律」をあげ，これを「他人からの強制なしに自分の人生や身体についての決定を下す権利」だと整理し，他者の権利利益を侵害しないかぎり，患者は誰にも干渉されることなく，身体や人生にかかわる医療上の基本的決定を行えるようにすべきだと述べている[40]。これを具現化するためのプロセスをインフォームド・コンセントと考えるのがよいだろう。「十分な情報を与えられたうえでの（informed）同意（consent）」をする主体は，患者である[41, 42]。日本看護協会「看護者の倫理綱領」（2003 年）には，「看護の援助過程においては，対象となる人びとの考えや意向が反映されるように，積極的な参加を促すように努める。看護者は，自らの実践について理解と同意を得るために十分な説明を行い，実施結果に責任をもつことを通して，信頼を得るように努める」と述べられている。しかし，カタカナであるインフォームド・コンセントは，時に IC などとも省略され，医療現場ではその主体がわかりにくくなりがちである。しかし，看護師は，仮に自身の価値観や考えとは異なったとしても，患者の意思を，あるいは，意思決定できない迷いや葛藤を，尊重する気持ちを忘れないでいよう。

　インフォームド・コンセントは，いくつかのタイプに分けられると指摘されている[43, 44]。最も古典的なモデルは「父権主義モデル」（パターナリズムモデル，paternalism model）」である。親が子のことを思い，子の意見を聴かずに親が最善だと判断している場面を想像して，これを医師－患者関係に置き換えてみてもらいたい。医師が患者の生き方や価値観を考慮せず，医師が最善だと考える治療方針のみが説明され，患者は医師の選択した内容以外のものを選択できないモデルである。救命救急の現場などのように，患者が説明を理解して意思決定できる状況にない場面においては有効に機能するモデルであり，一概に否定はできない。しかし，患者が説明を理解し，意思決定する力が求められることの多い遺伝/ゲノム医療では望ましくない。

　そこで，遺伝/ゲノム医療に適したモデルが「共有（協働的）意思決定モデル（shared decision making model，p19 を参照）」である。意思決定の主体はあくまでも患者であるが，その意思決定を患者に一任するのではなく，関係する医療者も入って話し合いを重ね，主治医と患者で意思決定が行われるというモデルである。「情報を得た意思決定モデル（informed decision model）」との違いは，医療者と患者のコミュニケーションが豊富になり，その過程で医療者自身が患者の価値観を発見したり，意見を変えたりする余地を残すことが許されている点である。ただし，医療者の態度は非指示的であるべきだと考えられている。

40　Pence GE（宮坂道夫，長岡成夫訳）：医療倫理 1．みすず書房，2000．
41　世界医師会：患者の権利に関するリスボン宣言．2005．
42　国際看護協会（ICN）：看護師の倫理綱領（2012 年版）．
　　http://www.nurse.or.jp/nursing/international/icn/document/ethics/pdf/icncodejapanese.pdf（2017.12.1. 閲覧）
43　誰がどのように意思決定するのか．「健康を決める力」ウェブサイト．
　　http://www.healthliteracy.jp/comm/post_8.html（2017.12.1. 閲覧）
44　赤林　朗，他編著：入門　医療倫理 I．改訂版，勁草書房，2017．

2）さまざまな遺伝学的検査の種類に応じた倫理的配慮

　ここからは，日本医学会「医療における遺伝学的検査・診断に関するガイドライン」[45] を紐解きながら，遺伝学的検査のさまざまな場面において倫理的に配慮すべき事柄について考えてみたい。このガイドラインは，遺伝医学関連10学会「遺伝学的検査に関するガイドライン」（2003年）をふまえて，すべての診療科にかかわるガイドラインとして見直されたものである。

（1）症状のある成人に対する確定診断
　確定診断とは，すでに発症している患者の診断を目的として行われる遺伝学的検査のことである。確定診断を求める場合の遺伝学的検査は，検査の分析的妥当性，臨床的妥当性，臨床的有用性などを確認したうえで，有用と考えられる場合に実施されている。患者が受けるべき説明項目には，検査の意義や目的，検査の限界，結果が得られた後の状況，検査結果が血縁者に影響を与える可能性があることなどがあげられる。
　確定診断の場合，主治医は，できるだけ早く診断をつけたいという思いがあり，また，患者も早く病名を知りたいという思いにかられる。その結果として，インフォームド・コンセントが形式的なものになってしまうおそれがあることに注意したい。
　また，患者にとっては，遺伝学的検査でなければ判断できない疾患の疑いがあること，不慣れな病名やその概要などを一挙に説明されても，状況を受け止めきれない場合がある。さらに，遺伝性疾患の場合には，親族の状況から自分に遺伝している可能性を予想していたとしても，実際にその可能性を指摘されることでショックを受ける可能性もある。そのため，看護師は主治医による説明の前後に患者や同席している家族に声をかけ，説明を聞く準備ができているかどうかなどに配慮をすべきである。検査の説明を受けている間も，患者や同席している家族の様子にも目を向け，彼らが不安に思っていることを明確化したり，主治医に質問すべきことを整理したりする支援を通じて，患者の意思決定を促す役割を果たす必要がある。
　意思決定にあたり，検査前の遺伝カウンセリングは必ずしも要しなくてよいことになっているが，遺伝カウンセリングに関する情報提供は行い，後に利用することが可能なように支援すべきである。

（2）現在，症状のない成人に対する遺伝学的検査（非発症保因者診断，発症前診断）
　非発症保因者診断は，通常は当該疾患を発症せず治療の必要のない者に対する検査であり，発症前診断は，発症する前に将来の発症をほぼ確実に予測することを可能とする検査である。いずれも，その時点では症状のない成人に対する検査であり，事前に適切な遺伝カウンセリングを行うことが求められる他，本人の同意が必ず必要であり，その両者が満たされないような場面で検査を実施すべきではない。
　遺伝カウンセリングの過程において，クライエントは対象疾患と検査について，そして，検査を受けることによる心理的社会的影響について，さまざまな情報提供を受けることになる。クライエ

---

[45] 日本医学会：医療における遺伝学的検査・診断に関するガイドライン．2011．
　　http://jams.med.or.jp/guideline/genetics-diagnosis.html（2017.12.1. 閲覧）

ントには，それらの情報を吟味し，熟慮する時間を設ける必要があるため，初回の遺伝カウンセリングのみで採血に臨むことは推奨できない。他方，遺伝カウンセリングの回数が重なると，費用がかさむことに加え，クライエントが不信感を抱く場合もあるため，留意が必要である。

　非発症保因者診断や発症前診断の結果を知るかどうかは，クライエント本人が決めることである。検査を受けることに同意し，採血した後であっても，あるいは，検査結果が出た後であっても，その結果を聞かずにいることが可能である。これを「知らないでいる権利/知らされない権利（right not to know/right no to be told）」とよぶ。また，検査結果をクライエントが聞いた後であっても，クライエントの同意が得られないかぎり，その血縁者を含む第三者に検査の結果を開示したり，内容を匂わせるようなことがあってはならない。

　看護師は，確定診断と同様に，遺伝カウンセリングに紹介する前から，可能なかぎり，機会をとらえてクライエントやその家族の様子や変化に留意し，遺伝カウンセリングや遺伝学的検査の受検プロセスに対する疑問や不安がないかどうか，といった点に気を配る必要がある。

(3) 未成年者など同意能力がない者を対象とする遺伝学的検査

　インフォームド・コンセントを受けることができない対象者について，たとえば，成人であっても説明を理解したり，同意を与えたりする能力が疑わしいと客観的に判断されるような場合，未成年者の場合などには，より慎重な検査の実施が求められる。

　確定診断や，未成年期に発症する疾患で発症前診断が健康管理上大きな有用性があることが予測される場合については，その実施が本人にとっての最善の利益であると判断できる人が，本人に代わって同意をすることが例外的に認められている。最善の利益とは，適切な診療方針の選択，QOLの向上，よりよい療養環境の確保につながる場合などが考えられる。その場合，配偶者をはじめとする近しい家族，親権者や後見人などの法定代理人などから最適と思われる立場の者を選定することが必要である。本人にとっての最善の利益の他，血縁者への影響について，また，未成年者の場合には成長後の対応などについても話し合える立場の者であることが望ましい。

　また，インフォームド・コンセントを受けることができない対象者であっても，その人に応じた理解度で説明を行い，本人の了解（インフォームド・アセント）を得ることが望ましい。口頭のみの場合もあれば，パンフレットや簡単な文書が活用できる場合もあるため，工夫が必要である。詳しく遺伝子を調べること，採血が必要であり，痛みを伴うことなどが必須の説明事項となろう。

　未成年者に対する非発症保因者の診断や，成年期以降に発症する疾患の発症前診断については，本人が成年に達し，独立した判断ができるようになるまで，その実施を延期すべきであり，親権者の同意のみで検査を実施すべきではない。

(4) その他の遺伝学的検査

　臨床に応用された事例としてはまだ多くないが，適切な薬剤選択のために患者に対して行う薬理遺伝学（PGx）検査，多因子疾患のなりやすさを予測するための易罹患性検査などがある。

　薬理遺伝学検査については，用いる遺伝子がわずかであり，患者の診療方針の決定に必要な過程となることから，確定診断と同様の配慮をしつつも，遺伝カウンセリングの関与を必ずしも要しないという考え方になっている。

表 2-3 遺伝子検査を購入しようかどうか迷っている人の 10 か条

① これは診断ではありません。
② 会社によって答えはバラバラです。まだ研究途上だからです。
③ 研究が進めば，確率は変わります。
④ 予想外の気持ちになるかもしれません。
⑤ 知らないでいる権利の存在を知りましょう。
⑥ 知った後は戻れませんが，忘れてしまってもいいのです。
⑦ 血縁者と共有している情報を大切に扱いましょう。
⑧ 強制検査・無断検査はダメ，プレゼントにも不向きです。
⑨ あなたの DNA やゲノムのデータの行方に関心をもちましょう。
⑩ 子どもには，大人になって自分で選べる権利を残しましょう。

(武藤香織：コラム 7 遺伝子検査ビジネス．「生命科学・医学の研究倫理ハンドブック」．神里彩子，武藤香織編著，東京大学出版会，2015．)

　多因子疾患を対象とした易罹患性検査については，科学的臨床上の意義が十分でない場合もあり，注意が必要である。というのは，多因子疾患の発症には複数の遺伝要因が複雑にかかわっており，その仕組みは十分解明されていないからだ。そのため，得られる結果は，あくまでも疾患発症にかかわるリスクであり，実際の罹患予測までに至ることはむずかしい。

　さらに注意が必要なのは，薬理遺伝学検査，易罹患性検査とも，遺伝カウンセリングを提供しない医療機関や人間ドッグなどで提供されている他，エステ，フィットネスクラブ，さらには通信販売や小売店で購入できる商品もある点である。そのため，看護師が知らないところで，患者や家族が検査を購入し，突然，その結果を持ち込まれることもあるのだ。

　日本人類遺伝学会では，このような遺伝子検査サービスが消費者に与える混乱について，2000（平成 12）年から定期的に警鐘を鳴らしてきたが，現時点では直接規制する法令・指針は存在していない。もし購入の意義について相談を受けた場合には，「遺伝子検査サービスを購入するかどうか迷っている人のための 10 か条」(表 2-3) などを参考に，熟慮を促すことが必要であろう。

3) 胎児や受精卵をめぐる法令・倫理の考え方

　ここからは，まだ生まれる前の存在である，胎児や受精卵に対する遺伝学的検査に話を移していく。こうした検査をめぐる倫理的な配慮を理解するために，まず大前提として，人工妊娠中絶と人の生命の開始期に関する日本の法令・倫理を概観しておこう。

(1) 刑法と母体保護法にみる人工妊娠中絶

　日本では，刑法第 212 条において，「妊娠中の女子が薬物を用い，又はその他の方法により，堕胎したときは，一年以下の懲役に処する」という自己堕胎罪が定められている。その他，依頼をして堕胎させた者，医師らが依頼を受けて堕胎させた場合も懲役に処される（第 213 条，第 214 条）。しかし，近年，自己堕胎罪で起訴された事例はない。

　こうした堕胎罪が女性に適用されない例外を設けるための法律として，母体保護法が存在している。その第 14 条には，本人または配偶者が「妊娠の継続又は分娩が身体的又は経済的理由により母体の健康を著しく害するおそれがある」か，暴行または脅迫または抵抗・拒絶することができな

い間に姦淫されて妊娠した場合のいずれかに相当するときには，あらかじめ定められた医師（母体保護指定医）が本人および配偶者の同意を得て，人工妊娠中絶を行うことができると定められている。

　また，この規定を読むかぎり，胎児に対する遺伝学的検査によって胎児の障がいが判明した場合の人工妊娠中絶（一般的に「胎児条項」とよぶ）は明示的には認められていないことがわかる。「妊娠の継続分娩が…　経済的理由により母体の健康を著しく害するおそれがある」という条文を幅広く解釈すること，そして，次項で説明するさまざまなガイドラインを厳格に守ることにより，事実上，容認されている状況にある。

(2) 現行法の抱えている課題

　現行の刑法と母体保護法については，女性の権利が狭められているという観点から批判がある。日本弁護士連合会からは，堕胎罪を廃止すべきとの意見がある[46]。また，人工妊娠中絶の意思決定について，現在の運用では，配偶者が行方不明である場合，意思表示ができない体調の場合などは，女性本人の同意のみでよいとされている。しかし，日本弁護士連合会からは，配偶者からの暴力がある場合，別居中の場合などのように，配偶者の同意を求めることが著しく困難な場合，さらに，配偶者間で意見が一致しなかった場合についても，女性本人のみの同意でも可能にすべきとも指摘している。

　この他に，国際連合の女性差別撤廃委員会（CEDAW）から日本政府に向けた改善勧告では，堕胎罪の廃止，女性の同意のみで人工妊娠中絶を実施できるようにすることに加え，人工妊娠中絶を認める条件に「胎児の深刻な機能障害」を含めるようにと指摘されている[47]。法令上，胎児条項がないため，胎児の障がいを理由とした人工妊娠中絶を認めていないように読めるからであろう。いまのところ，日本政府は国連の勧告に対応する必要性を認めていないが，読者の皆さんはどう思うだろうか。

(3) 人工妊娠中絶を行える時期と胎児が人として保護を受ける時期

　母体保護法第2条第2項により，人工妊娠中絶を行う時期の基準は，「胎児が，母体外において，生命を保続することのできない時期」と定められている。その具体的な時期については，妊娠22週未満（1990年，厚生事務次官通知）と解釈されている。しかし，新生児医療の進展により，低体重で生まれる子ども救われる時代になっており，「母体外において，生命を保続することのできない時期」は狭まりつつあるといえるだろう。

　それでは，人はいつから人としての保護を受けるのだろうか。国の生命倫理専門調査会の見解では，受精卵を「生命の萌芽」と位置づけ，体外受精で使用される可能性がないことが確認されている凍結受精卵などについては，原始線条を形成して臓器分化を開始する前（おおよそ受精から14日以内）に限り，生殖補助医療に資する可能性のある研究に利用して滅失させることが容認されて

---

[46] 日本弁護士連合会：刑法と売春防止法等の一部削除等を求める意見書．2013.
https://www.nichibenren.or.jp/activity/document/opinion/year/2013/130621_03.html（2017.12.1. 閲覧）
[47] 国際連合・女子差別撤廃委員会：女子差別撤廃条約実施状況　第7回及び第8回報告（仮訳）．2016.
http://www.gender.go.jp/international/int_kaigi/int_teppai/pdf/report_7-8_j.pdf（2017.12.1. 閲覧）

いる[48]。他方，妊娠 12 週以降の胎児については，死産届の提出や火葬の義務が法律で定められている。つまり，原始線条を形成して臓器分化を開始する前までの時期についてはグレーゾーンということになる。

以上のような法令・倫理の考え方を理解したうえで，それぞれを対象にした検査のルールを見ていこう。

4）胎児に対する遺伝学的検査 ── 確定的検査，非確定的検査

胎児に対する遺伝学的検査には，疾患によっては胎児治療を選択できる場合があり，分娩後にすぐ治療に着手できるなど，子どもの特徴に備えた準備をする点でも意義が認められている。こうした検査はどのようなルールのもとで運用されているのだろうか。

日本医学会のガイドラインには「医学的にも社会的および倫理的にも留意すべき多くの課題があることから，検査，診断を行う場合は日本産科婦人科学会などの見解を遵守し，適宜遺伝カウンセリングを行った上で実施する」とある。そこで，日本産科婦人科学会による「出生前に行われる遺伝学的検査および診断に関する見解」（2013 年改訂）を見てみよう[49]。確定診断を目的とする検査（羊水，絨毛，臍帯血などの胎児の細胞や組織を用いた細胞遺伝学的，遺伝生化学的，分子遺伝学的，細胞・病理学的方法など）と非確定的な検査（母体血清マーカー検査や超音波検査を用いた NT の測定など）のいずれにおいても，妊婦および夫（パートナー）などに検査の特性，得られる情報の診断的評価，さらに，遺伝医学的診断意義などについて検査前によく説明し，適切な遺伝カウンセリングを行ったうえで，インフォームド・コンセントを得て実施するのが原則である。

（1）確定的検査のルール

確定診断のうち，絨毛採取や羊水穿刺などの侵襲的な検査（胎児検体を用いた検査を含む）については，夫婦（カップルを含む）からの希望があったとしても，表 2-4 にある条件のいずれかに該当する場合のみに認められている。

（2）非確定的検査のルール

胎児に対する非確定的検査のうち，とくに母体血清マーカー検査については，適切かつ十分な遺伝カウンセリングを提供できる体制を整えることはもちろんのことだが，妊婦に対して適切に情報を提供することが求められている。これは諸外国で妊婦全員に情報提供する方針にしている国も少なくないことに影響を受けている。「検査を受けるかどうかは妊婦本人が熟慮のうえで判断・選択するもの」であるため，「検査を受けるように指示的な説明をしたり，通常の妊婦健診での血液検査と誤解するような説明をしたりして，通常の定期検査として実施するようなことがあってはなら

---

[48] 総合科学技術会議 生命倫理専門調査会：ヒト胚の取扱いに関する基本的考え方．2004．
　　http://www8.cao.go.jp/cstp/tyousakai/life/haihu39/siryo5-1-1.pdf（2017.12.1. 閲覧）
[49] 日本産科婦人科学会：出生前に行われる遺伝学的検査および診断に関する見解（2013 年改訂）．2013．
　　http://www.jsog.or.jp/ethic/H25_6_shusseimae-idengakutekikensa.html（2017.12.1. 閲覧）

表2-4 胎児に対する遺伝学的検査の実施要件

希望する妊婦のうち，❶から❼のいずれかに当てはまる者
❶ 夫婦のいずれかが，染色体異常の保因者である場合
❷ 染色体異常症に罹患した児を妊娠，分娩した既往を有する場合
❸ 高齢妊娠の場合
❹ 妊婦が新生児期もしくは小児期に発症する重篤なX連鎖遺伝性疾患のヘテロ接合体の場合
❺ 夫婦の両者が，新生児期もしくは小児期に発症する重篤な常染色体劣性遺伝性疾患のヘテロ接合体の場合
❻ 夫婦の一方もしくは両者が，新生児期もしくは小児期に発症する重篤な常染色体優性遺伝性疾患のヘテロ接合体の場合
❼ その他，胎児が重篤な疾患に罹患する可能性のある場合

（日本産科婦人科学会：出生前に行われる検査および診断に関する見解．2011．（Guideline））

表2-5 NIPTの実施要件

希望する妊婦のうち，❶から❺のいずれかに当てはまる者
❶ 胎児超音波検査で，胎児が染色体数的異常を有する可能性が示唆された者
❷ 母体血清マーカー検査で，胎児が染色体数的異常を有する可能性が示唆された者
❸ 染色体数的異常を有する児を妊娠した既往のある者
❹ 高齢妊娠の者
❺ 両親のいずれかが均衡型ロバートソン転座を有していて，胎児が13トリソミーまたは21トリソミーとなる可能性が示唆される者

（日本産科婦人科学会：出生前に行われる遺伝学的検査および診断に関する見解．2013．（Guideline））

ない」と述べられている。

　非確定的検査のうち，近年，大きな論点となっているのは，2011（平成23）年頃から導入された母体血を用いた新しい出生前遺伝学的検査（non-invasive prenatal genetic testing；NIPT）である。日本産科婦人科学会では，13番，18番，21番の3つの染色体の数的異常を検出するNIPTを対象に，「母体血を用いた新しい出生前遺伝学的検査に関する指針」を定めている[50]。同指針によれば，NIPTは日本医学会が認定した遺伝カウンセリングが可能な施設のみで実施できる。

　また，妊婦からの希望があったとしても，表2-5にある条件のいずれかに該当する場合のみに認められている。

（3）胎児に対する遺伝学的検査と妊婦の思い

　胎児に対する遺伝学的検査は，その後の選択が人工妊娠中絶につながる可能性もあることから，慎重な実施が求められる。長年，出生前診断の現場を取材してきた坂井律子は，健康な子がほしいという気持ちと，検査を受けて選んで産みたいという気持ちの間には，距離があると指摘している[51]。また，臨床心理士として遺伝外来にかかわってきた玉井真理子は，「『わが子は健康な子であってほしい』という素朴な願いが，本来別物であるか，少なくとも相当な距離があるはずの『健康

---

[50] 日本産科婦人科学会：母体血を用いた新しい出生前遺伝学的検査に関する指針．2013．
　　http://www.jsog.or.jp/news/pdf/guidelineForNIPT_20130309.pdf（2017.12.1.閲覧）
[51] 坂井律子：（ルポルタージュ）出生前診断　生命誕生の現場に何が起きているのか？．NHK出版，1999．

な子でなければいらない』という想いにすり替わっていく素地が醸成されているのではないか」と指摘したうえで，「わが子は健康であってほしいと素朴に願っているかもしれませんが，健康な子でなければ絶対にいらない，そして妊娠の中断も辞さない，とまでは考えていない多くの人が，目の前にある技術を『とりあえず』とか『一応』とかの決まり文句とともに利用することで，健康な子でなければいらない，を実現するためのレールに乗ってしまうことになりはしないでしょうか」と懸念を表明している[52]。

看護師は，遺伝カウンセリングの場では思いつかなかったり，言い出せなかったことを，日常生活を見守るなかで聞き取る機会を大切にしながら，出生前診断を希望する妊婦を支えるべきである。

5) 受精卵に対する遺伝学的検査 ── 着床前検査

着床前検査は，体外受精のために作製した受精卵を用いて，その細胞から遺伝学的検査を行う方法である。検査の結果，着床させることが望ましい受精卵を選定し，それらについては女性の子宮に移植を行い，妊娠を待つことになる。

この技術は，日本産科婦人科学会の見解に即して同学会が運用している[53]。高度な技術を要する医療行為のため，これまでの検査とは違い，臨床研究として実施されている。具体的には，医療機関の倫理審査委員会で臨床研究の実施計画が承認されたうえで，日本産科婦人科学会が症例ごとに審査を行い，認められたものだけが実施可能とされている。着床前検査の対象は，強い希望がありかつ夫婦間で合意が得られた場合に限られ，かつ，①重篤な遺伝性疾患の子どもを出産する可能性のある遺伝子や染色体異常を伴う疾患，②均衡型染色体構造異常に起因すると考えられる習慣流産（反復流産を含む）のみが対象となっている。これまで述べてきた検査と同様に，遺伝カウンセリングを提供し，カップルに熟慮の機会を与えることが大切である。

着床前検査は，胎児を対象とした遺伝学的検査と異なり，人工妊娠中絶を伴わない。また，受精卵は胎児と異なり，人としての保護を受ける対象ではない。したがって，もっと自由に運用してもよいのではないかとの意見もある。しかし，着床前検査に関する歴史を記した利光恵子は，たとえ対象が受精卵であり，また，女性の心身への負担が少ないとはいえ，「病気や障がいの有無によって人を選別する」という，私たちの内なる優生思想に気づくべきだと警鐘を鳴らしている[54]。

6) おわりに ── これからも考えることがたくさんある

遺伝/ゲノム医療は，渾然一体のものとして，これからもますます発展することが予想されるが，そこには多くの倫理的な課題があり，これからも議論が欠かせない。これから考えなければならない論点を指摘するとともに，1人ひとりが「自分ごと」の問題として考えてほしいという願いを添えて，本項をとじることにしたい。

---

[52] 山中美智子，他：出生前診断　受ける受けない誰が決めるの？．p66，生活書院，2017．
[53] 日本産科婦人科学会：「着床前診断」に関する見解．（2016年改訂）
[54] 利光恵子：受精卵診断と出生前診断　その導入をめぐる争いの現代史．生活書院，2012年．

人のゲノムの全体を解読するための機器（シークエンサー）は，1年単位で劇的に進歩し，大量のゲノムデータを短時間で，そして低コストで解読することが可能になってきた。そのため，特定の遺伝子だけを選び取って分析するだけでなく，それ以外のすべての部分のデータも一度に入手が可能な時代に突入している。つまり，特定の遺伝性疾患や先天異常の人たちだけでなく，誰もが自分のゲノムデータの解釈に触れる時代は，もうそこまできている。

　人工知能が解析を支援することにより，個人のさまざまな特徴をゲノムから知る時代が到来したといえるだろう。そうなると，これまで自分は関係がないと思っていた人たちも，実は何らかの遺伝性疾患の家系に属していることを知るようになるかもしれない。こうした未来を目前にしたいま，次のような課題を認識しておいてほしい。

(1) 個人情報の保護

　個人情報保護法では，一定量のゲノムデータは，匿名化されていても「個人情報」として保護することが必要だと定められており，取得や第三者提供には本人からの同意を得ることが必要である。また，遺伝カウンセリングを受けた事実，遺伝学的検査を受けた事実やその結果は，「要配慮個人情報」という一段高い保護を要する個人情報に相当する。本人の同意を得ない第三者提供は原則として禁止されている。

　看護師がクライエントや家族とのコミュニケーションを活発化させることは望ましいことだが，本人の同意を確認しないまま，迂闊に第三者に漏らしてしまうことは，個人情報の漏洩でもあり，プライバシー侵害にも相当しうる。十分に注意すべきであろう。

(2) 偶発的所見，二次的所見

　大量のゲノムのデータから，本来調べたかった内容以外のさまざまな情報が得られるようになるため，偶発的所見あるいは二次的所見とよばれる発見につながることもある。

　たとえば，がんの領域では，がんに関連するさまざまな遺伝子を一度に調べることができる検査が導入されはじめている。本来の目的は，がんの治療方針を決めるため，その人のがんに適した薬剤がないかを調べるための検査だが，そのなかには遺伝性のがんである可能性を示唆する項目も含まれている。そのような場合，患者は，自分の治療方針を決めるのと同時に，自分のがんが血縁者から受け継がれ，そして受け継ぐ可能性も知らされる可能性もあるのだ。

　今後，さまざまな結果を一度に受け止められずに混乱し，長い時間をかけて理解する患者や家族が増えていくことは確実である。そのような人たちを看護師がどのように支えていくかについては，いまから考えはじめてほしい。

(3) 差別について

　最後に，遺伝的な特徴や遺伝学的検査の結果に基づく「差別」について考えたい。

　諸外国では，見た目や類推なども含む「遺伝的な特徴」は，性別，年齢，皮膚の色などと同様に差別の根拠にならないよう求める法律を設けている国が多い。また，遺伝学的検査を受けるように他人が要請したり，遺伝学的検査の結果が，保険，雇用，教育などの分野で本人に不利になるよう

な利用の仕方をしたりしてはならないと定めている国もある[55]。

しかし，日本には，一般的な差別禁止規定を含む法律がないだけでなく，遺伝学的検査をめぐってどのような行為を「差別」として禁じるのか，まったく議論が進んでいない。日本は，幸い公的な健康保険があり，雇用における医療情報の取得にも慎重になりつつあるが，結婚や妊娠などをめぐる悩みを抱える人は多く，保険会社も関心が低い状況にある[56]。日本社会からどんな行為をなくしたいのか，当事者も医療者も一緒になって議論を始めていこう。

6 遺伝／ゲノム医療を担う専門職の育成

急速に発展する遺伝／ゲノム医療を担当する専門職の育成に関してわが国では，医療や研究の現場におけるその必要性に迫られて，遺伝に関連する学術団体が教育，資格認定を行っている。

看護に関しては，専門職能団体である日本看護協会が，医療の発展とともに必要となった高度な実践力を備えた看護師を専門看護師として認定する制度を 1994 年に設けた。この制度の新しい分野に遺伝看護が 2016 年 11 月末に認定された。

それぞれの資格認定においては，認定機関独自の資格要件，試験，資格更新などの決まりごと（表2-1）があり，専門職としての質を保証し，医療の発展に貢献する人材の育成に努めている。大学院修士課程において教育を実施しているのは，"遺伝看護専門看護師" と "認定遺伝カウンセラー®" であり，他の資格は講習会やセミナーなどにより一定の条件を課して認定している。数的には増加傾向にあるが，一定の地域や機関に偏重しているという課題がある。

以下に，日本国内の団体によって認定されるおもな専門資格を紹介する。なお，紹介内容は，表2-1 に示した各制度委員会などのウェブサイトの記載内容を参考にしているため，最新情報は各ウェブサイトを参照していただきたい。

1）遺伝看護専門看護師

専門看護師は，高度実践看護師として日本看護協会が認定をしている。遺伝看護専門看護師は，第Ⅰ章でも述べた 6 つの役割，①個人，家族および集団に対して卓越した看護を実践する（実践），②看護者を含むケア提供者に対しコンサルテーションを行う（相談），③必要なケアが円滑に行われるために，保健医療福祉に携わる人びとの間のコーディネーションを行う（調整），④個人，家族および集団の権利を守るために，倫理的な問題や葛藤の解決を図る（倫理調整），⑤看護者に対しケアを向上させるため教育的役割を果たす（教育），⑥専門知識および技術の向上ならびに開発を図るために実践の場における研究活動を行う（研究），に加え，「対象者の遺伝的課題を見極め，診断・予防・治療に伴う意思決定支援と QOL 向上を目指した生涯にわたる療養生活支援を行い，世代を超えて必要な医療・ケアを受けることができる体制の構築とゲノム医療の発展に貢献する役

---

[55] 武藤香織（研究代表者）：社会における個人遺伝情報利用の実態とゲノムリテラシーに関する調査研究．平成 28 年度　厚生労働科学特別研究事業．
[56] 朝日新聞記事（2017 年 12 月 7 日）：「生損保 33 社，約款に「遺伝」に関する記述　削除へ．

表 2-1 遺伝/ゲノム医療にかかわるおもな認定資格制度

資格/認定機関	資格要件	資格試験・更新
遺伝看護専門看護師 日本看護協会 http://nintei.nurse.or.jp/nursing/qualification/cns （COLUMN 参照）	①日本国の看護師の免許 ②日本看護系大学協議会専門看護師教育課程基準で指定された内容の科目単位を取得していること ③看護実践経験 5 年以上，そのうち遺伝看護経験歴 3 年以上	年 1 回筆記試験 5 年ごとに更新
臨床遺伝専門医 日本人類遺伝学会 日本遺伝カウンセリング学会 http://www.jbmg.jp/	①臨床遺伝学の研修を 3 年以上 ②いずれかの会員歴が 3 年以上 ③遺伝医学に関係した学術活動（論文発表，学会発表など）を行っている。 ④臨床遺伝専門医到達目標（以下，到達目標という）に記載されている能力を有する者 ⑤基本的領域の学会，あるいは，専門医制度委員会が認める専門医（認定医）である者 ⑥歯科医師については，臨床遺伝専門医制度と同等の研修を行った者	年 1 回の筆記試験と面接試験 5 年ごとに更新
認定遺伝カウンセラー® 日本遺伝カウンセリング学会 日本人類遺伝学会 http://plaza.umin.ac.jp/~GC/	①認定大学院遺伝カウンセラー養成課程を卒業し，修士の学位を有する者 ②いずれかの会員歴が 2 年以上	年 1 回の筆記試験と面接試験 5 年ごとに更新
家族性腫瘍カウンセラー・コーディネーター 日本家族性腫瘍学会 https://seminar-fcc.jp/	〈家族性腫瘍コーディネーター〉 ①家族性腫瘍セミナーへの 3 回以上の出席 ②会員歴が 3 年間以上 ③医療・福祉にかかわる職種（医師，歯科医師，看護師，助産師，保健師，薬剤師，臨床検査技師，社会福祉士など）であり，家族性腫瘍，あるいは，がん医療について 2 年以上医療機関での実務経験 〈家族性腫瘍カウンセラー〉 上記②③の条件に合致し，④臨床遺伝専門医および認定遺伝カウンセラー® などの資格を有する者	
臨床細胞遺伝学認定士 日本人類遺伝学会 http://cytogen.jp/	①会員歴 2 年以上 ②臨床細胞遺伝学の 2 年以上の実務研修 ③染色体検査を実践（100 例以上） ④学術活動に関する単位を 30 単位以上取得	年 1 回筆記試験 5 年ごとに更新
ゲノムメディカルリサーチコーディネーター（GMRC） 日本人類遺伝学会 http://gmrc-jshg.com	①専門学校卒以上（および，それに準じる程度）の学歴のある者 ② GMRC 制度委員会が認定した所定の研修を受けていること ③ GMRC 到達目標に記載されている能力を有する者	年 1 回筆記試験 5 年ごとに更新

割を担う看護師である」と紹介されている。

　看護系の大学院修士課程で専門の教育を受け，実践経験のある看護師が試験を受け，合格すれば認定される。第 1 回審査において 2017 年 12 月，5 名の遺伝看護専門看護師が誕生した（詳しくは，COLUMN を参照）。

2）臨床遺伝専門医

臨床遺伝専門医は，すべての診療科からのコンサルテーションに応じ，各医療機関において遺伝子に関係した医療上の問題解決にあたることが期待されている。日本人類遺伝学会・日本遺伝カウンセリング学会が認定を行っており，具体的には次の5つの能力をもつ。①遺伝医学についての広範な専門知識をもっている，②遺伝医療関連分野のある特定領域について，専門的検査・診断・治療を行うことができる，③遺伝カウンセリングを行うことができる，④遺伝学的検査について十分な知識と経験を有している，⑤遺伝医学研究の十分な業績を有しており，遺伝医学教育を行うことができる。認定されている臨床遺伝専門医は1,295名である（2017年4月現在）。

3）認定遺伝カウンセラー®

認定遺伝カウンセラー®は，「遺伝医療を必要としている患者や家族に適切な遺伝情報や社会の支援体勢などを含むさまざまな情報提供を行い，心理的，社会的サポートを通して当事者の自律的な意思決定を支援する保健医療・専門職である」と定義されている。臨床遺伝専門医と同様に，日本人類遺伝学会・日本遺伝カウンセリング学会が認定を行っている。学会認定遺伝カウンセラー制度委員会が認めた教育課程（大学院修士課程）において2年間の教育を受けなければならない。205名が認定されている（2016年12月現在）。

基盤の職種は，看護師，保健師，助産師などのメディカル・スタッフや，臨床心理士，社会福祉士，薬剤師，栄養士，臨床検査技師などのコメディカル・スタッフ，また，生物学・生化学などの

COLUMN 遺伝看護専門看護師になるには

遺伝看護専門看護師になるには，3つの要件を備えていることが必要である。

まず1つは，看護師国家資格をもっていることである。すなわち，看護基礎教育を終えていることが大前提となる。そのうえで，2つ目の要件である，日本看護系大学協議会により専門看護師養成の遺伝看護教育課程として認定をされている大学院修士課程（表2-2）で教育を受ける。これまでの教育課程は26単位であったが，高度実践に対応して2012年から38単位に改められた。これにより，26単位の課程は2020年をもって終了となる。3つ目の要件は，看護師としての5年間の経験が求められ，そのうち3年間は遺伝看護に関連する実務経験をしていることである。専門看護師は，その領域での卓越した看護実践ができなければならない。

以上3つの要件を満たしたとき，はじめて日本看護協会に受験申請の書類を提出することができる（図2-2）。大学院の教育課程が認定される前に教育を受けた人は，申請条件が満たされれば個人申請という形で書類審査を受けることができ，書類審査では，学習内容や実践内容が適切かどうかを詳細に審査される。

書類審査に合格した人が，筆記試験を受けることができる。そして，筆記試験に合格すると，ようやく遺伝看護専門看護師として認定される。

表 2-2 遺伝看護専門看護師教育課程（2017 年 3 月現在）

	大学院遺伝看護コース名	認定年
1	聖路加国際大学大学院看護学研究科看護学専攻博士前期課程 遺伝看護学上級実践コース	2013
2	東海大学大学院健康科学研究科看護学専攻遺伝看護学	2014
3	新潟大学大学院保健学研究科保健学専攻看護学分野博士前期課程 遺伝看護コース	2017

※ 後申請を予定している大学院もあるので，日本看護協会ホームページで確認すること。
http://nintei.nurse.or.jp/nursing/qualification/cns

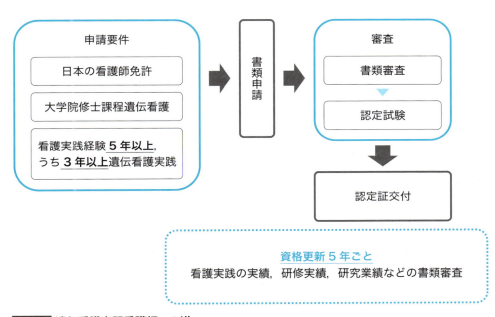

図 2-2 遺伝看護専門看護師への道

遺伝医学研究者や，その他の人文・社会福祉系などの専門職と，多様である。認定遺伝カウンセラー® としての活躍の場は臨床の遺伝相談の場が最も多いが，遺伝学的検査を行う企業やゲノム研究を行う研究機関においても役割が期待されている。

4) その他の遺伝／ゲノム医療・研究にかかわる学会認定制度による資格

(1) 家族性腫瘍カウンセラー・コーディネーター

　がん患者に対する診断や治療，研究に遺伝・ゲノム情報が頻繁に用いられるようになり，遺伝性のがんにおいては早期発見・予防的な切除や管理が行われるようになってきたため，がん遺伝医療に特化した専門的知識をもった医療者のかかわりが必要との認識がもたれはじめた。そこで，日本家族性腫瘍学会では，家族性腫瘍カウンセラー・コーディネーターの資格を付与する研修プログラ

ムと資格認定を行うようになった。学会ウェブサイトにて，その役割が次のように紹介されている。
「家族性腫瘍コーディネーター」は，各自の家族性腫瘍あるいはがん医療における専門性と職責に基づき，①患者の臨床背景および家族歴から家族性腫瘍が疑われる患者を拾い上げ，遺伝カウンセリングと遺伝学的検査を実施している医療部門と連携し，患者とその家族が家族性腫瘍に関する遺伝／ゲノム医療を受けられるように調整（コーディネーション）する，②家族性腫瘍患者と血縁者が生涯にわたって，家族性腫瘍の特徴である多重多発がんの早期発見と治療および将来の発症の予防に必要な医学的管理（サーベイランス）を受けられるよう支援する，③家族性腫瘍患者と家族に対して腫瘍の発症の予防と早期発見に役立つ行動の啓発とサポートを行う，④勤務する医療機関において家族性腫瘍の診療に役立つ情報の提供を行う，といった役割を担う。

「家族性腫瘍カウンセラー」は，上記に加えて，臨床遺伝専門医あるいは非医師の認定遺伝カウンセラー®として，家族性腫瘍が疑われる患者あるいは家系を対象に遺伝／ゲノム医療を提供する役割を担う。なお，どちらの資格もその基盤の職種を医療・福祉にかかわる職種に限定している。

（2）臨床細胞遺伝学認定士

臨床細胞遺伝学認定士の認定制度は，日本人類遺伝学会が1993年に設け，医療における染色体検査の適切な実施と，染色体検査の精度と技術を向上させることを目的にしている。

臨床細胞遺伝学認定士は，臨床細胞遺伝学だけでなく遺伝医学に関する幅広い知識が要求され，適切な検査法を選択して高度な検査技術を駆使し，正確に判定結果を出すことが求められる極めて高度な専門職といえる。また，依頼者である医師に対して，診療に必要な情報を適確に伝える役割も担っている。

他の臨床検査と異なり，染色体検査は疾患の診断に直結する場合が多い。ことに生殖細胞系列の染色体検査結果は，遺伝情報を共有する血縁者にも影響を及ぼすことがあり，検査を受ける本人だけの問題にとどまらない。それが出生前診断に関する検査であれば，妊娠と生殖に直接影響を及ぼすものとなるため，臨床細胞遺伝学認定士の役割は重要なものとなる。

資格を取得できる基盤職種は，医師，研究者および臨床検査技師であり，認定者数は97名（2016年11月現在）である。

（3）ゲノムメディカルリサーチコーディネーター

ヒトゲノム・遺伝子解析を行う研究が，現代の医療の進歩には欠かせないものとなってきて，当然，遺伝情報の性質から研究対象となる血液や組織などを提供する人の不利益とならないよう最善の配慮が必要になってきた。そこで，日本人類遺伝学会では，「ヒトゲノム・遺伝子解析研究に関する倫理指針」[57]に基づいて，研究実施時のインフォームド・コンセントを研究者に代わって担当する専門家として，ゲノムメディカルリサーチコーディネーター（genome medical research coordinator；GMRC）の教育と認定制度を2009年に開始した。その役割は，研究計画立案者や実施者と直接の利害関係がない立場で，研究内容に関する説明を行い，自由意思に基づく同意を

---

[57] 文部科学省，経済通産省，厚生労働省：ヒトゲノム・遺伝子解析研究に関する倫理指針．平成13年3月29日，平成25年2月8日全部改正．

受け，研究実施にかかわる必要な業務を行う。また，試料提供者と研究者との信頼関係を築く役割も担う。基本的に GMRC は，研究を実施する研究者の所属とは異なる立場にあり，その研究について内容をよく理解している必要があることは言うまでもない。

この役割と似た役割をもつ職種に，看護師，薬剤師，臨床検査技師などの資格を基盤にもつ「治験コーディネーター」(clinical research coordinator；CRC）がある。

以上の他にも資格を付与する制度がある。その例を 2 つあげる。

1 つ目は，日本遺伝子診療学会が認定する「ジェネティックエキスパート」という 2015 年から始まった新制度である[58]。これは，最近の高度な遺伝子解析技術を用いた網羅的遺伝子関連検査に関連して，遺伝子関連検査や遺伝情報を取り扱うにあたり，適確に情報を選択して，検査・解析結果を正確に解釈し，その意義を迅速かつわかりやすく担当医や患者に報告・説明でき，検査・解析の精度管理に携わるとともに，検査法の開発を主導する役割を担う極めて高度な知識が求められる職種といえる。

2 つ目は，疾病予防の観点から設けられた「ゲノムドクター認証医」「ゲノムドクター認定医」「ゲノムキャスター」である。これは，企業が行う遺伝子検査について倫理観をもってゲノム情報を人びとに適用できる専門職として，医師や看護師，歯科衛生士などを含む医療関係者を基盤職種としている。

医療もこれからは，単に病気の人に対応するだけでなく，あらゆる健康ニーズに対応していくことになるため，幅広くかつ細分化された専門家が今後も出てくると思われる。

7 今後の課題

本章では，遺伝/ゲノム医療について現状を紹介してきたが，ゲノムにかかわる研究が進む速度はいっそう加速し，発展していくであろう。

1990 年，米国において，アデノシンデアミナーゼ欠損症をもつ当時 4 歳の女児に対して遺伝子治療が世界ではじめて行われ[59]，その後も同疾患に実施された経過が報告されている[60]。その他の疾患（血液疾患やがんなど）についても試みられているが，正常な遺伝子を運ぶベクターが重篤な副作用をもたらすことから，臨床への適用は進んでいない[61]。しかし，近年，iPS 細胞やゲノム編集（memo を参照）という超先端技術が生まれたことにより，遺伝子治療の研究への期待が再び高まっている。そして，研究成果は情報技術のさらなる進歩に同調して現実生活に入り込み，遺伝/

---

58 中山智祥：人材養成 4 ジェネティックエキスパート．医学のあゆみ，250(5)：453-455，2014．
59 ADA：The First Gene Therapy Trial．
https://history.nih.gov/exhibits/genetics/sect4.htm#2（2017.5.1. 閲覧）
60 Aiuti A, et al：Gene Therapy for Immunodeficiency Due to Adenosine Deaminase Deficiency. N Engl J Med，360：447-458，2009．
61 島田 隆：遺伝子治療の最近の世界的動向．Pharma Medica，33(4)：9-13，2015．

ゲノム医療は予想もできない方向に発展していく可能性を秘めている。

今後の課題として2点述べておきたい。

---

memo　ゲノム編集（Genome editing）

ひと言でいえば，ゲノムを"カット＆ペースト"する最先端技術である。人工ヌクレアーゼによって標的配列の切断を誘導し，高い効率で遺伝子破壊（Knockout）や配列の挿入（Knockin）などを行う技術で，現在，ヌクレアーゼは第三世代まで開発されている。第三世代の CRISPER-Cas7 というシステムは，特定の遺伝子を不活化したり，目的遺伝子配列を挿入したりすることが可能で，扱いもシンプルで精度が高い技術である[62]。今後，遺伝性疾患の治療に応用されていくことは確実であるが，倫理的課題の大きい技術でもある[63]。

---

1) 研究成果を臨床応用するためのルールづくり

研究成果を人びとの健康生活に役立てることは誰もが願うことである。しかし，このような先端技術を適用するときには，利益を享受する人がいる一方で，必ず不利益を被る人がいる。そこで必要なことは，最大多数の人が利益を享受し，不利益を被る人が最小になるように，また，人として絶対にしてはならないことを勘案したルールづくりが必要になる。ヒトゲノムプロジェクトでは，当初からこのことを視野に入れた体制づくりがなされており，研究者や臨床の医師の暴走に歯止めをかけてきた。

日本の状況は，本章の「4　日本の保健医療政策」「5　遺伝/ゲノム医療と倫理的な配慮」で詳しく述べられているが，この種の議論が現状の後追いになっている傾向にある。そのために研究成果を臨床に応用する時期が他の先進国に比べて遅れることが多いのは残念なことである。

2) すべての国民に研究成果を届ける体制づくり

現在，政府がゲノム医療を推進していく方向で，関連学会や有識者による検討を行っている。その報告書[64]において，医療現場への実利用に向けた内容でおもなものをあげると，次のとおりである（筆者抜粋）。

- 専門性を有する機関の整備
- 医療従事者に対する教育・啓蒙
- 検査機関および検査精度・品質の確保
- 遺伝カウンセリング体制の整備

---

[62] 宇野愛海：用語解説　CRISPER-Cas9．再生医療，15(3)：292-5, 2016.
[63] 小林雅一：ゲノム編集とは何か「DNAのメス」クリスパーの衝撃．講談社現代新書，2016.
[64] ゲノム医療実現推進協議会：中間とりまとめ　平成27年7月, 2015.
　　http://www.kantei.go.jp/jp/singi/kenkouiryou/genome/pdf/h2707_torimatome.pdf（2017.5.1. 閲覧）

遺伝/ゲノム医療は，遺伝学的検査の実施に伴う支援だけではなく，人びとの健康保持・増進や健康回復または苦痛緩和のために，遺伝学的知識を活用して支援する包括的な医療として，国民に可能なかぎり等しく提供される必要がある。その意味で，体制づくりは先端医療の現場だけでなく，公衆衛生や地域医療の場も含めた幅広い支援体制の構築が必要である。

　したがって，保健医療福祉の専門職者が遺伝/ゲノム学の知識をもつための教育体制を整備すること，国民の遺伝リテラシーを高め，自分で予防行動をとるための教育や，問題が生じたときに相談窓口にアクセスできるような道を提供することが必要となる。

　看護職者は，遺伝/ゲノム学に関する教育を受け，どのような場であっても遺伝/ゲノム医療を必要とする人びとに，必要なケアを提供できるようにしておかなければならない。

COLUMN　遺伝/ゲノム医療・遺伝/ゲノム看護関連の学術団体

　今日では，遺伝/ゲノム医療に関係する学術団体は数多く存在する。ここでは，そのなかでもとくに関係すると思われる学術団体を紹介する。

　その他，遺伝/ゲノム医療と密接に関係する臨床領域の学会，例として，日本産科婦人科学会やがん関連の学会があるが，今後は，どの領域にも遺伝/ゲノム医療は重要なテーマになるため，あわせてみていく必要がある。

（※設立年代順，■は看護関連学会）

	学術団体名	発足年	会の目的
1	日本先天異常学会 The Japanese Teratology Society http://jts.umin.jp/	1961	先天異常についての研究の進展と，その知識の普及を図り，もって人類の福祉に寄与する。
2	日本先天代謝異常学会 Japanese Society for Inherited Metabolic Diseases http://jsimd.net/ ※2015年，小児代謝研究会から改称	1965	先天代謝異常の研究を促進し，病態代謝および代謝疾患に関する研究，研修の充実に寄与し，会員相互の連絡，内外関連機関との連絡を図る。
3	日本マススクリーニング学会 Japanese Society for MassScreening http://www.jsms.gr.jp/ ※1990年，代謝異常スクリーニング研究会から改称．日本小児科学会の分科会	1973	多数集団の，生体に由来する検査材料を解析することにより，疾患の早期発見を推進し，早期治療，発症予防，病状改善，追跡調査などに資する。
4	日本遺伝カウンセリング学会 Japanese Society for Genetic Counseling http://www.jsgc.jp ※1986年，臨床遺伝研究会から日本臨床遺伝学会へ改称，2001年，現学会名へ改称	1977	臨床遺伝学の進歩・発展と普及を図るとともに，広く国民の要望に応え，臨床遺伝研究と公正な遺伝カウンセリングの実践を通して，医療と福祉の向上に寄与する。
5	日本人類遺伝学会 The Japan Society of Human Genetics http://jshg.jp/	1981	人類遺伝学に関する学術研究および医療の進歩ならびに知識の普及を図り，人類の健康と福祉の向上に寄与する。

6	日本染色体遺伝子検査学会 The Japanese Association for Chromosome and Gene Analysis http://www.jacga.jp/	1984	細胞,遺伝子および染色体に関する検査の進歩・発展に寄与する。
7	日本小児遺伝学会 The Japan Society of Pediatric Genetics http://plaza.umin.ac.jp/p-genet/ ※日本小児科学会の分科会	1991	小児遺伝学に関する学術研究の発展を図るとともに,会員相互の親睦,連帯により医療と福祉の向上に寄与する。 ※国際基準に基づく小奇形アトラス 形態異常の記載法 ──写真と用語の解説がある
8	日本遺伝子細胞治療学会 Japan Society of Gene and Cell Therapy http://jsgt.jp/ ※日本遺伝子治療学会より2015年改称	1995	基礎と臨床の連携により遺伝子治療に関する学際的研究を推進し,研究者の育成と真に有効な遺伝子治療の発展を図るとともに,人類の健康増進・福祉向上に寄与する。
9	日本遺伝子診療学会 The Japanese Society for Gene Diagnosis and Therapy http://www.congre.co.jp/gene/	1997	遺伝子関連技術の臨床的応用に関する研究の推進と向上を図る。
10	日本遺伝看護学会 Japanese Society of Genetic Nursing http://idenkango.com/ ※2005年,日本遺伝看護研究会から改称	1999	臨床・教育・研究を通して,遺伝にかかわる保健医療における看護職の役割を明確にし,遺伝サービスの質の向上を図る。
11	日本家族性腫瘍学会 The Japanese Society for Familial Tumors http://jsft.umin.jp/	2005	家族性あるいは遺伝性腫瘍に関する研究を行い,その実践と教育に貢献する。
12	臨床ゲノム医療学会 Society of Clinical Genomic Medicine http://www.rinsho-genome.jp/	2010	ゲノム検査・検診(生まれもった体質や現在の遺伝子の損傷状態を調べる検査)の普及と,検査結果に基づいた受検者の健康意識改革,生活習慣改善
13	日本パーソナルゲノム医療学会 Japanese Society of Personal Genome Medicine http://personalgenomejapan.org	2014	パーソナルゲノム医療の研究,その研究成果の普及,ならびに会員相互の交流を図る。

(以下,海外の学会)

14	The American Society of Human Genetics 米国人類遺伝学会 http://www.ashg.org	1948	Mission is to advance human genetics in science, health, and society through excellence in research, education, and advocacy.
11	The European Society of Human Genetics ヨーロッパ人類遺伝学会 https://www.eshg.org/home.0.html	1967	Its aims are to promote research in basic and applied human and medical genetics, to ensure high standards in clinical practice and to facilitate contacts between all persons who share these aims, particularly those working in Europe. The Society will encourage and seek to integrate research and its translation into clinical benefits and professional and public education in all areas of human genetics.

| 12 | International Society of Nurses in Genetics
国際遺伝看護学会
http://www.isong.org/ | 1988 | The mission is to serve both the nursing profession and the public. ISONG fosters and advocates for the scientific and professional development of its members and the nursing community, in the discovery, interpretation, application, and management of genomic information, for the promotion of the public's health and well-being. ISONG advocates for public understanding of genomic health and use of genomic information. |

COLUMN　海外の遺伝看護専門看護師

　海外の遺伝看護専門職の状況を紹介する。純粋に看護職の立場で遺伝/ゲノム医療における役割を果たしているのは米国・カナダのみで，他に，遺伝カウンセラーの資格で役割を果たしているか，もしくは看護師という立場では限定された役割を担っている。

※　このCOLUMNは，国際遺伝看護学会のウェブサイト（http://www.isong.org/）のISONG Grobalおよびその著者から得た情報をもとにしている。

米国・カナダ

　1993年に組織された米国遺伝カウンセリング協会（American Board of Genetic Counseling）が，大学院修士課程において遺伝カウンセリングの教育を受けた人を対象に認定する"認定遺伝カウンセラー"制度がある。現在4,000人以上が資格を得ており（同協会ウェブサイト），その資格を得て活躍している看護職も少なくない。

　国際遺伝看護学会(International Society of Nurses in Genetics；ISONG)では，実践レベル（Basic，Advance）に応じた遺伝看護師の認定を行っている。

　2014年から他の看護専門分野と同様に，米国看護職認定センター（American Nurses Credentialing Center；ANCC）とISONGの共同により，遺伝看護高度実践看護師（Advanced genetics nursing-Board Certified；AGN-BC）の認定を開始した。看護師の資格をもち，大学院で所定の教育を受け相当の実践経験のある者が書類申請をし，審査により資格を認定される。その方法は，インターネットを通じて提出された4つの領域についての詳細なポートフォリオを審査するというもので，看護職の生涯にわたるキャリアラダーに基づくシステムである。

英　国

　1990年に組織された遺伝看護・カウンセラー協会（Association of Genetic Nurses and Counsellors；AGNC）が，遺伝医療に携わる遺伝カウンセラーの認定を行っている。看護師とカウンセラーの教育は一元化されており，修士課程レベルで行われている。大半は看護職で，現在300人以上の看護職が認定遺伝カウンセラーの認定を受けて遺伝医療サービスのチームメンバーとして働いている。

英国では保健医療サービスの主たる担い手は看護職で，従来の遺伝性疾患に加え，最近はがん，循環器疾患の専門領域における遺伝学的検査の実施やその前後の遺伝カウンセリングなどを遺伝専門医とともに担っている。

台　湾
　遺伝医療を担う遺伝カウンセラーは修士課程で学んだ看護師が大部分を占めている。2007年に組織された台湾遺伝カウンセリング協会（Taiwan Association of Genetic Counseling；TAGC）の会長も看護職である。

ブラジル
　1980年代から看護職は出生前相談を，また，1990年代にはがんの領域で遺伝相談を行っている。これは「遺伝子・ゲノミックに関する看護職の基本的能力とカリキュラムガイドライン」（法律No.7498, 1986年）によって実施が可能とされている。
　ブラジル遺伝看護学会（the Brazilian Society of Nurses in Genetics and Genomics）が2015年6月に設立され，さまざまな領域で活躍する看護職が一堂に会し活動を始めた。遺伝医療における看護にはすでに実績があり，今後，さらに遺伝看護専門分野としての検討をしていくことになる。

III 遺伝/ゲノム看護の実践

[周産期の遺伝/ゲノム看護]
A 出生前診断
B 染色体異常

[小児期の遺伝/ゲノム看護]
C 先天代謝異常症
D 性染色体異常
E 保因者ケア

[成人期の遺伝/ゲノム看護]
F がん
G 神経筋疾患
H 生活習慣病

A ［周産期の遺伝/ゲノム看護］ 出生前診断

1 出生前診断とは

1）出生前診断の対象

　出生前診断とは，生まれる前の胎児を対象として，疾患の診断や胎児の健康状態を評価することを指す。胎児の健康状態とは，胎児の生死，妊娠週数に応じた発育の評価，先天異常の有無などであり，これらを診断するのが目的となる。

　妊婦が健康診査として産婦人科の一般診療を受ける際には，胎児の発育評価や健康状態を評価するために，超音波検査が行われる。そのため，胎児の先天的な異常の多くは，妊婦健診の際に実施される超音波検査がきっかけとなり診断される。実際に，どこまでが産科の一般診療で，どこからが遺伝学的診療の範囲であるかの線引きは曖昧である。この現状を，妊娠中の女性とその家族が自覚したうえで超音波検査を受けているかは，注意をしなくてはならない問題である。

　出生前に胎児の状態を調べるすべての検査・診断は「広義の出生前診断」とされ，超音波検査のうち，通常の妊婦健診で実施される標準的な超音波検査を除き，胎児の形態異常※の検出を目的とした超音波検査は「狭義の出生前診断」として位置づけられる。

　胎児期に超音波で診断される先天異常の大半は，胎児期の治療の適応とはならない。一方で，分娩の時期や周産期母子医療センターである施設での分娩を選択することや，出生した新生児を迅速な治療につなげたりすることが可能となるという側面をあわせもつ。

　出生前検査の対象となる妊婦は，日本産科婦人科学会倫理委員会にて作成された実施要件に則って考慮される検査が選択される[1]。高齢妊娠の女性，先天異常をもった子どもを出産した女性，遺伝性疾患家系内にある女性は，自ら妊娠する以前に「出生前診断」の受検を希望する者もいる。一方で，妊娠初期に医師より「出生前診断」に関する説明を受けて，はじめて出生前検査について考える場合がある。検査の条件設定は倫理的な問題を解決するところまでは至っていない。倫理的葛藤を個人の力で解決できることは少なく，関連する職種でチームとして問題を共有していくことが必須となる。

※　胎児の形態異常とは，脳室拡大，水頭症，心奇形，横隔膜ヘルニア，臍帯ヘルニア，口唇口蓋裂，腎形成異常など。胎児のソフトマーカー評価（染色体疾患の評価）として，NT（nuchal translucency）測定・NB（鼻骨）などを指す。

---

[1] 日本産科婦人科学会：出生前に行われる遺伝学的検査および診断に関する見解．
http://www.jsog.or.jp/ethic/H25_6_shusseimae-idengakutekikensa.html

2) 出生前検査の種類

　出生前遺伝学的検査は，超音波検査などの画像を用いた形態的な方法と，遺伝学的検査（染色体検査，遺伝性化学的検査，遺伝子検査など）に大きく分けられる。そして，胎児の医学的な情報を得る方法は，胎児に侵襲を伴うものと伴わないものに分けられる。侵襲を伴う絨毛検査，羊水検査は，検査自体による流産のリスクがあることが問題となる。

　侵襲を伴わない検査は，母体からの採血で済むため，胎児への影響はないが，検査結果は確率によって推定される。確率で示された結果の解釈について，妊婦とその家族が混乱を招く可能性がある。また，確定診断法ではないため，妊婦とその家族が，侵襲の伴う検査を受検するか否かについての意思決定を迫られる場面も考えられる。一般的に行われている出生前検査の対象となる疾患は，技術的に診断可能なために検査対象となっているのであり，検査対象とする医学的，社会的な理由があるわけではない[2]。

3) 出生前検査を受検するきっかけ

　妊婦とそのパートナーが出生前検査（診断）を受検するきっかけとして，妊婦健診時の超音波検査にて予期せぬ診断を受けた場合の他に，前述のとおり「高齢妊娠」「前に産んだ子どもに先天異常や障がいがある」「遺伝学的な問題などが家系内にある」場合などがあるが，看護職は，胎児の健康に不安を抱く女性とその家族に対して，出生前診断に関する最新の情報を提供し，妊婦の揺れ動く気持ちを受容しながら検査時のケアを行うなかで，精神的な支援を行う[3]ための援助を学ぶ必要がある。

　看護職は，地域医療，病院施設などの医療現場のなかで，患者や妊婦に最も身近な存在であり，他の専門職との相談窓口となる存在でもある。遺伝/ゲノム医療の専門的知識が求められる場合や，自施設で出生前遺伝学的検査の実施が困難な場合は，実施できる施設へと紹介する必要がある。時に，支援のひとつとして患者支援組織などのピアカウンセリングを活用することも大切である。

2 女性と家族が置かれている状況

1) 年齢に関係なく，すべての妊娠の3〜5％に胎児異常がみられる

　100人の子どもが生まれてくると，約3〜5人の児は何らかの先天異常をもっている。出生時に確認できる形態上の異常（胎児奇形）の原因は，染色体の不均衡，単一遺伝子の変異，多因子遺伝性疾患，環境要因と多岐に渡る。染色体の不均衡は，先天性疾患・染色体疾患（先天異常）のう

---

[2] 青木美紀子，山中美智子：女性と出生前診断　助産師の役割，出生前検査の理解②　出生前遺伝学的検査，助産雑誌，67(5)：361-365，2013．
[3] 日本助産師会：助産師の声明・綱領．
http://www.midwife.or.jp/general/statement.html (2017.5.1. 閲覧)

ちの25％と示されている[4,5]。女性と家族のなかには，先天異常の多くが染色体の異常によって起こると考えている人がいる場合もある。

出生前検査の対象となる疾患は非常に限られており，検査の対象となっていない疾患も多数ある。出生前検査を受けたら何でもわかるわけではないことを説明する必要がある。

2) 出生前検査は義務づけられたものではない

日本産科婦人科学会による「出生前に行われる遺伝学的検査および診断に関する見解」[6]では，出生前診断の適応に「高齢妊娠の場合」と明記されている。この見解の高齢とは35歳以上を指す。これは，医学的に出産に伴うリスクが高まる35〜39歳における出生数が上昇傾向にあることが背景にある。また，染色体異常症に罹患した児を妊娠，分娩した経験のある女性や，血縁者に遺伝性疾患をもつ人がいる女性は，妊娠初期に行う出生前診断を選択できる。

妊婦が出生前検査（診断）をできる施設へ受診したきっかけは，自らの意思を含め，医師からのすすめがきっかけとなることがある[7]と報告されている。産婦人科診療施設において，出生前検査に関するハイリスクと同定された女性が，「検査を受けることが義務だと思った」「検査の流れに乗ってしまった」と受け止めてしまわないように，医療者は配慮しなければならない。そのためには，出生前検査の適応とされる妊婦とパートナーが，自分たちの考えや価値観を安心して語ることができ，正しい情報提供を落ち着いた場で受けられるような環境を用意することが求められている。

3) 検査の結果により，パートナーや親族が危機的状況に直面する場合がある

妊婦とその家族が，習慣性流産や不妊症の原因を検査する際に，均衡型相互転座保因者であることがわかり，不均衡型相互転座の子どもをもつ可能性があることがわかる場合がある。この原因がどちらの家系内に由来しているのかを調べた結果，確定診断に至った者は，「私のせいで大切な孫に影響を及ぼしてしまう」と罪悪感をもつ場合がある。また，結婚を考える際の障壁となる場合も考えられる。結婚したカップルのなかには，「自分たちには，ふつうの子どもは望めないのではないか」などという思いを抱くことも考えられる。これまでのパートナーや家族間の関係性などに影響が及び，家族全体の問題となる場合がある。

4) 次子の再発率について，家族が危機的状況に直面する場合がある

両親にとって，次に生まれる子どもが同じ疾患をもって生まれるかは，深刻な問題となるが，そのリスクはさまざまである。生まれた子どもの治療の経過や育ちにより，次子の出産についての考

---

4 日本産科婦人科学会：産婦人科診療ガイドライン産科編2017.
5 Nussbaum RL, et al（福嶋義光訳）：トンプソン＆トンプソン遺伝医学．第2版，メディカル・サイエンス・インターナショナル，2017.
6 前掲1
7 久具宏司：（厚生労働科学特別研究事業）出生前診断における遺伝カウンセリング及び支援体制に関する研究　平成25年度研究報告書．2014.

えは異なる。現在育っている子どもの存在を家族が否定することのないよう，また，その子が否定されているかのような感情を抱くことがないようなかかわりが医療者には必要となる。

5）妊婦健診の経過のなかで予期せぬ告知を受ける

妊婦が，通常の妊婦健診で，胎児の成長・発達を確認する目的で超音波検査を実施した際に，偶発的所見（incidental finding）として，胎児の健康状態に関する情報が発見されることがある。通常の妊婦健診で超音波検査を受けながら，胎児の健康状態を調べる必要性を突然告げられる事例[8]や，妊婦が予備知識をもたないまま異常を告知される事例[9]，出生前検査ありきのような方向づけがされて受検に至る事例[10]などが報告されている。

妊婦が予期せぬ出生前検査に関する情報を受けた場合，通常の妊婦健診の場では，妊婦への説明が十分なものとならない場合もあり，医療職は，説明資料を充実させること，説明を標準化することの必要性が報告されている[11]。また，出生前検査（診断）を実施していない産婦人科診療施設は，出生前検査（診断）を実施している施設への紹介が求められる。

出生前検査は，事前に胎児の状態を知ることで産後のケアの準備ができるというメリットがある一方で，「いのちを選別する」という問題も指摘されている。

障がいをもつ可能性はさまざまであり，生まれる前に原因のあった（先天的な）ものだけでなく，後天的な障がいの可能性についても，医療者は忘れてはならない。障がいは，その子どもの個性の一側面でしかなく，障がいの有無や程度は，妊婦本人および家族の幸せ，不幸とは，本質的に関連のないことが明らかにされつつある[12]という報告がある。妊婦健診に携わる助産師，看護師は，妊婦と家族の心配に細やかに対応するための援助方法を学ぶ必要がある。

6）社会的な側面

妊婦とパートナーの状況，その家族背景や環境によっては，妊娠の中断や治療の時期を考慮しなければならない場合がある。日本の法律では，母体保護法により，「胎児を理由とした人工妊娠中絶」（いわゆる「胎児条項」）は認められていない。しかし，実際には，経済条項（母体保護法第十四条1の1）に基づき，中絶が実施されている。その場合は，妊娠22週未満という限られた時間のなかで，妊婦とパートナー，その家族に決断が迫られる。

看護職は，妊婦とパートナー，その家族，胎児，それぞれの立場を同時に考えていくことが必要となる。個人の価値観や時代背景，地域，宗教などに大きく影響されて，妊婦とパートナー，その家族は，葛藤が生じやすい状況に置かれていることを念頭に置いたケアを実施する必要がある。

---

8 福嶋光義：遺伝カウンセリング．医学のあゆみ，204(13)：983-986，2003．
9 和田和子：出生前診断についてのアンケート報告．日本周産期・新生児医学会雑誌，46(4)：1029-1031，2010．
10 辻 恵子：概念分析からプログラム開発へ 困難な決定を支える．聖路加看護学会誌，41(1)：49-52，2010．
11 前掲 7
12 Brian GS, et al：Having a Son or Daughter with Down syndrome – Perspectives from Mothers and Fathers. Am Med Genet A, Author manuscript, available in PMC Oct 1, 2012.

3 アセスメント

1）身体的側面

ヒトの染色体は，22対の常染色体と，性別を決定する2本の性染色体（女性：XX，男性：XY）の合計46本で構成される。

思春期に始まり，成人期を通じて継続する精子形成とは異なり，卵子形成は胎児期に始まり，出生時に存在していた数百万個の卵母細胞はほとんど退行して約400個のみが成熟して排卵に至る。女性の生涯において，各卵胞はそのまま成長と成熟を開始し，少数（平均では月あたり1個）が排卵される[13]。この現象が，高齢女性に染色体の変異が増える理由と考えられる。

そして，卵子の減数分裂（受精したときに46本になるために，あらかじめ染色体数が半分となる）は排卵時直前に進行するが，この減数分裂の際に，染色体がきれいに半分に分かれないために起こる現象を染色体不分離という。つまり，減数分裂前には，染色体数が46本だった1つの卵子から，染色体数24本の卵子と22本の卵子ができ，染色体数24本の卵子（染色体異常）と染色体数23本の精子（染色体正常）が受精すると，染色体数47本の受精卵が発生する。このような染色体不分離による数的変異としては，3種類の常染色体トリソミー（21トリソミー，18トリソミー，13トリソミー）と，性染色体異数性異常（ターナー症候群，クラインフェルター症候群），そして，染色体構造異常（均衡型再構成，不均衡型再構成）があげられる。その他の染色体も過剰になりうるが，流産となり生まれてくることはない。

2）遺伝学的側面

（1）血縁者内の遺伝学的な情報をすくいあげる

既往歴，家族歴を聴取した際に不妊や流産歴があり，生まれた子どもの疾患の原因が遺伝性であった場合，父母の染色体の構造変異が示唆される可能性や，次子へのリスクの可能性を推測することにつながる。

挙児を希望している場合には，遺伝カウンセリングを希望しているのか，ニーズの有無を確認していく必要がある。そして，家系図を正しく聴取することにより，世代の家系員の発症リスクや健康状態を確認し，健康管理に役立てる手立てを確認していく。その際は，妊婦本人や血縁者が遺伝相談を希望しているか否かについても確認していく。

（2）出生前診断のために行われる検査の特徴

出生前診断には，日本産科婦人科学会などの見解を遵守し，適切な遺伝カウンセリングを行うことが明記されている（表3-A-1，2）。検査結果が必ずしも治療に結びつくものではないという事実に直結していることも注視していく必要がある。

出生前診断のために行われる遺伝学的検査については，ほぼ確実に胎児疾患を診断できる「確定

---

13 前掲5

表 3-A-1 出生前診断のために行われる各検査の特徴

	検査	対象となる胎児疾患	施行時期	検査感度注1	長所	短所
非確定的検査	中期母体血清マーカー（トリプルテスト、クアドラプルテストなど）	胎児染色体異常	15〜20週	69%（トリプルテスト）81%（クアドラプルテスト）	検査が陰性の場合には、羊水検査を回避できるかもしれない。胎児二分脊椎の診断につながるかもしれない。	確定診断ではない対象となる染色体異常は、18、21トリソミー（13トリソミー対象でない）
	母体血を用いた胎児染色体検査	胎児染色体異常	10週以降	99%注2	陽性的中率注3が高い。また、検査が陰性の場合には、羊水検査を回避できるかもしれない。	確定診断ではない対象となる染色体異常は、13、18、21トリソミー
	ソフトマーカーを用いた超音波検査（妊娠初期）	胎児染色体異常	11〜13週	64〜70%	検査が陰性の場合には、羊水検査を回避できるかもしれない。	確定診断ではない。
	初期母体血清マーカーとソフトマーカーの組み合わせ（妊娠初期）	胎児染色体異常	11〜13週	82〜87%	検査が陰性の場合には、羊水検査を回避できるかもしれない。	確定診断ではない対象となる染色体異常は、18、21トリソミー（13トリソミー対象でない）
	ソフトマーカーを用いた超音波検査（妊娠中期）	胎児染色体異常	18週	50〜75%	検査が陰性の場合には、羊水検査を回避できるかもしれない。	確定診断ではない。
	形態異常検出を目的とした超音波検査	胎児疾患一般	全週数	36〜56%	胎児に対して非侵襲的な検査にもなりうる。	検査者によって、発見率が異なる。発見率は決して高くない。
確定的検査	絨毛検査	胎児染色体異常・遺伝子異常	11週以降	ほぼ100%	早い週数に検査可能	手技が困難胎盤限局性モザイクが約1%に認められる。検査に伴う流産1%注4
	羊水検査	胎児染色体異常・遺伝子異常	15〜16週以降	ほぼ100%	ほぼ100%で染色体異常がわかる。手技が容易	羊水検査に伴う流産 0.3〜0.5%注4
	臍帯血検査	胎児染色体異常、遺伝子異常、胎児貧血など	18週以降	ほぼ100%	胎児感染、貧血も診断可能	手技が困難検査に伴う胎児死亡 約1.4%注4

注1 検査感度：実際に異常であった被検者中、検査で陽性と識別された被検者の割合。非確定的検査については、21トリソミーの検査感度を示している。
注2 陽性的中率：検査で陽性と判定された被験者中、実際に異常である確率。
注3 陽性的中率は、検査を受けた母集団の有病率（発生率）に依存する。35歳以上の妊婦を対象とした日本からの報告では、21トリソミーの陽性的中率は95.9%であった。
注4 侵襲的検査（羊水検査、絨毛採取、臍帯血検査）について、安全性や推奨された手技に関する報告があり、リスクの説明や検査の実施に際しては各施設で参考にする（CQ106-5参照）。

(産婦人科診療ガイドライン 産科編 2017. p94.)

表 3-A-2 羊水穿刺，絨毛採取の実施要件（p43 を再掲）

希望する妊婦のうち，❶から❼のいずれかに当てはまる者
❶ 夫婦のいずれかが，染色体異常の保因者である場合
❷ 染色体異常症に罹患した児を妊娠，分娩した既往を有する場合
❸ 高齢妊娠の場合
❹ 妊婦が新生児期もしくは小児期に発症する重篤な X 連鎖遺伝性疾患のヘテロ接合体の場合
❺ 夫婦の両者が，新生児期もしくは小児期に発症する重篤な常染色体劣性遺伝性疾患のヘテロ接合体の場合
❻ 夫婦の一方もしくは両者が，新生児期もしくは小児期に発症する重篤な常染色体優性遺伝性疾患のヘテロ接合体の場合
❼ その他，胎児が重篤な疾患に罹患する可能性のある場合

（日本産科婦人科学会：出生前に行われる検査および診断に関する見解．2011．（Guideline））

表 3-A-3 母体血を用いた胎児染色体検査の対象となるハイリスク妊婦（p43 を再掲）

希望する妊婦のうち，❶から❺のいずれかに当てはまる者
❶ 胎児超音波検査で，胎児が染色体数的異常を有する可能性が示唆された者
❷ 母体血清マーカー検査で，胎児が染色体数的異常を有する可能性が示唆された者
❸ 染色体数的異常を有する児を妊娠した既往のある者
❹ 高齢妊娠の者
❺ 両親のいずれかが均衡型ロバートソン転座を有していて，胎児が 13 トリソミーまたは 21 トリソミーとなる可能性が示唆される者

（日本産科婦人科学会：出生前に行われる遺伝学的検査および診断に関する見解．2013．（Guideline））

的検査」を目的とする検査と，あくまでも胎児疾患の可能性の高さを推測する「非確定的な検査」がある．絨毛，羊水，および臍帯血検査は確定的診断となる．胎児超音波検査，母体血清マーカー検査，および母体血を用いた胎児染色体検査は非確定的検査である．母体血を用いた胎児染色体検査の対象疾患は，2017 年 12 月時点では 21 トリソミー，18 トリソミー，および 13 トリソミーに限定されている（表 3-A-3）．

3）心理社会的側面

（1）女性を取り巻く社会や家族から，検査を受けるよう促す圧力

女性のパートナー，実母や義母，兄弟姉妹から，また，地域社会においては，友人や会社の上司や同僚から「出生前検査は受けないの？」と予期せぬ問いかけを受けて戸惑いを覚える妊婦がいる．「他人のことに不必要に立ち入られた」「圧力を覚えた」という戸惑いであり，その圧力の受け止め方は，妊婦によりさまざまである．

高齢妊娠や遺伝学的疾患に関連した診断を受けている女性は，ガイドライン上は妊娠初期に行われる出生前診断の適応者である．しかし，出生前検査は義務ではなく，そして強制的に行われる検査ではない．個人の意思に委ねられて実施されるものである．女性自身の思いや考えが脅かされることなく，尊重される環境が準備されているかどうか，女性の置かれた家族背景や環境を知ることは重要である．

(2) 検査を受けるのは女性であるが，検査の対象は胎児である

　妊婦が出生前検査を受検したところで，心配がなくなるわけではない。妊婦の精神的な負担について考えていく必要がある。また，検査の対象は，妊婦ではなく，お腹の中に存在する胎児である。看護職は，「母体保護法」に定められた妊娠週数22週未満の中絶を気にした妊婦が，「検査の流れに自動的に乗ってしまった」というような受け止め方をしないようなかかわり方をしていく必要がある。

(3) 胎児の情報はどこまで知るべきか

　出生前診断が可能な疾患は今後ますます増え続けていく可能性がある。妊娠を考える女性と家族，あるいは，妊婦と家族が，出生前検査を受ける，受けないにかかわらず，胎児の健康状態についてどこまで知りたいのか，それを知ってどうするのか，知らなかった場合との違いはどこにあるのか，障がいについてどう受け止めるのか，などといった課題について，女性と家族だけでなく，医療職全体の問題として考えていく必要がある。

　また，出生前検査の開発や応用への動きは，障がいをもつ人びとへの差別を助長する風潮につながるおそれがある[14]。看護職は自分の価値や考えを，女性と家族に押しつけることなく，女性の思いや考え，女性の置かれた背景をとらえて支援していく必要がある。

4) 妊娠期の心理的特性と出生前検査について

　妊婦が母体血を用いた新しい出生前遺伝学的検査（non-invasive prenatal genetic testing；NIPT）の受検を考える妊婦には，妊娠初期特有の身体的・心理的な変化をふまえたかかわり方が必要となる。妊娠初期の妊婦は，身体的には悪阻があり，心理的には妊娠へのよろこびや戸惑いがあるというアンビバレントな感情の揺れがある状況のなかで，検査を受けるか否かの選択を考えるのである（図3-A-1）。

　NIPTは妊娠10週より受検可能な検査で，10日前後で検査結果がわかる。この時期は，胎動を感じることはない時期である。もし期待した結果ではなかったときには，NIPTはスクリーニング検査であるため，確定診断のための羊水検査を受けることになる。

　羊水検査を受検できるのは妊娠15週以降である。NIPTの検査結果が出るまでの約1カ月間，本来ならば妊娠の現実に適応していく時期に悩み苦しむ状況が想像される。羊水検査の結果が出る頃には，すでに胎動を感じはじめる妊婦もいる。本来，妊婦が胎動を感じはじめる妊娠中期は，胎児の存在を実感し，愛着が形成される時期と重なる。看護職は，妊婦健診の際に出会う妊婦が，出生前遺伝学的検査を受検しながら，通常の妊婦健診を受けていることを念頭に置いて，妊婦が1人で悩み苦しむ状況がないように支援していくことも必要となる。

---

14 Rothenberg CH, et al（堀内成子，飯沼和三監訳）：女性と出生前検査　安心という名の幻想．p25，日本アクセル・シュプリンガー出版，1996．

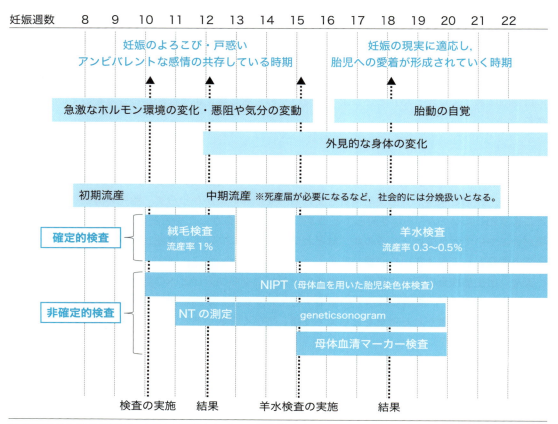

図 3-A-1 妊娠期の身体的・心理的特性と出生前検査
（有森直子氏の許可を得て一部改変）

4 看　護

1）出生前検査の受検について葛藤している女性のケア

　出生前検査について考え悩む女性に対しては，その女性の意向を正しく医療職に伝えられるよう，視聴覚教材などの支援媒体も活用しながら意思決定を支援することが効果的である。支援媒体の内容は，女性自身の考えや価値観に気づいたことを言語化することを助け，女性が次にとるべき行動を決めることができ，その後の継続的な支援も示すことができるものが望ましい[15]。一方で，女性

---

[15] 御手洗幸子：出生前検査を実施していない施設の妊婦を対象にしたDecision-Guideの作成と評価. 母性衛生, 57(4)：643-668, 2017.

1人で十分に比較し考えることには限界もあり，支援を受けながらの意思決定を望む女性は，看護職が支援媒体を女性と活用しながら，意思決定支援に必要なステップを踏むという援助方法も考えられる。

　出生前検査について考え，悩みを抱えている妊婦と対面した際には，悪阻の有無や体調を気づかいながら，妊婦の家族背景や妊娠分娩歴をふまえ，安心して語ることができる環境を整え，十分な時間を確保する必要がある。

（1）女性の声に耳を傾ける

　女性から，「看護師さんならば，出生前検査を受けますか？」と問われた際に，あなたはどのように答えるだろうか？　あなた自身が置かれた状況や立場によって考え方や価値観が変わるように，大切なのは，女性がどうしたいと考えているかを聴こうとする姿勢である。女性の声を正しく，注意深く聴くことが求められる。そして，女性が体験している内容を言語化することを助けていく。女性とその家族が安心して語れる環境を整えることが必要である。そのために必要な看護を以下に述べる。

（2）女性の思い，考えや価値観を知る

　落ち着いて静かな環境が保たれた室内で，妊娠したことへの思い，胎児への思い，家族への思い，いま現在，自身が思っていることや考えていることを看護職に語れることは，出生前検査（診断）について葛藤を生じている女性にとって，自身の気持ちや考えを看護職と一緒に整理するのに役立ち，重要なケアのひとつとなる。出生前検査の受検に葛藤する女性の考えや価値観を知るためには意図的な発問が必要と考える。

　女性への声かけについて，発問の具体的な例を以下に示す。
「出生前検査（診断）をなぜ受けようと思ったのですか？　きっかけは何ですか？」
「検査を受けることで，あなたの心配は払拭できますか？」
「あなたが心配な子どもの病気について，その何が心配ですか？」

（3）情報提供と意思決定のサポート

　妊婦が，いのちを育むことや障がいについての考えや価値観に気づけるように，看護職は，揺らぐ気持ちや感情を理解することに努めて支援していく。女性の出生前検査（診断）に対する理解度や不安なこと，困っていることなどを聴き，そのなかに誤った情報や誤解があった場合は，正しい情報を提供する。そして，女性が最終的に決断したことは，どのような決定も尊重・擁護し，継続的な支援を行うことが必要である。出生前検査を受けることは妊娠した女性にとってどのような意味をもつのか，助産師や看護師はどのような役割を求められているか，女性の置かれている状況をふまえた支援について考えることが大切である。

（4）家族への支援

　看護職は，女性とその家族，とくに夫（パートナー）の考えや意見を確認し，ともに考え，悩むことが大事であることを伝える。夫は，女性とともに揺れや迷いに寄り添い，時に家族間や医師と

の間を調整する役割を果たすため，疎外されないよう留意する。また，安心して相談ができる部屋を確保するなど，診療施設内の環境を整える。

　保因者としての診断を受けている女性の場合は，胎児が男の子の場合に，出産を諦める選択をするかもしれないという気持ちの揺れや，女の子の場合にも，保因者のリスクを背負わせるかもしれないという複雑な思いを抱えやすいため，倫理的配慮について考えていくことも必要である。

(5) 他職種との連携と協働について

　女性とその家族の意思決定に関する情報については，本人の許可を得て，スタッフ間で共有する。外来と病棟間の調整役となる者を決めて，一貫した支援体制と看護実践ができるように連携を図る。出生前検査の意思決定場面に出会う産科や小児科といった医療チーム内での定期的なカンファレンスにより，さまざまな当事者である女性とその家族の体験を理解するとともに，医療職自身の倫理的ジレンマについて話し合っていける職場の風土づくりも必要である[16]。

　遺伝学的検査が可能な他施設で受検し，自施設（一次相談施設）に戻ってきた後にも，継続した支援を安心して受けられるように支持的姿勢で看護を実践する。

2）出生前検査（診断）の受検を決めた場合

(1) 不安に耐えている女性と家族のケア

　出生前検査（診断）の受検を決めた女性のなかには，検査を受ける直前まで悩む人もいる。そして，出生前検査（診断）を受けた後も，受検したことへの葛藤を生じる場合がある。医療職は，夫（パートナー），家族の存在も忘れずに，女性を継続的に支援することが重要である。

　検査を受ける日まで，検査を受けることに悩む女性に対して，看護職は，実際に検査を受ける時期に至るまでに起こった出来事や実感したことによる気持ちの変化をふまえたかかわりを行う。検査を受けるかどうかで揺れ動く心情を理解し，選択までのプロセスを共有していく。いったん受検を決めたとしても，直前まで，検査を受けない選択を決定することが保障されていることも伝えておく。検査を受けるまでの間に，話を聞いてもらうなどの支援が必要な場合は，施設に連絡し，いつでも相談できる体制を整えることも大事である。

　また，夫（パートナー）との間の子どもであるのに，検査に関する身体的な苦痛や負担を負うのは女性である。看護職は，女性の身体的・精神的ケアを行うと同時に，カップルのケアとして，妻と夫（パートナー）に対して，精神的な負荷が置き去りにされないよう声をかけていく必要がある。

　検査結果が出るまでの期間は，不安を抱え込み，検査したこと自体をなかったことにして過ごす妊婦や自責の念を抱える妊婦もいる。検査前と同様に，女性の選択を支持し，必要となる身体的・心理社会的ケアを提供していく。

(2) 羊水検査を受ける妊婦の身体的ケア

　確定診断を実施するために行われる侵襲的出生前診断検査のほとんどは羊水検査である。しかし，

16　有森直子：出生前検査の意思決定支援．小児看護，29(2)：167，2006．

すべての先天性疾患が判明するわけではない。

羊水検査は、超音波を妊婦の腹部に押し当てて、胎児や胎盤の位置、子宮筋腫などの有無を確認しながら、母体の腹腔から細い針を羊水腔内に穿刺し、羊水を注射器で吸引採取するという手順で行われる。細い針を刺す前に、痛みを緩和する目的で、腹部に局所麻酔薬を用いる。検査中の妊婦の意識は明瞭である。羊水を20mL程度吸引した後は、超音波で異常のないことを確認する。その場で30分程度安静にした後、もう一度超音波で確認して検査は終了となる。そして、抗菌薬と子宮の張り止め薬が処方される。検査当日は絶対安静を必要とするため、妊婦の妊娠分娩歴や生活背景をアセスメントし、入院をすすめる施設もある。羊水検査実施後の注意点として、帰宅を選択する場合は、タクシーなどで速やかに帰宅し、仕事や炊事は避けて安静を守ること、重い物などを持つことやシャワー浴・湯船に入ることは禁止する。異常な兆候が出た際は、速やかに受診するように妊婦へ指導することが必要となる。異常な兆候とは、腹痛、下腹部痛、針を刺した穴からの羊水漏出、発熱、破水や出血などである。

前述したように、検査を受けるうえでのリスクとして、0.3％前後の確率で、破水や出血、子宮内感染、流産や胎児死亡に至ると説明されることが多い[17]。また、極めてまれであるが、穿刺針によって母体の血管や腸管を損傷することがある。そのようなリスクをふまえたうえで羊水検査に臨んでいる妊婦に対して、看護職は身体的・精神的な両側面から継続的なケアを実施する必要がある。

(3) 検査結果に対する動揺と後悔

胎児異常を診断された後、妊娠の継続を中断し、身体的・心理的な負担を負っている妊婦に対しては、苦渋の選択として妊娠を中断した心情を理解し、心身ともに安寧な状態を保ち、安全な分娩に向けた支援を整えていくことが重要である。

一方、検査の結果が良い結果であったとしても、自分の子どもを検査したことによる罪悪感を覚える妊婦もいる。将来、子どもにどのように説明するのかという思いに苛まれる。出生前検査を受検することで、胎児への愛着形成が阻害されないように支援をしていくことも重要である。そして、情報を正しく理解しているかを確認することが必要となる。

胎児異常を診断された後、妊娠の継続を選択した妊婦は、胎児異常があることは世間からは不幸に見えても、わが子に起こったことは不幸ということばだけでは言い尽くせない思いがあること、また、そう思いたくない気持ちを抱いていることが報告されている[18]。生まれてくる児と母親、家族に対して、妊娠中を通して、親子の絆を育み、慈しむ気持ちをケアに反映させ、継続した支援を行っていく。

3) 出生前検査を受検しなかった場合

検査を受けなかった場合は、本当にそれで良かったのかという思いを繰り返し抱くことがある。親族など、女性を取り巻く周囲から、「検査を受けるチャンスがあったのに受けなかった」という

---

17 佐々木愛子、他：染色体異常と先天異常症候群の診療ガイド―確定診断法と結果の解釈―羊水検査，絨毛検査，周産期医学，43(3)：289-293，2013.
18 荒木奈緒：異常を診断された胎児と生きる妊婦の経験．日本看護科学学会誌，31(2)：3-12，2011.

非難を受けることもあり，本当にこれで良かったのかという思いを児の誕生まで抱え続けるのである。外来や病棟内において妊婦や家族のケアをしている助産師や他職種と情報を共有し，妊婦自身の考えや価値観を尊重したかかわりが大切になる。

5 事　例

「出生前検査って受けたほうがいいのですか？」
〜高齢妊娠を理由に「検査を受けたほうがよいのでは？」と周囲に言われた妊婦の事例〜

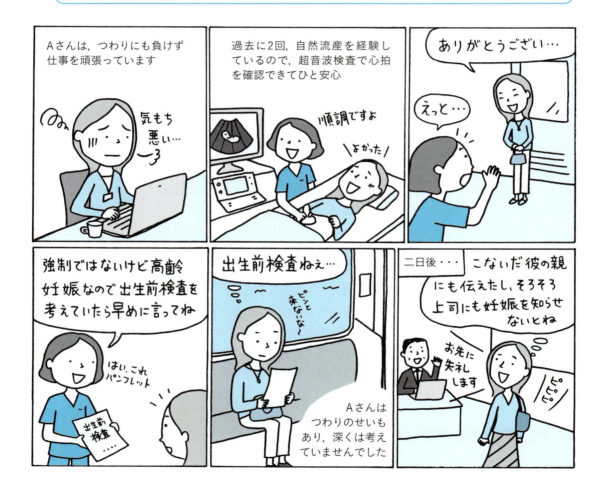

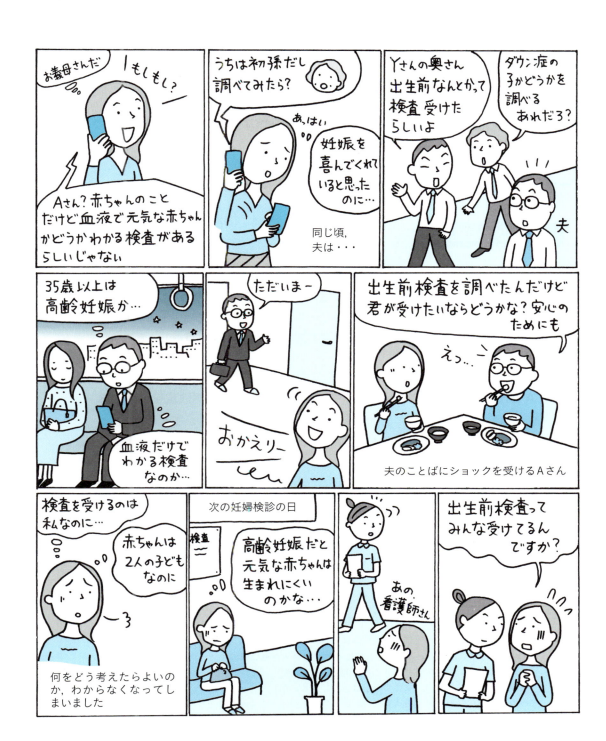

> **事例から学びたいポイント**
>
> - A さんの置かれた状況を考慮し，ともに妊娠を喜び合い，信頼関係を構築することからかかわる。
> - 出生前検査ありきではなく，A さんが知りたいこと，わからないことを確認したうえで，意思決定に必要な情報を適切に提供する。
> - A さんの意思が尊重されるよう，他からの圧力がかからないことを確認する。

その後の看護展開

　出生前検査について考える以前に，A さんにとってはじめての妊娠であり，身体症状としてつわりを伴いながら仕事を続けている。まずは，体調を気づかいながら，妊娠したことへの思いを傾聴し，心拍が確認できたことをともに喜び，信頼関係を構築することを大切にする。そして，女性の抱えている背景や置かれている状況を理解し，意思決定支援を行う。

● A さんの状況をアセスメントし，検査に関する理解と意思決定を支援する

　A さんは，現時点において出生前検査を受検することを決めているわけではなく，どうしたらよいのかわからない気持ちを抱えている。出生前検査ありきで話を進めるのではなく，A さんが知りたいこと，わからないことは何かを傾聴し，漠然とした気持ちを整理するための支援が必要となる。

　出生前診断のために行われる各検査の特徴は，資料を提示しながら説明することが望ましい。そのうえで，遺伝学的検査を実施していない施設の看護職は，遺伝学的検査を実施している施設内での遺伝カウンセリングでは何をするのかを伝え，遺伝カウンセリングを受けることも選択肢のひとつであると提案することも援助となる。カウンセリングを受けた後に受検の有無を決めてよいことや，検査を受ける直前まで女性の意思が尊重されることを伝えることが大切である。

> **1. 出生前検査に関する理解を深めるために**
> - 女性とその家族はどのようなことを気にしながら考えたらいいのか次の視点で傾聴する
>   - 出生前検査について気になることは何か
>   - 検査を受けることで，女性の心配は払拭できるのか
>   - 女性が気になる子どもの病気について，具体的にはどのようなことを心配に思っているか
>
> **2. 提供する情報について**
> - 出生前検査は必ず受けなければならない検査ではない
> - 出生前検査でわかること，わからないこと，検査のリスクなどに関する最新で正確な情報
> - 先天異常とは何か
> - 赤ちゃんは誰でもある一定の確率（全体の 3〜5%）で何らかの異常をもって生まれる可能性がある。

- 生まれる前に赤ちゃんの健康状態を知るとはどういうことか
- 検査を受けるかどうか悩んだときのサポート体制について
3. Aさんと夫の理解を助け，自律的な選択を促す
4. 出生前検査に関する相談をした後も，Aさんと夫が求めれば時期を逃さず，継続した支援を行うことができることを伝える
5. 出生前検査は，事前に赤ちゃんの状態を知ることで産後のケアの準備ができるというメリットがある一方で，予期せぬ結果がもたらされた際は，どうするのかまでを，カップルで考える必要があることを伝える
6. 先天異常について，希望があればダウン症候群など情報を得られる団体の存在を伝える

● Aさんにかかわるにあたって看護職としての準備をする

多くの産科施設は，妊婦の希望に沿って，出生前検査のできる施設への橋渡しの役割を果たしている。通常の妊婦健診を行う施設と高次の遺伝学的検査ができる施設の受診を行き来する妊婦への継続したケアを可能にするために，妊婦自身が準備すべきことを示した冊子も作成されている[19]。

日本産科婦人科学会の「出生前に行われる遺伝学的検査および診断に関する見解」[20]には，患者支援組織・者からの情報を適切に参照することも重要と明記されており，ハンディキャップをもちながら生活をしている人びとの体験を知り，理解を深め，当事者の人びとから学ぶことが必要である。当事者同士の相互支援と協働に関する活動の例として，ダウン症候群のある人の実生活を知る機会が限られている現状をふまえ，その家族や出産にかかわる医療関係者が，冊子を通して最新情報を発信している活動がある（図3-A-2）。

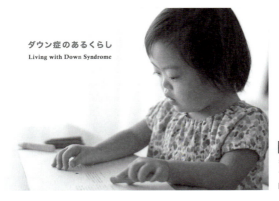

図3-A-2 冊子「ダウン症のあるくらし」
多様さを互いが認め合うことを大切に，横浜を拠点に活動している一般社団法人ヨコハマプロジェクトが発行している。
http://yokohamapj.org/

19 前掲15
20 前掲1

COLUMN　高齢妊娠を理由とする出生前検査を検討する女性とその家族

　日本産科婦人科学会による「出生前に行われる検査および診断に関する見解」[21]では，出生前診断の適応に「高齢妊娠の場合」と明記されている。高齢とは 35 歳以上を指す。医学的に出産に伴うリスクが高くなる 35 〜 39 歳における出生数は上昇傾向にある。国内では 2013 年 4 月より，母体血を用いた新しい出生前遺伝学的検査（non-invasive prenatal genetic testing；NIPT）が臨床研究として開始された。受検対象となる妊婦は，日本産科婦人科学会倫理委員会にて定められ，高齢妊婦を理由とした受検者は 94.1％であった（2013 年 8 月）。

　医師の妊婦へのかかわりとしては，出生前検査実施の際の妊婦への説明の実態が報告されており，説明時間は 15 分未満が半数以上であった[22]。予期せぬ出生前検査に関する情報が妊婦に与えられた場合，通常の妊婦健診の場では，妊婦への説明が十分でない可能性が示唆された。また，説明資料を充実させることや説明の標準化などが今後の検討課題として報告されている[23]。正確な情報とともに，現実の認識や価値観，将来の見通しを当事者と分かち合いながら，望ましい決定に向けて合意に至るプロセスが，出生前検査に関連したケアには必要である[24]。

　母体血清マーカー検査について，1999 年 6 月厚生科学審議会から出された「見解」（出生前診断に関する日本で唯一の行政としての指針である）[25]には，検査情報を積極的に知らせる必要はないが，妊婦や家族から検査について聞かれた場合は，正確な情報を提供する必要があり，検査を行っていない場合は，他施設への紹介が求められている。この「見解」は，他の出生前検査にも応用できるものである[26]。

　一方で，インターネットの普及により，妊婦に限らず，誰もが出生前検査に関する情報を容易に入手できるようになった。しかし，提供されている情報は正しいものばかりではなく，たとえば NIPT に関連した情報では，妊婦の血液検査で赤ちゃんのすべての先天異常がわかると誤解している情報があると同時に，当事者（ダウン症候群のある人たち，およびその家族）に対する誹謗中傷や誤解，混乱を招くといった実態がある。

　検査を受ける，受けないといういずれの選択肢に対しても，正しい情報が確実に提供されることと，検査の選択に悩む時点から継続したケアが保障される必要がある[27]。

21　前掲 1
22　前掲 7
23　前掲 7
24　前掲 10
25　厚生科学審議会先端医療技術評価部会・出生前診断に関する専門委員会：母体血清マーカー検査に関する見解（報告），1999．http://www1.mhlw.go.jp/houdou/1107/h0721-1_18.html（2017.5.1. 閲覧）
26　佐藤孝道：血清マーカー検査の再評価　胎児異常．日産婦誌，53(9)：277-280．2001．
27　辻　恵子：出生前検査を考慮する妊娠中の女性のための決定支援プログラム効果．聖路加看護大学大学院博士論文，2008．

B ［周産期の遺伝/ゲノム看護］ 染色体異常

1 代表的な疾患

　ヒトの染色体は，22対の常染色体と，性別を決定する2本の性染色体（女性：XX，男性：XY）の合計46本で構成される。受精の瞬間に運命が決定づけられていて，染色体に起こる異常の多くは突然変異によるものであるため，予期しない状況に妊婦や家族は衝撃を受けることとなる。

1）常染色体の数的異常

　常染色体の数的異常が起こり，1対2本のはずの染色体が1本となる場合をモノソミー，3本となる場合をトリソミーという。代表的なものとしては，頻度順に21トリソミー（ダウン症候群），18トリソミー，13トリソミーがあげられる（図3-B-1）。

　胎児の出生前診断を受けた場合や，出生後に何らかの異常があって染色体検査をした際に判明することが想定されるが，症候群とされているだけに，症状や発達，合併症には大きな個人差がある。身体的に心疾患などの予後を左右する疾患を合併しているか，精神的には両親や周囲の理解で就学の機会が得られるか，などにより，予後や精神発達にも差異がある。しかし，検査の結果からは，染色体が3本であること以外には，寿命はどれくらいか，どのような合併症があるのか，子どもとしてどのように育つのか，などは当然わからないのも事実である。

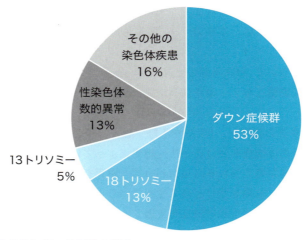

図 3-B-1 染色体に起こる異常の割合

(Wellesley D, et al : Rare chromosome abnormalities, prevalence and prenatal diagnosis rates from population-based congenital anomaly registers in Europe. Eur J of Hum Gen, 20(5) 521-526, 2012.)

2) 染色体の構造の異常

　染色体の構造に起こる異常に，転座とよばれる状態がある（p208を参照）。
　異なる2本の染色体が途中で切れて，他の染色体に交差してくっつく状態を相互転座といい，通常は染色体に入っている情報量が同じために，とくに症状などは現れない（表現型は変わらない）状態で，このような人は均衡型転座保因者とよばれる。保因者である人には異常がないが，次世代に関しては染色体の過不足が生じ，不均衡型転座となる場合がある。このことはつまり，胎児や出生後の児に何らかの異常があり，原因検索のために染色体検査をした結果，母や父が保因者であったことがわかるということである。
　次に多くみられるのはロバートソン転座で，染色体の13，14，15，21，22番の染色体の2つがくっついて1本になる状態であり，組み合わせは13，14番，21，22番が多くみられる。ロバートソン転座保因者自身には遺伝情報量の過不足がないため，とくに異常は生じない。しかし，たとえば21番が2本くっついているロバートソン転座を保因している場合には，次世代は必ず21トリソミーになる。したがって，兄弟姉妹などがダウン症候群である場合，ロバートソン転座保因者であるかどうかによって，次世代への遺伝が関係ある場合がある。ダウン症候群の5％程度とされているため，頻度は多いとはいえないが，安易に「ダウン症は遺伝しない」とするのは誤りである。

3) 性染色体の数の異常

　性染色体の数が異なる場合には，Xが1本である場合にはターナー症候群（一般的には，ターナー女性とよぶ），XXYのように，Xが複数あってYがある場合にはクラインフェルター症候群，XYYであればスーパーメンズ症候群とよばれる。それぞれに精神発達遅滞，見た目の特徴なども報告されているが，個人差が強く，必ずしも当てはまらない。共通していることは生殖にかかわることで，不妊や流産の原因を検索するなかで，夫婦のどちらかが保因者であることが判明することもある。性染色体異常については，本章の「D　性染色体異常」（p101）で詳しく述べる。

　すべての染色体異常について，母体年齢の上昇に伴い卵子の老化が少しずつ進んでいくことから，受精卵の段階での分化に影響を与え，染色体異常児出生が少しずつ増加していくことがわかっている（表3-B-1）。
　以上のように，妊婦やその家族が，「流産や不妊，胎児や子どもの異常について何らかの原因を知りたい！」と考えて染色体検査を受けるとき，結果によっては，今後の生活や夫婦関係，将来の希望が変容していく可能性が考えられる。したがって，事実を知りたいとする人びとが何らかの遺伝学的検査を受ける際には，結果を受けとめて生きていく人生を引き受けられるのか，十分に相談する必要があり，このような重要な意思決定を支援するためには，ジェネラリストである看護職とともに，遺伝/ゲノム看護の専門家である遺伝看護専門看護師の活躍が期待される。

表 3-B-1 母親の年齢別の新生児に発生する染色体異常

母親の年齢（歳）	ダウン症候群のリスク	染色体異常のリスク
20	1/1,667	1/526
25	1/1,250	1/476
30	1/952	1/385
35	1/378	1/192
40	1/106	1/66
41	1/82	1/53
42	1/63	1/42
43	1/49	1/33
44	1/38	1/26
45	1/30	1/21
46	1/23	1/16
47	1/18	1/13
48	1/14	1/10
49	1/11	1/8

(Creasy RK, Resnik R：Maternal Fetal Medicine. 3ed, WB Saunders, 1994.)

2 患者や家族が置かれている状況

　不妊治療の最中にあるとき，流産が繰り返されているとき，お腹の中の胎児が異常であるとされたとき，生まれた子どもに何か異常があるとされたとき，産婦人科や小児科の医師や，場合によっては遺伝の専門家と相談するなかで，妊娠する可能性を高めるために，流産を回避するために何か対処できることはないのかという思いをもち，染色体検査を受診することが考えられる。その多くは，「異常がない」という結果を期待し，予想し，結果を待ち焦がれている。それは，遺伝の可能性があるとしても，何％の可能性であると知らされていても同様である。

1）染色体検査を受けることで生じる課題や不安，苦悩

　ここで，流産や不妊の原因として夫婦の染色体検査を実施する場合を想定してみると，検査の結果が表す事実は，「原因はなぜなのか？」ではなく「原因は誰なのか？」が明らかになることを意味する。したがって，結果によっては双方の同胞や両親などを含め，夫婦に緊張状態が生じ，これまでと同様の夫婦関係を維持できなくなる可能性がある。それは，これまでの子どもや，いまの子どもだけでなく，将来の子どもに関しても予測することが可能になるとも考えられるからである。また，胎児や生まれた子どもの染色体検査を実施して，何らかの異常があった場合には，夫婦のどちらかに原因があることが判明してしまう場合もある。つまり，検査を受けることで不妊治療の継

続や段階の決定だけでなく，将来の家族のあり方までもが向き合うべき課題として突きつけられる。すなわち，何らかの対処ができることを考慮して受けたはずの検査の結果によっては，自身や家族で向き合い，乗り越えていくべき決断を迫られることになるのである。さらにそれだけではなく，自身やパートナー，子どもに「染色体異常がなかった」場合でも，「では，なぜなのか？」と問うことからは逃れられないのである。

また，場合によっては，自然妊娠ではないことについて，高度生殖補助医療など不妊治療に関する影響に不安，不信を感じたり，これまで兄弟姉妹や両親，パートナーの家系について，情報が隠されていたのではないかという疑問が生じたり，このような運命を憂えたり，変わることのない遺伝情報を「知る」ことによって，新たな苦悩が生じることも予測される。

このような家族の緊張状態は，夫婦は遺伝学的に情報を共有しないため，むしろ血縁である家族を大きく意識し，その関係性にも大きく左右される。すなわち，夫婦の間に生まれた子どものことや，将来生まれてくる子どものことであっても，夫婦ではなく，それぞれの血縁者で相談がなされ，場合によっては結果に異常がないことを確かめ，一方に伝えないこともあるだろう。また，親子や兄弟姉妹の間でも意見が分かれる場合や，情報が共有されない場合もあると推察される。また，患者自身が結果を知る場合には，将来の計画や生活，周囲からの偏見などに気づいて悲観的になったり，インターネットなどの情報から傷ついたりすることも十分に予想される。事実，昨今の狭義の出生前診断に関しては，当事者である人びとが，度重なる報道に傷つき，「生まれてきてはいけなかったのか？」と世に問うような事態も生じている。

2) 検査結果や過去の体験に関する家族内での情報共有と決断の根拠

さらに考慮すべき点は，時代によって，受検できる検査の種類，時期，情報，医療者からの助言などに差異があることから生じるギャップである。家族内で正確な情報共有がなされていなかったり，過去の体験が共有されるのみであると，いくら現代の科学的な観点から正しい情報を提供しても，それをもとに過去の検査結果に疑念を抱いたり，真実を追求するあまり再度検査をすることとなったり，結局は家族で共有されている経験のみが考慮されることになったりする。それは，家族の誰かが○年前に受けた当時の検査に関する情報提供と，それに基づく選択を，○年経った現在も決断の根拠とするということである。したがって，患者や家族がどのような体験をもち，その際の決断の根拠はどのようなことだったのかが，今回の決断に大きく影響している可能性がある。

このように考えていくと，さまざまな遺伝子検査は，検査を受けることを考慮する際に，その結果がその後の人生に大きな影響を与えうることを想定し，それらを引き受けて生きていく人生を選択するという意味合いについて，十分に考える必要があるといえるだろう。

3 アセスメント

1) 身体的側面

　高齢を理由に受検する検査とは異なり，何らかの原因検索として「染色体」を確定する必要があることを想定すると，受精卵の段階で知りたい場合には着床前診断を，染色体だけではなく遺伝子レベルの検査も同時に必要なのであれば絨毛検査を，胎児期に知る必要があれば羊水検査を，出生後であれば児の血液検査を，思春期を迎えても二次性徴がみられないなど発達に伴う場合や不妊治療時などは本人の染色体検査（血液検査）を実施することになる。

（1）羊水検査

　羊水検査は当然侵襲的であり，子宮壁を穿刺することで子宮収縮を誘発することになり，子宮収縮が抑制できなかった場合には早産のリスクが生じる。また，子宮内感染のリスクも生じるが，これらは児の染色体異常と関係なく生じるリスクのため，母体が高齢である場合や，不妊治療による妊娠である場合などには，最も思い悩む要因となる。妊娠の継続という観点から考えると，流産・感染による胎児ロスは 0.3〜0.5％程度とされている。

（2）絨毛検査

　絨毛検査は，羊水検査より細胞量が多く必要とされる遺伝子検査の場合に実施されるが，妊娠 10〜14 週という早期に受検するため，流産の確率は 1％程度に高まる。

（3）着床前診断

　着床前診断は，受精卵が着床する前に診断するため，妊娠の事実よりも検査受検に関する決断が優先されることが予想される。また，採卵は不妊治療時と同様で，場合によっては排卵誘発を促進するための薬剤投与による副作用や，人為的に受精させて「受精卵」を作成する技術面での影響，選別された受精卵が着床する確率，すなわち妊娠の確率が不妊治療におけるものと同様である。したがって，受精卵ではとくに染色体異常がないと判断されても，妊娠の継続は決して確実であるとはいえない。

（4）血液検査

　上記 3 種の検査に比べて，採血による染色体検査は侵襲がないと考えられ，簡便であるが，その結果がもたらす意味は侵襲的な検査と変わらない。しかし，検査が簡便であるがゆえに，重大な課題に結びつくことを想起しないままに受検を決断してしまいがちである。

2) 遺伝学的側面

　どのような検査を実施するに際しても，同胞，血縁者の死産，流産，幼少時の死亡，同じ疾患に罹患している者の有無などについて，できるだけ詳細に聴取する必要がある。それは，患者や家族

が自覚することなく，遺伝性や遺伝子異常にかかわる疾患が潜んでいる可能性があるからである。しかし一方で，核家族化が進んだ現代では，家族構成員の人数が少ないことも予想され，また，治療の効果が世代によって異なるため，必ずしも家系情報を聴取しただけでは十分でないことも同時に考慮すべき点である。

　羊水検査では，子宮内の筋腫や胎盤の位置によって，胎盤を通して羊水を採取する可能性がある。このような場合に胎児が女児であると，母体と胎児とのどちらの染色体を示しているのかが判明しない場合もある。着床前診断では，細胞分裂を繰り返している時期の一部を検査することとなり，結果がすべての細胞を代表していると必ずしもいえないため，妊娠が進んだ段階で，確定診断として羊水検査を実施し，染色体異常がないことを確定する必要がある。上記の検査を含め，モザイクのように一部の細胞が異なる検査結果を有していた場合には，その割合や染色体番号によって影響が異なり，これまで多くの事例で同様の検査を実施していなければ，根拠となるデータや資料がない場合もある。また，詳細が不明である場合に，国内外でできうる，より精密な検査を実施するかどうかについて選択を迫られる場合がある。このような検査の多くは研究として実施されており，その結果の確実性や限界，結果が返却されてくる時期などの問題が発生するため，慎重に考慮する必要がある。それは，検査結果として結局ははっきりしない，あるいは思いがけない結果が判明するなどが考えられるからである。

3）心理社会的側面

（1）家族内での情報共有と緊張状態が生じうる可能性

　家族内でどのような情報が共有されているのか，あるいはいないのか，どの範囲までなのか，それらを各人がどのように受けとめているのか，十分に把握する必要がある。パートナーは血縁ではないため，あるいは結婚・妊娠前であるため，共有されていない場合や，家族の誰かに染色体異常が判明して，さまざまな混乱が生じている場合も予想される。とくに，結婚の際には気にしていなかった同胞や家族の疾患を，妊娠を考慮する段階になると具体的に考慮しはじめ，不安が生じることはよくある。お互いに考えていること，気になることを話せる関係性があれば，家族内でも解決することもあるが，たとえば，同胞の子どもに知的障害があることが気になったとしても，遺伝学的な原因までを詳細に理解していることは少なく，そもそも過去に実施されていない場合もある。これらについて，自分や家族のために，詳細な情報を問い合わせることも難しいことも多く，ましてや本人にメリットがなければ，遺伝子検査をあらためて受検してもらうことも現実的ではない。また，このような言動が家族内に緊張を生じさせることも事実である。このような検査の受検をめぐって，染色体異常や障がいに関するそれぞれの考えが明らかになると，その相違から軋轢が生まれ，双方の家族を巻き込んでの緊張状態へ発展することも予想される。

（2）親が子の代諾者になることの倫理的問題

　とくに胎児や子どもの場合には，夫婦での意思決定を中心に考慮されるべきだが，夫婦の親世代は，子どもである夫婦それぞれが大切であるため，世代間ギャップが生じること，夫婦の価値観が異なる場合に，双方の親などによる介入があると，夫婦での意思決定が困難となることが考えられ

る。また，当事者の場合には，遺伝の可能性を知ることと，確定診断結果を知ることは異なり，「知らない権利」も十分に考慮される必要がある。もし同胞の遺伝子検査を親の立場として代諾しようとしても，本人と同胞の利益が相反することも考えられ，親が代諾者であることは倫理的に問題であるとも考えられる。

このように，各検査を考慮する際に，何を知りたいのか，それらをどのように活用するつもりなのか，バッドニュース（期待していない結果）であった場合に，誰とどのように共有し，受けとめていくのかなど，事前に十分な情報が提供され，すべてが理解できないことや，予測がつかない感情に見舞われることがあるとしても，あらかじめ準備をして検査に臨む必要がある。

4 看 護

自身や子ども，ましてや順調な妊娠経過をたどっていた妊婦や家族にとって，「染色体異常」は，その可能性も含め，信じられないこと，信じたくないことである。したがって，一刻も早く安心するために検査を受け，結果に異常がないことを確かめたいと望むものである。しかし，染色体異常であるか否かが確定した検査結果を受け止めて，何らかの対処を考慮することや，結果を引き受けて人生を生きていくことになることを，いま一度考慮する必要がある。その際の看護のポイントとして，次の4点があげられる。

1）必要かつ十分な情報提供

どのようなことが契機になっていても，自身では「冷静に」考慮したつもりであったとしても，検査を受けることではっきりさせたい，知りたい，と前のめりになることは少なくない。

たとえば，胎児が染色体異常であるとわかった場合，知的障害になることはまれであるというエビデンスがあったとしても，「絶対に大丈夫か？」という問いが生じる。それに「大丈夫である」と答えられなければ，不安が残っていく。

たとえば，不妊の原因が，自身の均衡型転座の影響であると判明した場合，今後も繰り返し流産する可能性を考慮し，「離婚しよう」と悲観的に考えることもある。

つまり，情報提供とは，各種検査で何がわかるのか，それらは確定診断なのか，といった検査に関する事実を提供するだけではなく，その結果でどのような選択を迫られるのか，家族や夫婦にどのような緊張状態を生じさせる状況になるのか，受検の有無を考慮する検査によってもたらされる結果の価値についても提供される必要がある。検査の受検に対して，過去にさまざまな言動を見聞きしている看護職は，いまこそアドボケーターとしてそれらを集約し，具体例を通して各人が考慮できるような情報提供へとつなげなければならない。

2) 家族間での意見調整

　染色体異常にどのような立場で関係しているかにより，家族それぞれの意見は異なる可能性が高い。自身に起因すること，自身の家系に関係することである場合には，責任を強く感じることや，同じ状況を共有できる家族とのつながりをよりいっそう強く感じることもある。そのことが時には，状況を共有していないパートナーや異常のない結果をもつ家族との間にズレを生じさせ，亀裂や誤解が生じることも考えられる。また，お互いに気を使うことで十分な話し合いができず，かえって理解し合える関係を阻害したり，もともと良好でない関係性がさらに悪化したりすることも十分にありうる。

　したがって，家族との意見調整は「一丸となって同じ方向を向く」というよりは，それぞれの立場で意見が異なり，利益が相反することをまず理解することから始まる。まず家族構成員のなかで，検査に際して意見を調整する必要のある人を把握し，それぞれの立場で検査に関するメリット，デメリットを具体的に考える。それらのなかで受否の決定に際して情報提供をするべき人を見定め，事前に説明をしておくこと，意見が相反したとしても受否に関して納得が得られるよう意見調整を試みること，などを実施していくこととなる。必ずしも意見の一致に至らなかったとしても，その努力をしたという過程が重要である。胎児や未成年者の場合，両親の意見が一致しない場合には話し合いを重ねていくことになるが，総意として受否を決断してもらうこともまた重要である。

3) 意思決定支援

　検査がもたらす事実，価値を検討し，十分な意思決定を支援するためには，上記1）で提供した情報とともに，上記2）で示した意見調整を図り，意思決定がなされていく過程を支援することになる。

　自身が利益と考えていることが，必ずしも他の家族の利益とはならないこと，婚姻関係や家族関係を異とする場合があること，何らかの異常が判明した場合の具体的な対処，それに伴う感情の揺れや落ち込み，支えてくれる友人やパートナーの存在，今後の将来への影響などについて十分に考慮することになる。検査に関する決断に際し，これだけの事項を迅速かつ十分に考慮することは容易ではない。しかし，人生における重要な決断をするという認識をもち，最大限の妥協や調整を時間が許すかぎり実施し，制限のある状況下であったとしても，できうるかぎりの検討を行い，決断していく過程に付き合う必要がある。

　また，検査を受けるまでの時間的猶予があれば，さまざまなライフイベントのなかで決定が揺らぎ，変わることも想定される。したがって，その時々であらためて意思を確認していくことは重要なことである。「意思が変わる」こともまた，「生涯変わることのない染色体検査の結果」を受け止められるかどうかに大きく影響する要因であるからである。

4) 継続ケア

　これまで述べてきたことと矛盾するように考えられるが，それでも検査を受ける人はどのような

確率であったと事前に知らされていても，最後の一縷の望みをかけているものである。できれば「何も異常はなかった」と判明し，「いろいろと悩んだこともあったけれど，よかったね」と人生を歩んでいきたいと願っている。したがって，十分な情報提供をもとに家族の意見を調整し，意思決定支援をしたとしても，結果を受け止めていく過程を支援していくことは終わりにはならない。

　異常がなかったとしても，対象が再度不安にさいなまれた際には，心配ないことを再度説明しなければならない。また，何らかの異常があれば，ライフイベントにしたがって，学校や職場，新しい家族などにまた情報提供する機会もあるだろう。また，時代の進歩によって，新しい情報が得られれば，それらを提供することもあるであろう。つまり，生涯変わることのない結果をもつ人びとがその事実を受け止めていく過程を，生涯にわたり支援すること＝継続ケアが必要となるのである。

　したがって，その時々でどのような考えをもとに意思決定され，どのような支援がなされ，何が課題であるかなどに関する記録が残されているとおおいに役立つ。究極の個人情報である遺伝情報は，他へ漏えいすることがないようセキュリティを強化する必要があるが，一方では，世代を超えて生じる心理社会的課題については，共有されることもまた重要である。これらのことに関する方策は整えられていないが，遺伝/ゲノム医療における課題として今後の検討が必要である。

5 事　例

「みんなほんとうに，何度も頑張っていますか？」
〜不均衡型転座による流産，妊娠ごとの出生前診断に疲れ，挙児を諦めたカップル〜

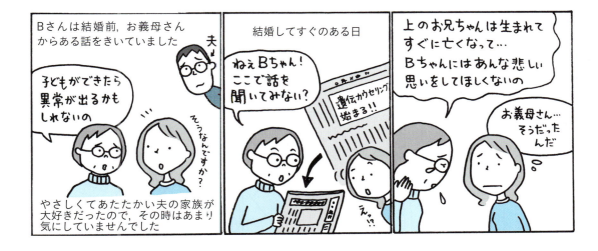

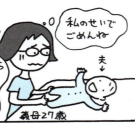
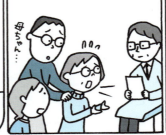
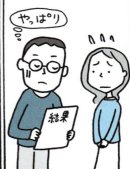
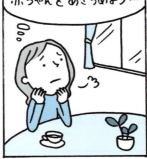
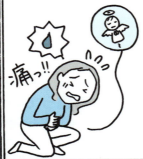
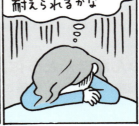
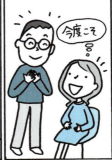
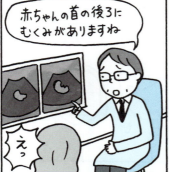
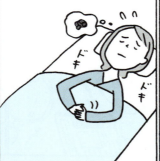
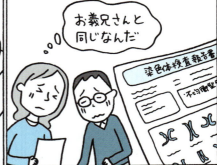

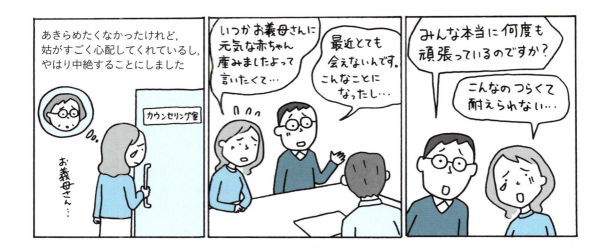

事例から学びたいポイント

- 数十年前の検査結果について，正確な情報なのか，誰が情報を共有しているのかに留意してかかわる。
- 保因者として自責の念を抱く姑の意向ではなく，Bさん夫婦の意思が十分に反映されているかを確認する。
- 流産や出生前診断を繰り返すことによってBさん夫婦が抱いている悲嘆をとらえたうえで，挙児に関する選択肢を提案する。

その後の看護展開

●夫の染色体検査

　Bさんと夫は，均衡型転座の染色体を保因していることを理解していた。しかし，30年前の技術による羊水検査結果の精度は30％程度であり，染色体検査の結果が明示された資料もないため，まずは夫の染色体検査を確定することから始めた。時代によって，実施する検査やその精度が異なる場合もあり，家族内に口伝えで語り継がれてきたことは正確ではない場合もあるため，慎重を期して再検査を実施することになる。もちろんこの場合，予期せぬ結果ともなりうる可能性もあり，検査をしない選択についても十分に説明する必要がある。また，この家族のように，親子で幼少時から情報共有されているとはかぎらず，結婚や妊娠に際してはじめて聞かされている場合も考えられる。誰がどの情報をいつから共有しているのかに十分留意してかかわる必要がある。

● Bさん夫婦と姑への個別のケア

　Bさんの姑は，自身や夫，両親の染色体検査を実施し，自身は発端者として自責の念をもっていた。このことから，自分の責任として，経験に基づく強い信念をもとに，Bさんに検査結果による人工妊娠中絶について意思決定を推奨している。しかし，現状では，Bさん夫婦の意向が十分に反映された決断ではない可能性もある。したがって，子どもをもとうとしている夫婦を中心とする意思決定を支援するため，1回目の流産後からは夫婦を単位としてカウンセリングを行い，必要があれば姑にも情報提供をすることとした。

　姑に対しては，自身の経験からBさんが抱えるであろう苦しみをあらかじめサポートしようとする温かい気持ちや，自身が原因であると知った時の衝撃を抱えたままでの人生を生きてきたこと，息子であるBさんの夫に包み隠さず告げてきたことが，現在のBさんと夫の絆につながっていること，だからこそ，夫婦の決断を待つこともまたサポートであることを話し，これまでの苦労をねぎらった。

　このように，過去のケアが十分に行き届いていない際に看護師は，いまからでもできるケアを提供するとともに，干渉ではなくサポーターとしての役割を担えると考える。

● 継続してBさん夫婦への意思決定支援

　Bさんの夫は，自身のせいでBさんが何度も流産したり，出生前診断を受けたりし，その処置で心身ともに傷つくことに深く悲しみを感じていた。Bさんもまた，そう思わせないためにも，できるかぎり頑張って耐えたいと考えていた。そのため，それぞれの苦悩をお互いには吐き出せずにおり，今後の妊娠に関しても取り組み続けるしかない状態となっていた。さらに夫婦は，Bさんの姑が自責の念を払拭できるよう，元気な子どもを産みたいと切望していた。その思いが強くなるあまり，Bさん夫婦は姑と会うことを避けてしまうようになっていた。したがって，たとえば，挙児の可能性を少しでも広げたいのであれば，着床前診断の選択肢もあること，一方で，デメリットもあることから，挙児を希望しない人生の選択もあること，これらを夫婦で考えること，姑も含めて考えることなど，さまざまな観点からの話し合いを提案することも大切である。

　Bさんと夫は，やさしくてあたたかい家庭を築くことが重要で，そのために子どもが不可欠とは考えず，夫婦と両親とともに生きていくことを優先したいと考えるようになった。それは，不均衡型転座による人工妊娠中絶の経験から，たとえ受精卵であっても，子どもの命をもう二度と選別したくないと思うようになったことが大きかった。そして，この決断を姑に納得してもらえるように，時間をかけて話していくことを考えるようになった。Bさんと夫は，妊娠を考えずに生きていくことを選べたことで，流産やそれに伴うつらい処置を考える必要もなくなり，前を向いて生きていけるようになった。姑には，遺伝カウンセリングにも来てもらって，どのようなことが起こったのか，今後も妊娠を考えるとどのようなことをすることになるのか，話すことができた。姑はとても残念そうにしたが，涙を流しながら2人の決断を支援すると約束してくれ，一緒に旅行に行くなどを提案してくれた。

● **クライエントに継続してかかわるために看護職の求められる役割**

　このように，十分な話し合いが家族間で成立する場合には，たとえ引き続き挙児を希望し，結局は子どもが得られなかったとしても，おそらく夫婦として，家族として，保因者や発端者として，その結果を受け止めることができるだろう。しかし，話し合いが十分になされる状況となるには，時間がかかる場合も予想される。次の妊娠の際や経過で変化が生じたとき，人生で何らかの転機が訪れたときなど，自身の染色体にかかわる話題について，遺伝カウンセリングにつなげていくことが，ジェネラリストとしての看護職に最も求められている役割である。生涯変わることのない染色体について，何らかの問題が生じるような人に出会ったら，あらゆる健康上の課題に寄り添う看護職として，遺伝/ゲノム看護の専門家につなげるなどのリソースを準備しておくことが重要である。

COLUMN　均衡型転座を保因している夫婦に対する着床前診断の可能性

　日本産科婦人科学会は，習慣流産に対する着床前診断について，2015（平成27）年6月20日に下記のように示している。

〈 習慣流産に対する着床前診断についての考え方 〉

　本邦における着床前診断（以下，本法）は，平成10年に本会見解が示されて以来，重篤な遺伝性疾患に限って適用されてきた。しかし，生殖補助医療技術の進歩，社会的な要請の出現に伴い，染色体転座に起因する習慣流産に対する本法の適用が検討され，慎重な議論の末，平成18年に「染色体転座に起因する習慣流産（反復流産を含む）を着床前診断の審査の対象とする」という見解を発表した。これは，流産の反復による身体的・精神的苦痛の回避を強く望む心情や，流産を回避する手段の選択肢のひとつとして本法を利用したいと願う心情に配慮したものであり，平成10年見解における審査対象「重篤な遺伝性疾患」の他に新たな枠組みを設けるものであった。染色体転座に起因する習慣流産では自然妊娠による生児獲得も期待できることが多く，十分な遺伝カウンセリングのもとに，その適応は症例ごとに慎重に審査し決定されるべきである。

　着床前診断は，遺伝性疾患や染色体異常による流産を回避する目的で実施されるが，日本産科婦人科学会に適応について個別に申請され，審査されること，検査に要する受精卵が複数必要とされること，検査後の受精卵が着床し，生児が得られる可能性が20〜30％程度であること，受精卵の選別や，不要となった受精卵の破棄について倫理的に問題があるとされること，などが課題となる。学会の会告とは異なる見解で，患者のニーズに応えるとし，着床前スクリーニングを実施する診療施設があるのが本邦の現状である。

C [小児期の遺伝/ゲノム看護] 先天代謝異常症

1 代表的な疾患

先天代謝異常症（inborn error of metabolism；IEM）とは，遺伝子変異のために特定の代謝酵素が量的または質的に異常をきたし，代謝基質の異常な蓄積や代謝産物の欠乏が生じる疾患の総称である。単一遺伝子の異常で，その大部分は常染色体劣性遺伝形式であり，一部にX連鎖性劣性遺伝形式の疾患がある。先天代謝異常症は300種類以上あるとされており，代表的な疾患は 表3-C-1 のとおりである。1つひとつの疾患の患者数は少なく，比較的発症率の高いファブリー病でも約1万人に1人といわれており，まれな疾患では100万人に1人，もしくはそれより少ないものもある。

先天代謝異常症では，無治療の場合，知能障害や中枢神経障害を起こすが，早期診断，早期治療によって障がいの発症を予防できる。そのため，重篤な障がいを予防することを目的に新生児マススクリーニングが実施されている。当初の対象疾患は，フェニルケトン尿症，メープルシロップ尿症，ホモシスチン尿症，ガラクトース血症，そして内分泌疾患の先天甲状腺機能低下症，先天副腎過形成症を含む6疾患であったが，平成26（2014）年にタンデムマス法が導入されると19疾患に拡大され，現在では20疾患[※1]（平成29年7月7日厚労省通知）が対象になっている（p238の 表5-10 を参照）。

表3-C-1 おもな先天代謝異常症

分類	代表的疾患
糖質代謝異常症	ガラクトース血症，糖原病
アミノ酸代謝異常症	フェニルケトン尿症，ホモシスチン尿症，メープルシロップ尿症，高チロシン血症
有機酸代謝異常症	メチルマロン酸血症，プロピオン酸血症，イソ吉草酸血症，グルタル酸血症
尿素サイクル異常症	オルニチントランスカルバミラーゼ欠損症，シトルリン血症
ヘム代謝異常症	ポルフィリン血症
脂質代謝異常症	家族性高コレステロール血症
脂肪酸代謝異常症	中鎖アシルCoA脱水素酵素欠損症
金属代謝異常症	ウィルソン病，メンケス病
ライソゾーム病	ムコ多糖症，ゴーシェ病，ファブリー病
ミトコンドリア病	MELAS
ペルオキシソーム病	ツェルベーガー症候群

（松原洋一：第9講 生化学遺伝学．「遺伝医学やさしい系統講義18講」，福嶋義光監修，p131，メディカル・サイエンス・インターナショナル，2013．より一部改変）

ここでは，多くの先天代謝異常症のなかでも，新生児マススクリーニングの対象となっている疾患を中心に述べる。

※1　タンデムマス法による新生児マススクリーニングの対象疾患には，一次対象疾患と二次対象疾患があり，見逃し例の極めて少ない疾患が一次対象疾患となっている。対象疾患の範囲は自治体で決められるため，自治体によっては二次対象疾患の検査を行うところもある。

1）先天代謝異常症の診断

先天代謝異常症の大部分は，常染色体劣性遺伝形式をとる。X連鎖性劣性遺伝形式の疾患は，ファブリー病，ムコ多糖症Ⅱ型（Hunter症候群），オルニチントランスカルバミラーゼ（OTC）欠損症などがあり，ファブリー病やOTC欠損症では女性（ヘテロ接合体）も発症することが知られている。

診断は，一般的生化学的検査，アミノ酸分析や有機酸分析などの特異的生化学的検査，酵素活性測定，遺伝子検査などがあるが，多くの疾患において生化学的検査によって診断が可能である。そのため，一般的に遺伝子検査を必要としない。しかし，新生児マススクリーニングを行う時期よりも早く発症する場合や，未発症の罹患者の可能性がある場合の診断には，遺伝子検査が有用である。

2）先天代謝異常症の治療

先天代謝異常症の治療は，代謝異常を是正することによって可能である。具体的な方法としては，①代謝障害によって体内に蓄積する物質またはその前駆物質の摂取を制限する（食事療法），②代謝障害によって欠乏する物質を補充する（薬物療法），③補酵素であるビタミンを投与する（酵素補充療法），④代謝障害によって体内に蓄積した物質を薬剤によって除去する（薬物療法），⑤欠乏している酵素を補充する（酵素補充療法），などである（表3-C-2）。このうち最も多く行われるのは，食事療法や薬物療法による摂取制限や排泄除去である。

表3-C-2 先天代謝異常症のおもな治療

治療療要		疾患
食事療法	アミノ酸代謝異常	フェニルケトン尿症，メープルシロップ尿症，ホモシスチン尿症，尿素サイクル異常症
	有機酸代謝異常	メチルマロン酸血症，プロピオン酸血症
	糖質代謝異常	ガラクトース血症，肝型糖原病，フルクトース-1,6-ビスホスファターゼ（FDPase）欠損症，遺伝性果糖不耐症
薬物療法（経口薬）		BH_4欠乏症，ウィルソン病，尿素サイクル異常症，メチルマロン酸血症，プロピオン酸血症，腎尿細管性アシドーシス（Fanconi症候群を含む），低リン血症性くる病
酵素補充療法（輸液）		ゴーシェ病，ファブリー病，ポンペ病，ムコ多糖症Ⅰ型・Ⅱ型
骨髄移植		ムコ多糖症，ゴーシェ病，他
肝移植		オルニチントランスカルバミラーゼ欠損症，糖原病Ⅰ型・Ⅳ型，ウィルソン病，他

（大和田操，中林啓記：先天性代謝異常症のキャリーオーバー，小児看護 28(9)：1104-1108, 2005. を一部改変）

疾患の重症度は残存酵素活性によって異なり，同じ疾患でもあっても個人差が非常に大きいため，個々に適した許容量を調整して摂取制限などの治療を行う。治療は生涯にわたって継続される。

(1) 食事療法

アミノ酸代謝異常症，有機酸代謝異常症，尿素サイクル異常症では，治療用特殊ミルクや低タンパク食による食事療法を，脂肪酸代謝異常症では，長時間の飢餓による低血糖を避けるために頻回の食事をする。糖原病では，糖原病治療ミルクやコーンスターチを用いながら空腹時や夜間の低血糖を予防する。

(2) 薬物療法

薬物療法には，尿素サイクル異常症に対する安息香酸やフェニル酪酸，有機酸代謝異常症，脂肪酸代謝異常症におけるカルニチン補給，ウィルソン病に対する銅キレート剤投与などがある。

2 本人や家族が置かれている状況 [1, 2, 3]

1) 検査結果と病気のわかりにくさに対する戸惑いやショックを体験する

新生児マススクリーニング検査は，生後4～6日目の新生児のかかとから数滴の血液を採取し，ろ紙にしみ込ませて，専門の検査機関に送られて検査される。その結果，異常がある場合には採血をした医療機関から家族に連絡される。連絡を受けた家族は，精密検査を受けられる医療機関を受診し，そこで疾患の確定診断がなされる。

多くの場合，親はこれらの病気に関する知識をもちあわせていないため，病気の診断とともにその疾患が遺伝性であることを知ることになる。そのため，ほとんどの親は，スクリーニング検査の結果が異常であったこと，先天代謝異常症であるという確定診断がなされたことに対して，戸惑いやショックを感じる。

罹患者が少なく，まれな疾患であることや，目の前にいるわが子に必ずしも目立った症状がないことから，それは親にとって不確かな状況であり，今後の健康状態や発達への影響などに対する不安や恐怖を感じやすい。また，常染色体劣性遺伝の疾患が多く，家族や血縁者に同様の疾患をもつことはまれであるため，遺伝性であることの理解が困難であり，多くの家族が「家族に誰も病気の人がいないのになぜ？」という感情をもち，何が起こっているのかわかりにくい状況に陥りやすい。

---

1 松本裕子，他：新生児マススクリーニングで先天代謝異常症の診断名を告げられた児をもつ母親の感情に関する調査．日本マススクリーニング学会誌，26(1)：33-41，2016．
2 Deluce JM, et al：Parents' experience of expanded newborn screening evaluations. Pediatrics, 128(1)：53-61, 2011.
3 藤原和子：アミノ酸代謝異常症（フェニルケトン尿症・他）を理解頂くために．日本遺伝看護学会誌，11(2)：23-28，2013．

2）病気に対する不安や恐怖とともに育児の困難さによる負担感を体験する

　多くの先天代謝異常症では食事療法を必要とする。特定の栄養素が制限されることになるが，子どもの身体の維持成長のために必要な物質であり，疾患の許容量を自然食品，母乳，治療用食品で摂取し，不足する栄養素を疾患に適した治療用ミルクで摂取する。治療用ミルクには飲みづらいものもあり，多く飲む必要がある場合には，乳児が母乳を求めて泣いたり，不機嫌になったりすることもあるため，親は授乳することそのものに苦慮するとともに，わが子に対する申し訳なさから罪悪感をもつこともある。

　また，障がいの予防だけでなく，急性発作予防として長期間の空腹を避けたるために頻回にミルクを与える，感染症に注意するなど，親は子どもの症状に気を配りながら，つねに障がいや病状の悪化に脅かされるという不安や恐怖をもっている。山口らの調査では，先天代謝異常症の親は健康な子どもや他の慢性疾患の子どもよりも育児ストレスが高い[4]ことが報告されており，疾患に関する生活上の困難や症状の出現に対する不安は親の大きな負担となっている。そして，これらの体験は，親の育児に対する自信のなさにつながることもある。また，まれな疾患で「情報が得られにくい」ということが，さらに親の負担感や育児に対する自信のなさを強くすることもある。

3）患児の成長や自立に伴う困難に本人も家族も直面する

　子どもが保育所や幼稚園，学校などの集団生活に入る年齢になると，親は集団生活における食事をどうするか，また，学校給食への対応や宿泊学習時の対応は可能か，といった気がかりをもつ。学校給食をそのまま摂取できないことや，学校でも必要に応じて治療法ミルクを摂取することから，親は学校教師に病気を説明し，配慮してほしいことを伝えなければならない。まれな疾患であるため，周囲の理解を得ることが容易でないことも多く，親に対する医療者の支援が不足する場合や，周囲の関係者の理解が十分に得られない場合には，親の苦悩はさらに大きくなる。

　食事療法は毎日のことであり，患児にとっても親にとってもストレスが大きい。患児の成長に伴って，他の健康な子どもやきょうだいが食べているものを欲しがったりすることへの対処に親が苦慮することもある。前述の山口らの調査では，先天代謝異常症児の親のQOLは健康な子どもの親のQOLと比較して低く，また，主たる養育者のQOLはその配偶者よりも低い[5]ことが報告されている。食事に関連したストレスが高いことによる影響は大きく，おもな養育者である母親のほうが養育上の困難に直面しやすいと考えられる。

　先天代謝異常児のQOLは健康な子どものQOLよりも低い傾向[6]があり，食事療法による他者との違いが影響する可能性があることが示唆されている。とくに思春期になると「自分だけなぜ？」という感情が生じ，食事療法を継続できなくなったり，親に反抗的になったりするなどの行動がみられる場合もある。それと同時に，成長とともに患児自身も病気や自分の身体のことを理解し，必

4　山口慶子，他：先天代謝異常症児と家族の生活の医療社会面および健康関連QOLの実態　質問紙調査より．厚生の指標，64(7)：33-44，2017．
5　前掲4
6　前掲4

要な食事療法を自分でできるようになっていく必要が生じてくる。20代のフェニルケトン尿症の若者を対象とした調査では，若者は食事療法をしてきてくれた親に対して感謝の気持ちをもっており，フェニルケトン尿症であることが幸運であると体験できることが，前向きな対処行動につながっていることを示唆している[7]。これらのことから，患児の病気経験が患児の病気の受け止めや自立に影響することが考えられる。

4）次子への影響，次世代への影響に関する気がかりが生じる

遺伝性疾患であることで，第1子が先天代謝異常症である場合は，親は次子の出産を考慮する際に次子への影響に対する不安が生じる。また，患児が成長して生殖年齢に達すると，患児自身も妊娠や出産への影響を気にかけることがある。このことは，結婚や妊娠に対する葛藤につながることもある。

多くの先天代謝異常症の遺伝形式は常染色体劣性遺伝形式である。その場合，両親は保因者であり，患者同胞の25％は罹患する可能性があり，50％は保因者となる可能性がある。X連鎖性劣性遺伝形式の場合，母親が保因者である場合は，患者同胞は男児の場合は50％の確率で罹患する可能性があり，女児の場合は50％の確率で保因者である可能性がある（詳しくはp185を参照）。

遺伝性疾患であることを誰が，いつ患児へ伝えるかについては，患児の性格や家族の価値観によってもさまざまであるが，家族にとっては重要な課題である。子どもの心理社会的発達から考慮すると，一般的に自立が始まる小学校高学年を目安とすることが多い。また，妊娠中の高フェニルアラニン血症は胎児に重篤な影響を与え，胎児がフェニルケトン尿症に罹患していなくても，先天性心疾患や中枢神経障害などをきたす（マターナルPKU）。その予防のためには，受胎前から妊娠期間中を通してフェニルアラニンの厳格なコントロールが必要である。そのため，とくに女児に対しては，年齢に合わせて妊娠における影響も説明しておく必要がある。

3 アセスメント

先天代謝異常症は，代謝産物を測定する生化学的検査や酵素活性測定によって診断され，フォローアップにおいてもこれらを定期的に測定して，食事療法を継続することになる。そのため，症状の増悪やセルフケアの状況を子どもの成長発達に合わせて，アセスメントすることが必要である。

1）身体的側面

先天代謝異常症のおもな症状は 表3-C-3 のとおりである。症状は疾患によって異なるが，哺乳力不良や発育不良などの症状は共通して出現しやすい症状である。

---

[7] Diesen PS："I feel lucky"—Gratitude among young adults with phenylketonuria (PKU). Journal of Genetic Counseling, 25：1002-1009, 2016.

表 3-C-3 先天代謝異常症のおもな症状

症状	疾患	病態
中枢神経障害	多くの疾患	異常物質の体液中上昇による刺激作用 中枢神経系への異常物質の蓄積
発育障害	多くの疾患	繰り返す低血糖発作 食欲不振 発育への障害作用
嘔吐	高アンモニア血症 有機酸血症など	有機酸，アンモニアの体液中上昇による刺激作用
下痢	乳酸分解酵素欠損症など	消化管での吸収障害
肝腫大	チロシン血症 ガラクトース血症 リピドーシス ウィルソン病など	肝機能障害，肝硬変，異常物質の蓄積
特異な顔貌	ムコ多糖症 リピドーシスなど	骨格，結合織の障害
骨格異常	ホモシスチン尿症 ムコ多糖症 リピドーシス くる病など	結合織の障害，異常物質の蓄積，あるいはビタミンDの代謝障害
筋肉症状	糖原病（筋型） 脂肪酸代謝異常	エネルギー代謝障害
白内障	ガラクトース血症	ガラクチトールの蓄積
水晶体脱臼	ホモシスチン尿症	結合織障害
眼底異常	リピドーシス	cherry-red spot
皮膚・毛髪の異常	白皮症 メンケス病	色素代謝の異常
自傷行為	Lesch-Nyhan症候群	中枢神経異常
尿路結石	シスチン尿症	尿細管再吸収障害

(山口清次：先天代謝異常症　総論．「標準小児科学」，内山聖監修，原　寿郎，他編，第8版，p168，医学書院，2013．を一部改変)

　新生児期から乳児期は，とくに嘔気・嘔吐，下痢などの出現に注意して観察する．また，治療食を継続することによって身体発育が遅延することもあるため，体重測定と身体発育の観察を継続し，その経過をみることが大切である．

　乳幼児では，身体発育とともに運動機能の発達も継続して観察し，児の成長に伴って必要な栄養所要量が摂取できているかをアセスメントする必要がある．

2）遺伝学的側面

　先天代謝異常症の多くは常染色体劣性遺伝形式であるため，両親は保因者である。家系図を聴取し，両親，同胞，近親婚の有無，流早産の有無，同胞の新生児マススクリーニングの結果などを聴取する必要がある。X連鎖性劣性遺伝形式の疾患のなかには，ファブリー病のようにヘテロ女性でも発症するものがあるため，血縁者内の女性の症状にも注意して聴取する必要がある。

　診断の主体は生化学的検査や酵素活性測定であるが，疾患によっては遺伝子検査が有用な場合がある。それは，生化学的検査では結果があいまいな場合や，遺伝子型と表現型が相関していることが明らかな疾患であり，急性発症型の症状を呈する場合には，その後の適切な治療につながる。

3）心理社会的側面

　先天代謝異常症では，生涯にわたって食事療法を必要とし，それには家族と患児自身が対処できることが大切である。そのため，病気や治療に対する家族と患児の受け止めについて把握することが重要である。多くの疾患が診断される新生児・乳児期には，親の疾患の理解や受け止めをアセスメントする。そして，病気や治療に対する受け止めは，子どもの発達や家族の状況によって変化していくことが考えられるため，子どもの発達段階で固有に生じる課題との関連で，患児自身と親の両者をアセスメントする必要がある。とくに発達段階が移行する時期は課題に直面しやすいため注意する。食事療法に対する子どもの反応，親の対応，保育所や幼稚園，学校における周囲の人びとの反応などを把握することがアセスメントに有用である。また，父親と母親では疾患の受けとめや関心が異なっていることもある[8]ため，それぞれのニーズとともに両親のコミュニケーションにも注意を払う必要がある。

　先天代謝異常症の多くは，小児慢性特定疾病医療費助成制度の対象となっているが，なかには成人になってから利用する指定難病医療費助成の対象に含まれていない疾病もあるため，社会資源の活用や経済的な側面でのアセスメントも必要である。また，まれな疾患であるため，情報が少ないと感じる家族にとっては，患者会などによる社会資源がサポートにつながることもある。患者会の活用などについても家族の状況に合わせてアセスメントする。

4 看護

1）先天代謝異常症の理解と受容を支援する

　確定診断がされる新生児・乳児期には，親が疾患を理解し，受け止めていけるように支援する必要がある。診断初期の教育入院は重要な時期である。疾患の理解や受容と合わせて，母乳を与える

---

[8] Load B, et al：Parent reactions to childhood phenylketonuria. Families, Systems, & Health, 23(2)：204-219, 2005.

ことができないことや食事療法を獲得する必要に迫られるため，混乱をきたしやすい。とくに，おもな養育者になる母親には強い傾向がある。そのため，受容プロセスの経過とそれを乗り越えるための援助を行う。両親のコミュニケーションは，母親を支え，両親が協力して育児にあたるための準備になるため，促進できるように支援する。

　遺伝性疾患であることの告知は両親が揃っているときに行う。両親の互いの感情により家族間に軋轢が生じることもあるため，必要に応じて遺伝カウンセリングを設ける。両親揃ってのカウンセリングや，場合によってはそれぞれでのカウンセリングが必要なこともある。遺伝学的な情報は，専門医や遺伝カウンセラーと連携して提供することが大切であり，その際，看護職はつねに両親の理解や受容について気を配り，必要な支援を行う。

　疾患の特徴や食事療法を継続することの重要性についての患児への説明は，患児の発達段階や生活体験に合わせて行う。遺伝性疾患であることについては，医療者と両親で相談して，発達段階に応じて説明を行う。成長に合わせて，継続して説明をしていく必要が生じることがあるため，何を，どこまで，どのように伝えたか，患児がどのように受け止めたかなどを記録して，患児の支援を継続できるようにする。

2）障がいの発症予防と親と患児が療養行動を獲得できるように支援する

　確定診断がされる新生児・乳児期には，親が患児の食事療法や日常生活での注意点などを理解し，療養のための行動を身につける必要がある。多くの疾患が食事療法を必要とするため，親が治療用特殊ミルクの必要性を理解し，患児の食事内容の記録方法や摂取栄養の計算方法を習得できるように支援する。また，治療用特殊ミルクで下痢を起こしやすくなること，下痢や感染症は血中の代謝異常物質の変動に影響することなど，日常生活で注意すべき状況を理解できるように支援する。

　代謝産物を測定する生化学的検査はフォローアップ中も継続して行われる。小児期は個人差が大きいため，定期受診の回数が増える可能性がある。定期受診での生化学的検査が，成長に必要な栄養の過不足の確認，食事療法による疾患管理の評価，その後の食事療法への対応につながる。家庭での日誌が，患児の体調変化や適切な療養行動との関連に気づくことにもつながることから，記録をつけて定期受診時に持参するように助言する。また，患児の成長に伴って食事の形態が変わるため，栄養士と連携して定期的に相談や指導の場を設ける。

　患児の成長に伴って，患児自身の自立へ向けて支援する必要がある。自立への支援は小児期を通して行われる必要があり，患児が体験する日常生活に合わせて，疾患や食事療法についてわかりやすく説明する。外来受診時も年齢に応じて，診療に参加できるように支援する。また，集団生活に入る際には，弁当や治療用ミルクを持参する必要があることも多いため，関係者からの理解を得るための支援を行う。

3）必要な社会資源の活用を支援する

　食事療法は，治療用特殊ミルクの他に市販の低たんぱく食品などを使うこともあり，食事に対する費用が経済的な負担となることも多い。前述のとおり，先天代謝異常症は小児慢性特定疾病医療

助成制度の対象疾患であり，医療費が補助されることを伝える。

　希少疾患である先天代謝異常症の子どもの親は，「情報が少ない」「医療者であっても病気のことを知らない人がいる」ことに対して，不安を感じたり，孤立感を感じたりすることがあるため，親の会などでの人びととの交流は，経験を共有したり，情報を交換したりする有用な場となることも多い。

5 事　例

「フェニルケトン尿症は，遺伝する病気なのですか？」
〜新生児マススクリーニングで遺伝性疾患を指摘され，困惑している夫婦の事例〜

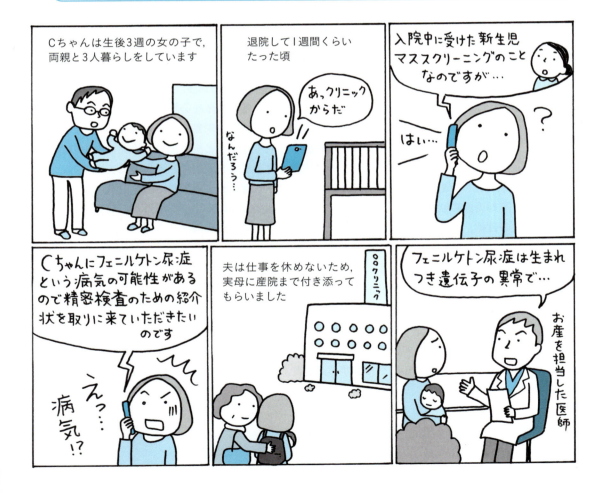

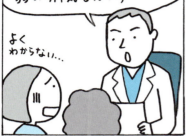
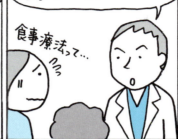
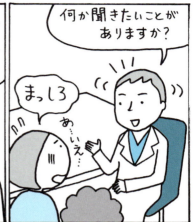
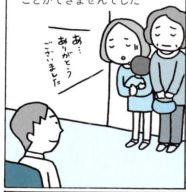
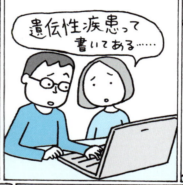
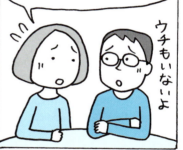
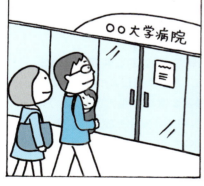
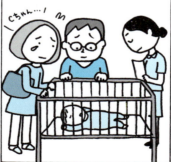
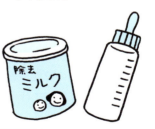

> **事例から学びたいポイント**
> - 遺伝性疾患であることにショックと違和感をもつ両親の話を傾聴し，受容的な態度でかかわる。
> - 疾患や遺伝形式についてわかりやすく説明し，授乳などのケアをいっしょに行うことで，Cちゃんに必要なケア方法の獲得を支援する。
> - 退院後の生活や社会資源に関する情報を提供し，家族のサポート体制を整える。

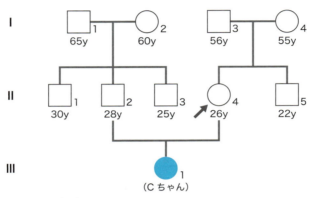

Cちゃんの家系図

その後の看護展開

●**両親に対して，Cちゃんの疾患の理解と受容を支援する**

　両親は，主治医から負荷試験の結果とフェニルケトン尿症の説明を受けるとともに，遺伝性疾患であることや，今後の治療についての説明を受けた。看護師が，両親の疾患に対する受け止めを確認すると，「同じ病気の人はどちらの親にも，私たちのきょうだいにもいないのに・・・」と，遺伝性疾患であることへの違和感を語った。

　看護師は，両親のショックや戸惑いに配慮しながら話を傾聴し，受容的な態度で接した。その後，Cちゃんの疾患に対する両親の認識を確かめながら，疾患や遺伝についてわからないことや気がかりなことに対しては，主治医と協働して必要な情報提供ができるように調整し，疾患の発症や遺伝形式についてあらためて両親に説明する機会を設けた。また，母親が患児に対して行う授乳やその他のケアを一緒に行い，Cちゃんの体調の把握，患児の日々の表情や哺乳の様子などを共有し，母親の反応を確かめながら，Cちゃんの疾患を理解でき，受けとめられるように支援した。

●**積極的にCちゃんにかかわるようになった母親に食事療法の方法を指導する**

　入院当初，フェニルアラニン除去ミルクだけの摂取となり，母親は母乳を飲ませられな

いことに対して，「Cに申し訳ない」「母乳を飲ませたい」という気持ちを表出していた。その後，血中Phe値が低下してからは，フェニルアラニン除去ミルクと母乳の摂取量の調整が開始された。母親は母乳を与えることに対して緊張した表情をみせたが，母乳を飲ませることができるようになったことで，日々，Cちゃんの哺乳力や哺乳時間，摂取量の過不足に対する関心を示す言動がみられるようになった。そこで，看護師はCちゃんに必要な食事療法を獲得できるように支援した。調乳の方法，1回の哺乳量，1日の哺乳量，哺乳時の観察，摂取フェニルアラニン量の計算方法を栄養士と連携して母親に指導し，母親とともに実施した。

●父親の協力を得ることで，家族のサポート体制を整える

父親は仕事の都合で毎日面会に来ることができず，夫婦で現在の状況や退院後の生活についてあまり話ができていない様子であったため，父親の協力も必要であることを伝えて，夫婦でのコミュニケーションを支援した。父親の面会に合わせて，父親にもCちゃんのケア方法を習得するための機会を設けるようにして，家族でのサポート体制ができるように支援した。また，利用可能な社会資源や患者会に関する情報提供も行った。父親からは，「元気にミルク飲みますよね」などの発言が聞かれ，面会に来たときにはCちゃんを抱っこして過ごしている様子がみられた。

両親から，採血があると結果を尋ねるなどの発言が聞かれるようになり，「食べられないものがあっても，明るく元気に育ってほしい」「退院したら，親（祖父母）の協力も得たいと思います」と前向きな発言が聞かれるようになった。

その後，次子への影響に関する遺伝学的情報を提供するため，遺伝専門外来を紹介した。

COLUMN　フェニルケトン尿症について

フェニルケトン尿症（phenylketonuria；PKU）は，先天性アミノ酸代謝異常症の一種であり，フェニルアラニン水素化酵素（phenylalanine hydroxylase；PAH）の活性低下によって起こる。アミノ酸分析によって診断され，食事療法で治療できる疾患である。

体内に蓄積するフェニルアラニン（Phe）によって発育期の脳が障害され知能低下をきたすが，新生児期に治療されることによって防ぐことができる。PAHは*PAH*遺伝子よりコードされ，PAH変異によって酵素活性の低下をきたす。遺伝形式は常染色体劣性遺伝形式であり，両親は保因者である。患者同胞の25％はPAH欠損の可能性があり，50％は無症候性キャリア，25％はPAH欠損症でもキャリアでもない可能性がある。日本での発生頻度は7万人に1例であり，1年間に20人前後発見される。

新生児マススクリーニングで精密検査が必要とされた場合には，確定診断のための検査が進められる─

方で，高 Phe 血症に対して Phe 投与量を制限して，血中 Phe を目標維持範囲まで低下するように摂取量を調節する。PKU の診断後は，治療指針[9]に沿って治療が進められる。治療は食事療法が中心であり，Phe の摂取を制限し，体内の Phe とその代謝産物の蓄積を改善させることが原則である。

　新生児・乳児期は Phe を除去した治療用特殊ミルク（フェニルアラニン除去ミルク）を用いて，血中 Phe 値を各年齢における維持範囲に保つように Phe の摂取を制限する。乳児期にはフェニルアラニン除去ミルクを中心に，血中 Phe 値の維持範囲に保つことができる範囲で Phe を母乳や普通ミルクで摂取する。自然食品には Phe を含まないたんぱく質は存在しないため，離乳食開始を遅らせる場合が多く，離乳食以降は，食事でのたんぱく質摂取を制限して，Phe を除くアミノ酸を治療用特殊ミルクなどで補給する。Phe 摂取量の許容量は個人差が大きいため，定期的なフォローアップを必要とする。この食事療法は生涯にわたって必要である。

---

[9] 日本先天代謝異常学会編：新生児マススクリーニング対象疾患等診療ガイドライン 2015．治療と診断社，2015．

D [小児期の遺伝/ゲノム看護] 性染色体異常

1 代表的な疾患

ヒトの染色体は，22対の常染色体と，性別を決定する2本の性染色体（女性：XX，男性：XY）の合計46本で構成される。

性染色体異常はすべての遺伝性疾患のなかでも最も多く，およそ400人の生産児に1人の頻度でみられる。おもな性染色体異常の疾患として，クラインフェルター症候群，XYY症候群，ターナー症候群，Xトリソミーなどがある（表3-D-1, 2）。

性染色体異常は，常染色体と同様に数的異常や構造異常があり，モザイクの発生は常染色体異常と比べ発生頻度が高いが，X染色体の不活化とY染色体の遺伝子が少ないことから常染色体異常に関連する疾患より重症度が低く，性染色体異常をもたない人と変わらないことが多い[1,2,3]。

表3-D-1 性染色体異常症の頻度

性別	疾患	核型	おおよその頻度
男性	クラインフェルター症候群	47,XXY 48,XXXY 48,XXYY/49,XXXYY/モザイク	1/600 男性 1/25,000 男性 1/10,000 男性
	XYY症候群	47,XYY	1/1,000 男性
	その他X染色体，Y染色体の異常		1/1,500 男性
	XX精巣性性分化疾患	46,XX	1/20,000 男性
			（全体の頻度：1/300 男性）
女性	ターナー症候群	45,X 46,X,i(Xq)：イソ染色体 その他（欠失，モザイク）	1/4,000 女性 1/50,000 女性 1/15,000 女性
	Xトリソミー	47,XXX	1/1,000 女性
	その他のX染色体異常		1/3,000 女性
	XY性腺形成不全症	46,XY	1/20,000 女性
	アンドロゲン不応症候群	46,XY	1/20,000 女性
			（全体の頻度：1/650 女性）

（福嶋義光監修，櫻井晃洋編集：遺伝カウンセリングマニュアル．改訂第3版，p114，南江堂，2016．を参考に作成）

1　Nussbaum RL, et al（福嶋義光訳）：トンプソン＆トンプソン遺伝医学．第2版，メディカル・サイエンス・インターナショナル，2017．
2　福嶋義光監修，櫻井晃洋編集：遺伝カウンセリングマニュアル．改訂第3版，南江堂，2016．
3　岡田義昭監修：新版　ターナー症候群．メディカルビュー社，2001．

ターナー症候群を除き，思春期以降になって性機能低下および不妊がきっかけで診断されることが多いため，性機能や性のアイデンティティ，妊孕性に関する問題を抱える可能性が高い。

性染色体異常のなかで，医療のかかわりを必要とする可能性が高い代表的な疾患として，クラインフェルター症候群とターナー症候群があげられる。ここでは，この2つの症候群について解説する。

（1）クラインフェルター症候群

クラインフェルター症候群男性は600人に1人程度の頻度であり，精子および卵子の形成過程による不分離などで生じる。小児期に短小陰茎や停留精巣などで診断されることもあるが，多くは思春期以降，無精子症による男性不妊によって診断される。しかし，社会生活で問題を生じることがなければ診断に至っていない場合が多い[4,5]。

表 3-D-2 性染色体異常疾患の特徴

疾患	クラインフェルター症候群 (47,XXY)	XYY症候群 (47,XYY)	ターナー症候群 (45,X)	Xトリソミー (47,XXX)
表現型	男性	男性	女性	女性
特徴	高身長，細長い手足，狭い肩幅。思春期までは身体的には正常範囲内	高身長，他は典型的な男性	低身長，リンパ浮腫，翼状頸，外反肘，性腺機能不全，先天性心疾患のリスク	高身長
思春期以降	二次性徴は未成熟のまま，女性化乳房（両側性），漏斗胸，側弯，肺気腫，慢性甲状腺炎，白血病などを合併することがある。	身長のスパートが大きく，スパート期間も長い。	二次性徴発現不全，無月経，不妊，高血圧，進行性難聴，甲状腺機能低下，糖尿病，骨粗鬆症などを合併することがある。	二次性徴の遅れ，無月経，不妊，早い閉経などを認めることがある。
認知・知性	多くの場合正常範囲内。言語性IQは平均以下のことがある。学習障害を認めることがある。	言語性IQは平均以下。言語発達の遅れ，読書困難などに問題を生じる場合がある。	正常範囲内，空間認知の低下がある。	多くは正常。発達の遅れ，学習障害を認める例はある。
行動	ほとんどの成人では正常な社会生活を営んでいる。	低いIQに関連している。	正常範囲内だが，社会適応が低いことがある。	ほとんどは問題がないが，Xが増えると重症度が増す。
性分化・妊孕性	性腺機能不全，無精子症による男性不妊	正常	性腺機能不全，生成熟の遅れ，不妊。卵子提供で妊娠・出産例あり	早期閉経になることがある。妊娠出産は可能

(Nussbaum RL, et al（福嶋義光訳）：トンプソン&トンプソン遺伝医学．第2版，pp546-547，メディカル・サイエンス・インターナショナル，2017．を参考に作成)

4　前掲1
5　前掲2

(2) ターナー症候群

　ターナー症候群女性は 1,000 ～ 2,000 人に 1 人の頻度で，発生のメカニズムはさまざまである。配偶子の分離異常や正常受精卵の卵割異常があり，母親および父親の年齢増加に関係はみられない。X 染色体短腕にある SHOX 遺伝子の欠失と関係しており，図 3-D-1 に示すような染色体核型，さらに，数的・構造異常の X 染色体と正常核型 46,XX とのモザイクなどさまざまな核型がみられる。93 ～ 99％は妊娠初期の自然流産および死産などで自然淘汰される可能性が高く，生産児が生まれてくる確率は約 1％である[6]。

　身体的特徴としては低身長と二次性徴の欠如があげられる。低身長に対しては成長ホルモン治療が有効であり，最終身長 145.4 cm までは小児慢性特定疾患を申請することで医療費の助成を受けることができる。思春期以降の性腺機能不全に対しては，身長と骨の成熟をみながら成長ホルモン治療と女性ホルモン補充療法（エストロゲン）の併用がなされる[7, 8]。

　ターナー症候群は，核型にかかわらずさまざまな合併症を発症しやすい体質であり，生涯を通して医療支援を必要とし，看護においてもさまざまな場面で出会う機会が高い疾患のひとつといえる。

　性染色体異常は，出生前からかかわる可能性があること，性成熟や性機能低下，身体的特徴，さまざまな合併症をきたす可能性，家族形成や社会生活にかかわる問題などから，周産期，小児期，思春期，成人期各期において医療とかかわる可能性が高い。そのため，性染色体異常の特性を理解しながら，本人や家族へのケアおよび支援，各診療科との調整などが，看護師の役割として重要だといえる。

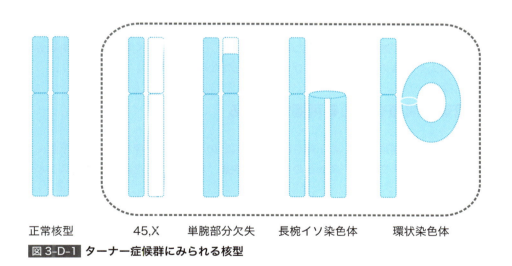

　　　正常核型　　　45,X　　　単腕部分欠失　　　長腕イソ染色体　　　環状染色体

図 3-D-1　ターナー症候群にみられる核型

6　前掲 1
7　緒方　勉：ターナー症候群の遺伝学．メディカルビュー社，2003．
8　前掲 3

2 本人や家族が置かれている状況

1) ターナー症候群診断後，両親から本人への説明に苦慮することが多い

　ターナー症候群は，小児期の低身長を主訴に小児科を受診して，染色体検査を経て診断されることが多い。診断結果を小児科の外来で，両親，時に母親だけに診断名を告げられる場合もある。

　多くの親は，自分の子どもに染色体異常があるという結果にショックを受ける。なかには，呆然としてその後の説明をよく覚えていない，説明を聞いた後どうやって家に帰ったのか覚えていないといった経験をした両親もいる。

　日本では，小児期にターナー症候群と診断されたとき，医師から直接患児へ説明するよりも両親から本人へ段階的に説明をすることが推奨されている。しかし，両親は，低身長で治療が必要なこと，思春期には二次性徴の欠如や遅れがあり，将来子どもをもつことが難しいことなど，誰が，いつ，どのようなタイミングで，どのように本人へ説明をするべきかを悩んでいる。また，母親が本人へ説明する役割を担うことが多く，母親の精神的な負担は大きいと想像できる[9, 10]。

2) ターナー症候群本人は，友人関係，社会生活での問題を抱えることがある

　ターナー症候群と診断されている本人は，友人関係，社会生活で問題を抱えることがある。

　ターナー症候群の心理社会的特徴として，空間認知能力，運動能力，注意力，非言語的記憶の低下などにより，人の表情から感情を読み取ること，周囲とのコミュニケーションを苦手とすることがあり，学校生活でのいじめ，職場社会での人間関係関係に問題を生じることがある。

　すべての人が社会的問題を抱えているわけではないが，当事者の多くは人間関係や社会生活で苦労しており，本人や家族の大きな悩みのひとつになっている[11, 12, 13, 14]。

3) 健康管理の問題を抱える可能性がある

　クラインフェルター症候群は，乳がんや縦隔腫瘍などの悪性腫瘍，甲状腺機能低下症，慢性関節リウマチ，全身性エリテマトーデスなどの自己免疫疾患，糖尿病などを合併するリスクが一般男性より高い[15, 16]。

　ターナー症候群の思春期以降は，肥満，高血圧，糖尿病，甲状腺機能低下症，不妊，骨粗鬆症などの合併症を発症するリスクがあり，健康管理のために定期的な受診が必要になる。しかし，ター

9　前掲3
10　藤田敬之助監修，甲村弘子著：成人ターナー女性　ターナーとして生きる．メディカルビュー社，2007．
11　前掲3
12　前掲10
13　藤田敬之助監修，荒木久美子訳：ターナー女性の学校生活と教育　イギリス・ターナー協会の冊子と我が国の体験談．メディカルビュー社，2016．
14　藤田みどり：ターナー症候群として生きる女性の経験と自己への思い．日本遺伝看護学会誌，9(2)：2-15，2011．
15　前掲1
16　前掲2

ナー症候群について熟知して対応できる医師や看護師に出会うことは至難であり、なかには小児科診療が終わればそのまま医療から遠のいてしまう人や、成人になっても小児科を受診している人もいる[17, 18]。

4) 性のアイデンティティとリプロダクションへ影響を及ぼす可能性がある

　性染色体異常があっても、性機能や性成熟が正常なこともあるが、クラインフェルター症候群やターナー症候群は、性機能低下、性成熟の遅れなどにより、性のアイデンティティやリプロダクションへの影響を及ぼす可能性が高い。

　クラインフェルター症候群男性の多くに正常な思春期の発来がみられるが、二次性徴の発達が不完全であることが多い。一般男性と同様に結婚することができ、性行為においても問題がない。しかし、無精子症による不妊をきっかけで診断されることがあり、本人だけでなく、パートナー（妻）にとっても将来の家族形成や夫婦関係に対して問題を生じる可能性がある。

　ターナー症候群の場合、本人がターナー症候群だと知っていても、その症状について詳しく知らない場合もある。思春期になったとき、背が低く子どものような体型をしている、友人は胸が膨らみブラジャーをしているのに自分はまだ胸が膨らまない、生理が来ないなど、自分の身体に対する不安をもちながら、誰にも相談できず1人で悩んでいることもある。

　ターナー症候群女性が婦人科を受診したとき、「ターナー症候群は子どもを産むことができないから、薬（女性ホルモン）を飲んでも無駄だ」などと、女性性を否定するような対応を受けた人や、ターナー症候群だから恋愛や結婚もできないと思っている本人・家族もいる[19]。

3 アセスメント

1) 身体的側面

　性染色体異常のなかで、医療の介入を必要とする可能性があるクラインフェルター症候群、ターナー症候群を中心に考えたい。

(1) クラインフェルター症候群の身体的特徴

　クラインフェルター症候群の表現型は男性であり、他の性染色体異常疾患と同様に思春期までは正常にみえる。外性器は、小さな精巣、停留精巣、尿道下裂などを認めることがあり、新生児期、乳幼児期の健診などで確認することができるが、クラインフェルター症候群の診断まで至るとは限らない。その他、思春期以降に、下肢が長い高身長、女性化乳房、漏斗胸、側弯などの身体的特徴がみられ、甲状腺機能低下症や糖尿病、自己免疫疾患、悪性腫瘍などが発症する可能性が高く、乳

17　前掲1
18　前掲3
19　Club-Turner.jp　http://www.club-turner.jp/

表 3-D-3 ターナー徴候と合併症

身体的特徴	合併症
・新生児期の手甲部・足背部リンパ浮腫 ・低身長 ・翼状頸 ・眼瞼下垂 ・広い乳頭間隔 ・第 4 指短縮 ・スプーン爪・巻き爪 ・うなじの毛髪生え際低位 ・外反肘 ・母斑（ほくろ） ・馬蹄腎	〈小児期〉 ・大動脈縮窄症 ・大動脈二尖弁 ・中耳炎 〈思春期・成人期以降〉 ・卵巣機能不全 ・肥満 ・甲状腺機能低下症（橋本病） ・糖尿病 ・進行性難聴 ・高血圧 ・大動脈解離 ・不妊 ・骨粗鬆症

がんは一般男性より高く発症するといわれている[20]。

（2）ターナー症候群の身体的特徴

　ターナー症候群の表現型は女性であり，ターナー徴候とよばれる特徴的な症状がある。また，成長に伴い，さまざまな合併症を認めることがある（表 3-D-3）。

　新生児期にみられる大動脈縮窄症は，動脈管に依存している先天性心疾患のため，動脈管が閉鎖することで生命に影響を及ぼす可能性がある。乳児期は哺乳力が弱く，体重の増え方が少ないことがあり，授乳量と体重増加など注意する必要がある。

　低身長は全例に認められ，思春期以降は，卵巣機能不全に加え，肥満，糖尿病，甲状腺機能低下症，高血圧，骨粗鬆症，進行性難聴，不妊などを発症するリスクがある[21]。

（3）性成熟と性機能の特徴

　クラインフェルター症候群は，思春期以降の二次性徴不全があればテストステロン補充療法が有効である。性機能は問題ないが無精子症による不妊がみられる[22]。

　ターナー症候群は 5 〜 20％で自然に二次性徴を認めるが，多くは二次性徴の欠如または遅れがある。女性ホルモン補充療法開始時期は，最終身長や二次性徴の発来と関係しているため，身長と合わせて性成熟に関する情報を得る必要がある。卵巣機能不全があれば不妊となる[23]。

　思春期以降のターナー症候群女性にかかわる場合，性成熟や性機能，不妊に関する悩みを誰にも相談できずに悩んでいる場合もある[24, 25, 26]。

20　前掲 1
21　前掲 3
22　前掲 1
23　前掲 3

2）遺伝学的側面

　性染色体異常は，G-バンド分析やFISH検査（p235を参照）などの染色体検査で診断が可能である。

　クラインフェルター症候群の核型には，47,XXY，48,XXXYなどがあり，出生前検査で偶然見つかることや，小児期の外性器異常のために染色体検査をしたときに診断されることはあるが，多くは男性不妊が原因で，染色体検査をして診断されている[27]。

　ターナー症候群は，低身長やターナー徴候，卵巣機能不全などの症状があれば染色体検査が行われる。図3-D-1（前掲）でみられる核型，正常核型とのモザイク，まれにY染色体成分を含む核型もみられる。低身長をきっかけに小児期で診断されることが多い。次に，二次性徴の遅れのために思春期頃に診断されることが多い。その他，出生前検査，先天性心疾患を生じる新生児期，不妊時に診断されることもある。

　核型によって症状が大きく変わることはないが，Y染色体成分を含む核型の場合は性腺芽細胞腫の発症リスクがあり，環状染色体を有する場合は知的発達に影響を及ぼす可能性がある[28,29]。

3）心理社会的側面

（1）クラインフェルター症候群の場合

　クラインフェルター症候群の男性は，言語理解と言語能力は一般男性に比べ低く，内気な性格，自己主張が苦手，うつ病発症リスクなどがあるが，多くは正常な社会生活を送ることが可能である。しかし，男性不妊のために，男性としての役割やアイデンティティの低下，夫婦関係にも影響を及ぼす可能性がある。診断後は，本人の状況だけでなく夫婦関係の情報も確認しておきたい。

（2）ターナー症候群の場合

　両親は，子どもが性染色体異常であること，性機能に問題を生じる可能性があることにショックを受けることがほとんどである。

　本人の場合，ターナー症候群と知ったことで自分のことを理解できてすっきりしたという人もいれば，身体的特徴を否定的にとらえ，恋愛，結婚，妊娠や出産をすることができないと思い，ターナー症候群である自分自身を受け入れられず悩んでいる人もいる。Y染色体を含む核型をもっている場合，「自分は本当に女性なのだろうか」と，女性としてのアイデンティティに悩む人もいる。

　その他，ターナー症候群は，視空間認知・視覚的記憶の低下や，社会性に乏しいなどの心理社会的特徴をもつことがある。人の表情を読み取ることが苦手とすることで，学校でのいじめや，職場

24　Sutton EJ, et al：Turner syndrome four challenges across the lifespan．American Journal of Medical Genetics，139A（2）：57-66，2005．
25　前掲12
26　前掲14
27　前掲1
28　前掲3
29　前掲7

での人間関係がうまくいかないなどの問題を抱えることも少なくない[30, 31, 32, 33, 34]。

　ターナー症候群と診断された後，両親の心理的状況だけでなく，本人が自己をどのようにとらえているのか，友人関係を含む人間関係に問題を生じていないかなどを確認しておきたい。

4 看護

　ここでは，ターナー症候群の看護について解説する。

1）情報収集

① 身体的特徴，染色体検査の結果，性成熟と性機能
② 性染色体異常に特徴的な合併症の有無と医療的介入の有無
③ 性染色体異常について，いつ，だれが，どのように本人へ説明したのか
④ 性染色体異常と診断された後の本人や家族の反応
⑤ 本人の学校での成績，家族・学校・職場での人間関係，心理社会的側面
⑥ 結婚やリプロダクションに対する思い

2）次子の妊娠・出産，出生前検査を受ける妊婦に対する支援

　性染色体異常疾患は，次子が同じような疾患となる可能性は低く1％未満である。しかし，次子の妊娠・出産を希望する場合は，出生前検査に関する情報を伝える必要がある。
　現在，日本では出生前検査のひとつである母体血を用いた新しい出生前遺伝学的検査（non-invasive prenatal genetic testing；NIPT）が実施されているが，常染色体13番目，18番目，21番目のみが対象であり，性染色体異常を見つけることはできないこと，羊水検査や絨毛検査で偶発的に性染色体異常が見つかる可能性があることを情報として伝える必要がある。偶発的に性染色体異常の結果を知った場合，遺伝カウンセリング外来，産科，新生児科，小児科と連携しながら妊娠継続に関する妊婦の意思決定を支援していく必要がある。

3）ターナー症候群と診断された本人と家族へのケア

　ターナー症候群は，周産期，小児期，思春期，成人期におけるさまざまな場面で本人や家族とかかわりをもつ可能性が高い。

30　前掲 3
31　前掲 10
32　前掲 13
33　前掲 14
34　前掲 24

(1) 告知後の両親と本人の状況把握と支援

　染色体検査について医師が説明をするとき，看護師も同席して本人や家族の反応を見ながらきめ細やかな対応をしていく必要がある。説明の場に立ち会うことができなければ，本人や家族とゆっくりと話をできる時間とプライバシーを確保できる場所を用意し，本人や家族が置かれている状況をアセスメントしながら，わかりやすい言葉を使って説明し，相手を気づかいながら対応していく必要がある。場合によっては，臨床心理士や精神科領域へ相談できるように調整をする[35]。

　外来での場合，初診時の問診票，他施設からの紹介状，医師の臨床記録などから本人や家族の情報を収集し，染色体検査の説明や告知の場に立ち会うことができるように，外来スタッフと調整することも必要になる。

(2) 家族および本人への心理的支援

　子どもがターナー症候群と診断された両親は，子どもが性染色体異常であるというストレスだけでなく，子育て，子どもへの告知，成長発達，子どもの将来や結婚などに対してつねに不安をもっている。一般的ではあるが，低身長の子どもに対して過保護になる傾向にもなる。

　子どもがターナー症候群という状況に両親が適応できなければ，家族関係にも悪影響を及ぼしかねない。両親のストレスフルな状況や自己効力感の低下している状況が継続すると，抑うつや不適応な状態に陥りやすく，現状を受け入れ回復していくことが困難な状況になりやすい。

　本人においては，身体的な悩み，女性としてのアイデンティティ，健康問題，家族・友人・職場関係の悩みから，自己効力感が低下する状態に陥りやすい。また，思春期以降では，自分の悩みや思いを誰にも相談することができず，1人で悩んでいる場合もある[36,37,38,39]。

　本人，家族それぞれの思いを時間と場所を確保したうえで傾聴し，必要であれば専門の診療科（小児内分泌科，内分泌内科，婦人科，耳鼻科，精神科など），遺伝カウンセリング，臨床心理士などへつなぐことができるようにする。

(3) 思春期以降における健康管理への支援

　思春期以降の健康管理維持のため，日本小児内分泌学会が健康管理手帳（ヘルスケアブック）を作成している（図3-D-2）。ヘルスケアブックには，必要な検査項目があらかじめあげられており，検査を実施した日，検査値などを自分で書き込み，これを持参して医療機関へ受診することができる。

　継続した健康管理の必要性を本人や家族が理解できるように説明を行い，かつ，ヘルスケアブックを活用しながら，本人が思春期以降の健康管理をできるように支援していく必要がある。

35　荒木奈緒：子どもの Bad News を親に伝えるとき・伝えた後の看護師の対応．小児看護，35(3)：295-299，2012．
36　前掲24
37　前掲14
38　葛西真紀子，藤井美沙子：レジリエンスの形成過程　回想された両親像に注目して．鳴門教育大学研究紀要，28：295-306，2013．
39　筒井真優美監修，江本リナ，川奈るり編集：小児看護学　子どもと家族の示す行動への判断とケア．第8版，日総研出版，2016．

健康管理の記録

チェック項目	チェックの間隔	年 月 日	年 月 日	年 月 日	年 月 日	年 月 日
受診医療機関名						
身長 体重 BMI※1 血圧測定	診察ごと					
糖尿病の検査 血糖・尿糖・ヘモグロビンA1c	6カ月～1年に1度					
甲状腺機能 抗甲状腺抗体・甲状腺機能						
肝機能 血液検査						
腎機能 検尿、血液検査、腎エコー※2						
心・血管系疾患 心エコー、MRI	1年、または、3年に1度※3					
耳鼻科的検査 聴力検査	3～5年に1度					
骨粗しょう症の検査 骨密度測定						
その他 （必要であれば追加してください）						

※1 BMI＝体重(kg)÷{身長(m)}²
※2 形のうえで異常のない人でも一度は受ける。水腎症や尿路感染症のある人は定期的に受ける。
※3 生まれつき大動脈縮窄や大動脈二尖弁のある人、大動脈起始部の拡張がある人、高血圧のある人は、1年に1回心エコー。必要ならMRI。それらのない人は約3年に1度。

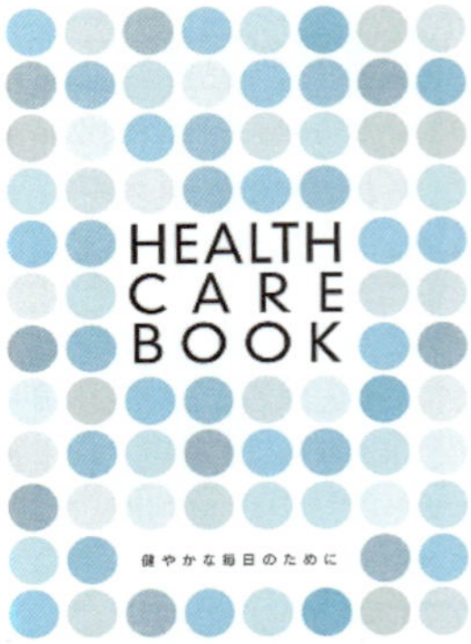

図 3-D-2 日本小児内分泌学会が発行する健康管理手帳（ヘルスケアブック）

（4）性機能と妊娠・出産への支援

ターナー症候群で卵巣機能不全があっても，恋愛や結婚，性行為などには問題がないことを伝える必要がある。周期的で自然な生理を認める場合は自然妊娠や出産もありうるが，児の染色体異常や先天奇形の発症リスクが高率であること，不妊であっても養子縁組制度や第三者からの卵子提供を受けて妊娠・出産が可能になってきていることを情報として伝える。

当事者本人の妊娠・出産はリスクが高く，流早産だけでなく本人の心血管系の異常や腎機能低下などで生命を脅かす可能性があり，慎重な周産期管理が必要となる。遺伝カウンセリング外来，産科外来，産科病棟，小児科や新生児科との連携が必要になるため，それぞれの診療科との情報交換や調整をしていくことは，看護師の役割として重要である。

（5）本人と家族会の紹介

“ターナー症候群本人と家族の会”へ参加することは，ターナー症候群に関する知識や情報を得るだけでなく，交流を通してお互いの体験を話し，「自分だけじゃない」と安心する機会となる。会と出会うことで自信をもつことができ，自己効力感を高めることも期待できる。

日本では，Club-Turner（http://www.club-turner.jp/）が国内にあるターナー症候群コミュニティの会を紹介しており，それぞれのウェブサイトへ簡単にアクセスできる。会での活動内容，ターナー症候群に関する情報，書籍の紹介，本人や家族の体験などが掲載されており，本人や家族の相談窓口にもなっている[40]。

40 前掲 19

5 事例

「なぜ二次性徴が起こりにくいのですか？」
〜思春期になったターナー症候群の事例〜

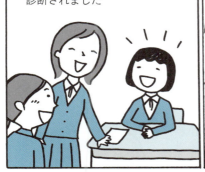
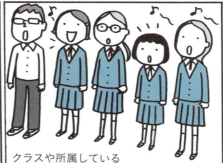
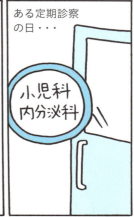
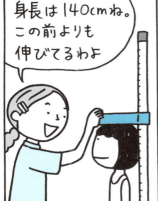
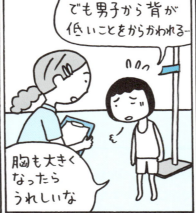
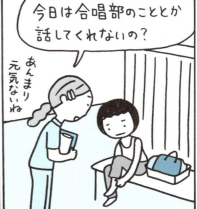
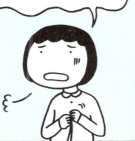
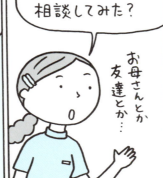
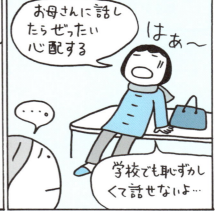

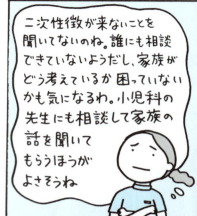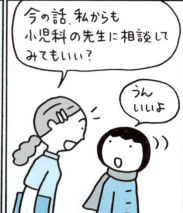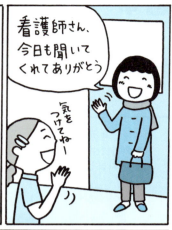

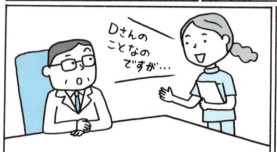

この後，看護師は小児科の医師へDさんの心配事を伝え，思春期になったDさんへの対応について母親と話したいことを提案して，医師もそれに同意しました

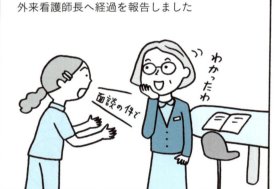

それから，面談の時間と部屋を調整するために，外来看護師長へ経過を報告しました

― 事例から学びたいポイント ―
- 思春期に入ったターナー症候群の娘をもつ母親の悩みを傾聴し，夫との相談や家族会との交流を支援するなど，1人で悩むことがないようにかかわる。
- 性腺機能不全についてDさんへの伝え方を提案し，思春期を迎えたDさんにあった対応をアドバイスする。

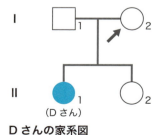

Dさんの家系図

これまでの詳しい経過

- 患者： Dさん14歳（中学2年生）
- 診断時期と診断名： 8歳，核型45,Xのターナー症候群
- 家族： 父（45歳），母（40歳），妹（11歳）
- 臨床所見： 低身長，翼状頸，外反肘，スプーン爪，母斑，性腺機能不全
- 合併症： 中耳炎，性腺機能不全による二次性徴遅延
- 治療： 低身長のため8歳から成長ホルモン治療中

　Dさんを妊娠中，母子ともに問題はなく，出生時にDさんの手足に軽い浮腫がみられた程度であった。Dさんが2歳を過ぎた頃から中耳炎を繰り返していたため，耳鼻科をよく受診していた。3歳頃から低身長を指摘されたが，様子観察していた。

　8歳の時の身長が107cm（−3.3SD）で，妹とあまり変わらなかったため，大学病院小児科を受診した。臨床所見から，性染色体異常であるターナー症候群の疑いがあり，染色体検査実施の説明を受けた。1カ月後，核型が45,Xのターナー症候群と診断され，それが低身長の原因だと両親へ説明された。成長ホルモン治療で145cmぐらいまで身長を伸ばすことができること，ターナー症候群の多くに性腺機能不全があり思春期頃の二次性徴が自然には来ないこと，二次性徴発来のために女性ホルモン補充療法が必要なこと，将来不妊になること，思春期以降はさまざまな合併症を発症しやすいため，定期的な受診が必要であることがあわせて説明された。また，医師からは，本人への説明は両親から少しずつ段階的にしたほうがよいとのアドバイスも受け，診断から半年後，低身長の原因はターナー症候群という病気のためで，成長ホルモン治療で身長を伸ばすことができると，母親からDさんへ説明した。診断後は，定期的に小児科を受診している。

その後の看護展開

　中学生2年生の夏休みに受診した時，小児科医師から母親へ，女性ホルモンの併用をそろそろ始めたいと説明があった。しかし，母親は，ターナー症候群について，低身長と成長ホルモン治療以外のことはDさんへ伝えていない。

●母親の状況把握と看護支援
〈母親の状況把握〉
　母親は以前から，Dさんが中学生になったら女性ホルモン治療を始めようと医師から聞いていたので，そのことを相談したいと思っていたが，医師のほうから，そろそろ女性ホ

ルモン治療の併用を始めてもよいでしょうと説明されたことで，母親は困った表情をみせた．

母親は，Dさんの身長をもう少し伸ばしたいと思っていること，DさんにはターナS症候群について成長ホルモン治療で低身長が治るとしか話しておらず，性腺機能不全のために二次性徴が来ないことや不妊のことなどはまだ話していないと医師へ伝えた．

医師は，診察前に看護師からDさんの心配事について聞いていたので，母親へ「一度看護師と話をして，Dさんのことについて相談をしてはどうでしょうか」と提案した．母親も「そうしたい」と返事した．

診察後，看護師は自己紹介をした後に用意していた部屋へ母親を案内した．「お母さんはDさんのことで何か悩まれているのですか」と話を切り出した．

母親は，Dさんの身長をもう少し伸ばしたいと思っていることや，性腺機能不全について説明していないので，今後始まる女性ホルモン治療についてどう伝えたらよいかわからないことを看護師へ話した．その他に，不妊だと結婚も難しくなるのではないかと心配していること，インターネットでターナー症候群を調べたことがあるが，あまり良いことが書かれていなかったので1回見ただけでやめたこと，夫に相談して一緒に考えてほしいと思っているが，生理や不妊に関することなので話をしづらいことを涙を浮かべながら話をした．

〈夫への対応について〉

ターナー症候群についてDさんへ説明をする役割を1人で抱えている母親のつらさを理解していることを伝えた．母親のためにも夫の協力が必要であると判断し，母親が夫への相談をためらっている二次性徴や女性ホルモン補充療法について，医師から夫へ説明できないか確認すると母親へ伝えた．

〈Dさんへの説明について〉

現時点で性機能に関するすべてを説明する必要はないことを伝えた．「身長をもう少し伸ばすために女性ホルモン治療をする」「生理になりにくい体質だけど，成長ホルモン治療と一緒に女性ホルモン治療をすると胸が大きくなり生理が来る」など，思春期に起こる身体の変化に限定して説明してはどうかと提案した．もし，母親の負担が大きいようであれば，医師から説明してもらえるように調整することが可能だと伝えた．

〈不妊と健康管理について〉

将来のDさんの不妊については，生殖医療が進歩していく可能性や，第三者からの卵子提供で妊娠・出産が可能になってきているという情報を伝えた．さらに，将来Dさんが妊娠・出産をすることになった場合の身体の準備や，今後の健康管理のためにも女性ホルモン補充療法が必要だと説明した．

〈思春期になったDさんへの対応〉

Dさんの低身長のために母親が過保護傾向になり，年齢に見合った対応をしていない可能性もあると考え，ブラジャーや生理用品の準備など，14歳のDさんに合った対応をしたほうがよいとアドバイスをした．

〈家族会の紹介〉
　ターナー症候群の知識や情報を得る手段として，"ターナー症候群本人と家族の会"の存在を伝え，会へはインターネットからアクセスできること，会には相談窓口もあることを情報として伝えた。
〈医師との調整〉
　面談した看護師は，母親との面談内容を医師へ報告し，次回受診時に医師から夫へ，Dさんの二次性徴や女性ホルモン治療について説明できるように調整した。

● **看護師がかかわった後の経過**

　母親は夫に外来であったことを話したところ，夫は一緒に病院へ行き，医師と話をすることを約束した。夫婦で"ターナー症候群本人と家族の会"のウェブサイトを見て，まずは夫婦で会に参加してみようと話し合った。

　看護師と話をした母親は，Dさんと一緒にブラジャーを買いに出かけた。また，悩んだ末，Dさんは生理が来にくい体質だけど，女性ホルモンを足すことで胸が膨らみ生理が来ると，Dさんに合った説明を夏休み中にすることができた。

　母親は，今後のDさんの恋愛や結婚，不妊など，悩みは尽きないが，また誰かに相談しながら考えていこうと思えるようになった。

E [小児期の遺伝/ゲノム看護] 保因者ケア

1 代表的な疾患

　メンデル遺伝病は1つの遺伝子によって発現する疾患である。メンデル遺伝については，Ⅴ章で説明しているが，本項目に必要な内容をまとめておく。

　原因となる遺伝子（責任遺伝子）が特定されているおもなメンデル遺伝病のうち，比較的頻度が高く，看護師が対応する場面が想定される疾患は，X連鎖性劣性遺伝病であるデュシェンヌ型筋ジストロフィー（Duchenne musculer dystrophy；DMD），血友病A・Bである。またファブリー病は，X連鎖性遺伝形式で遺伝子は受け継がれるが，保因女性でも発症することが多いことから，X関連性疾患とも表現される特殊な疾患である。近年，診断技術が確立し，酵素補充療法が可能となったため，今後，対応が増える可能性がある。

　常染色体上で遺伝子は対になって存在している。性染色体については，女性の場合はX染色体上で遺伝子が対になっており，男性の場合はX染色体とY染色体上の遺伝子は，短腕先端部（PAR）以外は異なるため，X，Yそれぞれの染色体上に異なる遺伝子が存在する。常染色体や女性のX染色体では，遺伝子が対になって存在する。遺伝子は両親より1つずつ受け継ぐ。つまり，対になった遺伝子の片方は父由来，もう片方は母由来である。

1）保因者の遺伝的特性

　常染色体優性遺伝病とX連鎖優性遺伝病は，対になった責任遺伝子の片方に変異がある場合に罹患する。一方で，常染色体劣性遺伝病とX連鎖劣性遺伝病の場合，責任遺伝子に変異があっても多くの場合は発症しない。このような人を保因者といい，本項目の対象となる。

　メンデル遺伝病以外では，染色体の一部が他の染色体の一部と入れ替わる均衡型転座である場合も保因者という。転座保因者の場合，染色体の総量に変化がないため無症状であり，ほとんどは気づかない。しかし，減数分裂の段階で不均衡が起こるため，流産を繰り返すことや，染色体の一部が欠損または過剰な子どもを出生することで，その親が転座保因者とわかることがある。

　保因者診断とは，ある疾患について，その時点では発症していない家族や相談者に対して，罹患者の遺伝子検査の情報をもとに，原因あるいは関連のある遺伝子変異をもっているかどうかを調べることをいう。保因者であった場合は，本人は発症しなくても，次世代にその遺伝子を継承する可能性がある。また，同胞がいる場合は同胞も保因者である可能性がある。そのため，検査の受検に関しては十分な配慮が必要である。

　ここでは，デュシェンヌ型筋ジストロフィー（DMD）を例にあげて説明する。

2）デュシェンヌ型筋ジストロフィー（DMD）

DMDは，ジストロフィン遺伝子変異によるX連鎖劣性遺伝病で，発症頻度は男児出生3,000人に1人程度といわれている。

2歳頃に下腿の肥大が生じ，3〜5歳に転びやすいことや，走れないことで，発症に気づかれる。偶然に実施した採血で高CK（creatine kinase）血症が見つかり，発症前診断に至る場合もある。運動能力は5歳頃をピークに徐々に症状が進行する。10歳頃に車椅子生活となり，数年で側弯の出現，進行をみとめることが多い。多くは，10歳以降に呼吸不全，心筋症を認めるようになるが，個人差が大きい。

おもな治療は，関節可動性の促進および拘縮予防のためのリハビリテーション，側弯に対する姿勢保持のポジショニングや治療，筋機能向上のためのステロイド治療，心筋症に対する治療，慢性呼吸不全に対する呼吸リハビリテーションおよび非侵襲的陽圧換気療法（NPPV）の使用などであり，これらを適切な時期に開始する。また，予防接種や骨折予防を目的としてビタミンDやカルシウムが豊富な食事をとること，肥満予防などの日常的なケアによって，二次的合併症を予防する。根本的治療がなく寿命は10代といわれてきたが，症状に合わせた包括的な治療・ケアにより，近年では30才程度まで延長している[1]。

遺伝子検査は，保険適用されているMLPA（multiplex ligation probe amplification）法を用いることで，約70％の患者でエクソンの欠失・重複が判定できる。ジストロフィン遺伝子変異の種類はエクソン単位の欠失が約60％，重複が10％，30％が点変異などの微細な変異といわれている[2]。その他，ジストロフィンタンパクの異常は筋生検によりジストロフィン免疫染色で評価する。

また近年，「エクソンスキップ治療」の治験が開始されている。責任遺伝子であるジストロフィン遺伝子は非常に大きな遺伝子で，変異の起こり方よって症状の現れ方が異なってくる。「エクソンスキップ治療」は，遺伝子変異が起こっている部分の翻訳を行わないようにすることで，生成を阻害されるタンパク質を最小限に抑え，症状を軽減することが期待される。しかしながら，この治療の適応となる遺伝子変異はごく一部の変異に限られる。

2 本人や家族が置かれている状況

1）保因者であることに気づいていない場合がある

常染色体劣性遺伝病の場合，保因者は無症状であることから，罹患した子どもが生まれてはじめて両親が保因者であることがわかる。X連鎖劣性遺伝病の保因者も，DMDや血友病の場合は軽度の症状が現れる場合があるが，その他の疾患ではほとんど無症状である。いずれの場合も，罹患した子どもが生まれる，身近に罹患者がいるなどの状況を経験することによって，遺伝が関与する病

---

1 デュシェンヌ型筋ジストロフィー診療ガイドライン．2014.
 https://www.neurology-jp.org/guidelinem/dmd.html（2017.2.9. 閲覧）
2 前掲1

気であることを意識することが多い。そのため，長期間罹患者がなく，遺伝情報のみ受け継がれている場合は，自身が保因者であることに気がつかない。また近年，少子化や家族のあり方の多様化により，遺伝的には身近な罹患者がいても，その情報が家族内で把握されていない場合もあり，保因者の可能性があることに気づくことが難しい状況もある。

2) 保因者も症状が現れることを知らない場合がある

DMDや血友病では，保因者であっても症状が現れる場合がある。身近に罹患者がいる場合は，罹患者が専門機関を定期受診することで，保因者も一緒に症状が出現していないかをチェックすることが可能である。しかし，罹患者がいなかったり，保因者にも症状が現れる可能性があることを知らなかったならば，気づかれずに放置されていることや，症状が現れていたとしても，保因する劣性遺伝病の症状と気づかないままフォローされている可能性がある。

3) 保因者である親は自責の念をもつことが多い

常染色体劣性遺伝病の場合，子どもが病気であることを知ると同時に，両親がその病気の保因者であることを同時に受け止めなければならない。両親は無症状であるのに，両親のもつ病気の遺伝子のせいで，子どもに病気の苦しみを与えてしまうととらえる場合がある。

X連鎖性劣性遺伝病の場合では，罹患者のほとんどは男性であるが，遺伝情報は，母親（女系）を介して次世代に伝わっていくため，母親が強い自責をもつことが多い。また，X連鎖性劣性遺伝病の保因者であることを知らずに，結婚，妊娠，出産に至った場合，配偶者（父親）の受ける衝撃も大きく，母親を感情的に責めることもありうる。さらに，子どもが保因者であった場合も，母親と同じ思いをさせてしまうかもしれないという不安がある。罹患した子どもに対しての自責だけでなく，非罹患のきょうだいがいる場合，両親が，子どもが保因者かどうかを知りたい，保因者でないことを確認して安心したいと思うことは，自然なことかもしれない。

4) 子どもの保因者診断をいつ行うかの判断が難しい

2003年に出されたUNESCO「ヒト遺伝情報による国際宣言」[3] 第8条 (d) で，未成年者に行う遺伝学的検査について，「診断および医療において，未成年者と同意することのできない成人の遺伝学的検診と遺伝学的検査は，当事者の健康に重要な意味を有し，かつ最善の利益に関連する場合のみ通常は倫理的に受け入れ可能である」（松田一郎訳）[4] と記載されている。

日本医学会の「医療における遺伝学的検査・診断に関するガイドライン」（2011年）[5] では，非

---

[3] UNESCO：International Declaration on Human Genetic Data.
 http://portal.unesco.org/en/ev.php-URL_ID=17720&URL_DO=DO_TOPIC&URL_SECTION=201.html（2017.2.9.閲覧）
[4] 松田一郎：遺伝子診断の生命医学倫理．小児科診療，72(1)：157-162，2009．
[5] 日本医学会：医療における遺伝学的検査・診断に関するガイドライン．2011．
 http://jams.med.or.jp/guideline/genetics-diagnosis.pdf（2017.2.9.閲覧）

発症保因者診断は，「通常は当該疾患を発症せず治療の必要がない者に対する検査であり，原則的には本人の同意が得られない状況での検査は特別な理由がない限り実施すべきでない」と示されている。さらに，2013年に出された「同　Q&A」[6]では，非発症保因者診断や成年期以降に発症する疾患の発症前診断など，未成年のうちに遺伝学的検査を実施しないことの健康管理上のデメリットがない場合は，本人が成人し，自律的に判断できるようになるまで実施を延期すべきと明記されている。

　この指針をふまえ，小児科学会の「遺伝学的検査 Q and A」（2013年）[7]では，遺伝学的検査実施において，代諾者へのインフォームド・コンセントとともに，発達に応じた本人の承諾（インフォームド・アセント）が必要であること，さらに，おおむね中学生以上の年齢で同意能力があると判断された場合は，本人へのインフォームド・コンセントを考慮することが示されている。あわせて，保護者などの代諾により小児期に実施した遺伝学的検査の結果告知の時期は，「おおむね16歳以上を原則とするが，将来発症することのない保因者診断や青年期以降にのみ発症する可能性のある発症前診断は，原則，行うべきではない」と記載されている。

　以上のことから，主治医と保護者の十分な話し合いのもと，疾患の特徴をふまえ，保因者であるかどうかを知ることが，その子にとって健康管理や生活環境の調整に利益があると考えられるかについて検討する必要がある。小児期は，言語理解，認知，経験からの総合的な判断などが発達途上である。これらの知的発達が保因者診断受検の意思決定ができる状態に達したときに，その子自身が決定する機会を残しておくべきである。医療者として，遺伝情報は究極の個人情報であること，さらに本人が「知る権利」と同様に「知らされない権利」があることを十分に理解しておくことが重要である。とくに「知らされない権利」を守ることは「知る権利」を守ることより難しい。

3 アセスメント

1）身体的側面

　常染色体劣性遺伝病の保因者は，病気を発症することがないため，身体的な問題はない。

　しかし，X連鎖劣性遺伝病の保因者女性は，X染色体不活化によって病気の症状が出現することがある。女性の2本のX染色体のうち，1本はその働きを眠らせる不活化が起こる。X染色体不活化が2本のX染色体のどちらに起こるかは，優性/劣性に関係なく，かつ細胞ごとにランダムに起こるとされており，不活化されたX染色体に病気を発症しない野生型遺伝子が存在した場合，劣性である変異遺伝子の形質が発現する場合がある。そのため，症状出現の頻度や重症度は個人差が大きい。

---

[6] 日本医学会：医療における遺伝学的検査・診断に関するガイドライン　Q&A．2013．
　　http://jams.med.or.jp/guideline/genetics-diagnosis_qa.html（2017.2.9. 閲覧）
[7] 日本小児科学会：遺伝学的検査 Q and A．2013．
　　https://www.jpeds.or.jp/uploads/files/saisin_130711.pdf#search=%27%E5%B0%8F%E5%85%90%E7%A7%91%E5%8C%BB%E4%BC%9A+%E4%BF%9D%E5%9B%A0%E8%80%85%E8%A8%BA%E6%96%ADQ%26A%27
　　（2017.2.9. 閲覧）

DMD保因者の76％はとくに症状がないが，軽度〜中等度の筋力低下19％，筋痛/筋けいれん5％，左心室拡張19％，拡張型心筋症8％などの症状や徴候が出現すると報告されている[8]。小児期に必ずしも保因者診断を受検する必要はないが，幼少期より転びやすい，持久力などの日常動作における運動能力の観察を指導する。また，心筋症は，症状が出現することが多い10才以降より，定期的な循環器内科の受診をすすめる。

非常に低い頻度ではあるが，性染色体がX染色体1本のみ（ターナー症候群）でジストロフィン遺伝子変異を有する場合は，女児でもDMDを発症する。

保因者で症状が現れる疾患として，DMDの他に血友病がよく知られている。保因者に対しても，疾患特有の症状についてのアセスメントが必要である。

2）遺伝的側面

常染色体劣性遺伝病では，近親者に発症者がいない場合は，ほとんどが遺伝子変異の保因者であることにまったく気づくことなく過ごす。すべてのヒトは疾患に関連する劣性遺伝子を58〜80個程度はもっているといわれている。医療者として，たまたま保因者同士が出会ったということではなく，誰でも常染色体劣性遺伝病の子を産む可能性があるという認識をもっておきたい。さらに，近親者ではこれらのうちのいくつかが同じ遺伝子変異をもつ可能性が高いため，近親婚では発症の可能性が高くなる。また，近親者に発症者がいる場合は，発症者の両親は保因者，発症者の同胞は50％の確率で保因者となる（図3-E-1）。同胞が保因者でその配偶者も保因者である確率は非常に低いが，近親婚の場合は，配偶者も保因者である可能性が高くなる。配偶者が正常であった場合は病気を発症しないが，50％の確率で変異遺伝子は子世代に受け継がれる。

DMDをはじめとするX連鎖劣性遺伝病の保因者女性が正常な男性配偶者との間にもつ子どもは，男性であれば罹患と非罹患が50％ずつ，女性の場合は非罹患と保因者の確率は50％ずつである（図3-E-2）。1）の身体的側面の項でも述べたように，保因者の場合でも，X染色体不活化により疾患の症状が現れる場合があることも忘れてはならない。X連鎖劣性遺伝病は，女性保因者を通じて家族内で遺伝子変異が受け継がれ，男性が遺伝子変異をもつと発症するため，身近な近親者に発症者がいれば，家系図を書くことで女性保因者であることを予測できる場合がある。しかし近年，家族形態の多様化や個人情報に関する意識の社会的な変化などにより，血縁者の健康問題について知る機会が限られる傾向にあり，詳細な家系図を作成することが難しくなってきている。また，子どもの数や婚姻状況などの影響により，長期間にわたり家族内に発症者がない場合も考えられる。

近親者に常染色体劣性遺伝病の発症者やX連鎖劣性遺伝病の発症者，もしくは保因者がいる場合は，保因者診断受検の意思決定や結婚・妊娠・出産などの場面で，遺伝カウンセリングのニーズが非常に高くなる。

---

[8] Basil TD, et al：Dystrophinopathies. In：GeneReviews at GeneTests：Medical Genetics Information Resource (database online), 2014, Copyright, University of Washington, Seattle, 1997-2015. http://www.genetests.org.（2017.2.9. 閲覧）

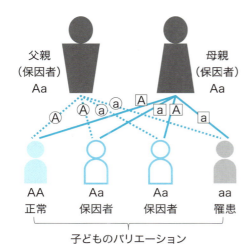

図 3-E-1 常染色体劣性遺伝病における子どもの遺伝情報のバリエーション

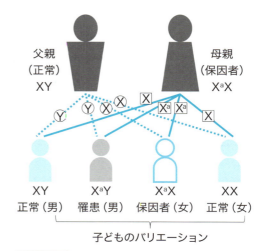

図 3-E-2 X 連鎖劣性遺伝病における子どもの遺伝情報のバリエーション

3）心理社会的側面

　常染色体劣性遺伝病の場合は，罹患した子が生まれることによって，両親は自分達が保因者であることを知る場合がほとんどである。そのため，両親は子どもが病気であったことの受け止めと同時に，自身が保因者であることや，罹患した子に兄弟姉妹がいた場合は兄弟姉妹も保因者である可能性があることなどとも向き合わなければならない。病気の子どもに対する医療的情報や利用できる社会制度について情報提供するとともに，両親自身が保因者であることをふまえた精神的なケアが必要である。両親は，病気の子どもに対する自責とともに，同胞が保因者であった場合は両親と同じ不安をもつ可能性があること，少し落ち着いた頃には次子をどうするかなどの具体的な問題も出てくる。そこには，保因者である両親は症状がないが，病気の遺伝情報を受け継ぐことで，子どもにつらい思いはさせたくない，という両親の子どもを思う気持ちがある。

　X 連鎖劣性遺伝病で身近に罹患者がいた場合は，保因者の病気に対する認識やどのような説明を受けてきたか，周囲の理解や援助などについて十分に話を聞く必要がある。X 連鎖劣性遺伝病の罹患者は一部の例外を除いて男性であるが，遺伝情報そのものは，保因者である母親から受け継がれる。そのため，遺伝形式の説明を受けることで，母親が自分のせいで子どもが病気になったと自分を責める可能性がある。配偶者やその親からの理解が得られているかどうかも，母親の心理面に大きく影響する。また，保因者である母親にとって，子どもが罹患していなくても，保因者としてその情報を受け継ぐこと自体が不安である。つまり，母親自身も傷ついており，できるなら自分と同じ経験や思いをわが子にさせたくないと思うことが想像できる。自分の子どもが病気や障がいがなく育つことを望む気持ちは親として当然の願いである。そのような気持ちに寄り添いながら，子どもの病気について，保因者である可能性について，いつ，何を，どのように話していくかをともに考えていく姿勢が大切である。

4 看護

1) 自責へのケア

　p118 でも述べたように，小児期における保因者診断の受検対象は，原則的に「その子にとって健康管理上のメリットが大きい場合」である。健康上のメリットとは，保因者であることがわかれば，治療の早期開始や健康管理に役立つ場合である。それ以外の場合は，子どもが成長し，保因者診断の受検を自身で決定する機会を奪うべきではないことを十分に説明する必要がある。また，保因者診断が意味ある意思決定につながるのは X 連鎖劣性遺伝病の場合である。常染色体劣性遺伝病に関する保因者診断は，血族婚を除いては一般の発症頻度と変わらないため，調べたとしてもほとんどの場合は検査の意味をもたないことを理解してもらう必要がある。X 連鎖劣性遺伝病の場合は，保因者である可能性のある子どもが，自分の意思で保因者診断を受検する意思決定をできる年代に達したとき，または，結婚や妊娠などの際に，本人の意思決定を支援する手段として遺伝カウンセリングがあることを保護者からも子どもへ伝えてほしい。

　DMD の場合，保因者診断を早期に受けても，早期の治療にはつながらない。保因者でも，X 染色体不活化によって筋力や心機能の低下などが出現する可能性がある。頻度や症状，いつ頃から出現するかを説明し，子どもの日常の様子を愛情をもって観察することが，症状出現の早期発見や丁寧な健康管理につながる。あわせて，保因者である母親も，子どもと一緒に定期受診することをすすめる。

　一方で，子どもに保因者診断を受けさせたいと思う親の気持ちに理解を示すことも大切である。両親が子どもの保因者診断を希望する理由として，子どものためにできることをしたいこと，「保因者でない」ことをわかって安心したいことなどが考えられる。子どもに保因者診断を受けさせたいと考えるに至った経緯を，両親の経験や思いを含めて傾聴する。両親も，保因者であり，病気をもった子どもが生まれたことや子どもが保因者である可能性により，さまざまな思いを抱えたケアの対象者である。母親は，妊娠中の生活習慣が影響しているのではないかという不安から自分を責める場合が多い。とくに X 連鎖劣性遺伝病の場合は，母系による遺伝情報の伝達であることの説明を，「自分が原因」と誤解してしまう場合もある。また，配偶者やその両親の理解の状況によっては，母親が責められてしまう場合も想定される。病気の原因は，遺伝子の変化によるものであり，母親のせいではないことが伝わるよう，母親が遺伝についてどのように認識しているか，配偶者やその両親の理解が得られているかを確認しながら，丁寧に説明することが重要である。

2) 保因者の可能性があるきょうだいへのケア

　DMD の場合，保因者であっても軽度の症状が出現する可能性があること，小児期に保因者診断を受検する明確なメリットはないことをすでに述べた。筋力低下については，一緒に運動してみること，日常動作で得意な動き，苦手な動きがないかなどを観察すること，10 歳頃からは定期的な心機能評価を受けることをすすめる。子どもにとって病院は，病気のときに行く場所であり，採血などの処置を嫌がる可能性もあるが，保因者である母親も一緒に定期受診することで安心して受診

でき，症状の早期発見にもつながる。

ここでいう"きょうだい"とは，病気や障がいの罹患児・者の病気や障がいのない健常な兄弟姉妹を指す。家族内に遺伝性疾患の罹患者がいる場合は，病気のある家族と自然な形で接することができるような機会をつくる。とくに罹患児が同胞である場合は，一緒に遊んだり，話したり，他の家族が罹患児に接する様子を見るなどの生活体験を通して，きょうだいに障がい観が育まれていく。

きょうだいへ病気や障がいに関して話すきっかけは，両親の考えで決める場合と，きょうだいから質問される場合が考えられる。両親の考えで決める場合は，「少し成長したから，大事な話をするよ」と，誕生日，入学，卒業などのライフイベントをきっかけにする方法がある。この場合も，一度きりではなく，発達に応じて前回の説明より詳しい内容や新しい言葉を加えるなどの工夫をする。

きょうだいから病気についての質問があった場合，その質問の内容は「どうして走れないのか」「なぜ車椅子に乗っているのか」など，外見や能力に対するものが多い。きょうだいが質問するに至ったきっかけは，きょうだいが自ら気づく場合や，友人に質問されて返答に困った経験をした場合がある。両親にとっては，突然質問される場合が多いためあわてるかもしれないが，きょうだいにとっては関心が最も高まり，しっかり聞く構えができている状況である。まず，きょうだいが重要なことに気づくことができたことを褒め，「なぜ知りたいと思ったのか」「きょうだいが，罹患児のことをどのように考えているか」などをしっかり聞く時間をつくることが大切である。そのうえで，説明できることは両親の言葉で伝え，わからないことへは「わからないから，一緒に調べよう」「今度，病院に一緒に聞きに行こう」と対応することが考えられる。

また，きっかけがなくても日常生活のなかで伝えられることがある。病気の有無にかかわらず，できることは自分でする，できないことは助ける，困ったことを家族で共有するなど，障がい観を育むかかわりである。これは，日常の家族内の会話や両親が病気をもつ子どもに対する接し方を見たり聞いたりする経験を通して育まれていく。また，治療やリハビリなどにきょうだいが同行する機会をつくることも自然な病気の理解につながる。これは，医療者にとって，定期的な受診がない保因者やきょうだいとのかかわりをもてる貴重な機会でもある。このような機会に看護師が，子どもの発達に合わせた病気の説明をすることもできる。その場合も，両親の伝えたいこと，きょうだいが知りたいことについて情報収集し，方法や内容などを両親と協働して進めていくことが大切である。

家族内に罹患者がいない場合でも，ライフイベントに合わせて，また，生活体験のなかで，病気や障がいに関する質問がある場面をきっかけに説明する機会がある。そのような機会をいかして，病気や障がいが私たちの生活の身近なところにあるものであることを伝えていく。そのなかで，抽象概念が理解できる年代である中学生頃を目安に，保因者の可能性やそれを調べる検査があることを含めて説明していくことが考えられる。

シーゲル（Siegel B）は，きょうだいには，特徴的な心理や行動があるとしている[9]。シーゲルの記述に沿って解説すると，きょうだいには，親や障がいのある同胞へのやさしい気持ちや障がい

---

9 Siegel B, Silverstein S：What About Me? Growing Up with Developmentally Disabled Sibling. pp113-181, PERSEUS PUBLISHING, 1994.

に対する寛容さが育まれる一方で，障がいのある同胞に対して「親代わりになる子」，障がいのある同胞を避けようとする「退却する子」，悪いことをして気を惹こうとする「行動化する子」，両親や周りの大人に対して「優等生になる子」などの心理的特徴がある。看護職はこのような特徴をふまえ，実際のきょうだいの発言や障がいのある同胞や両親への接し方などについて情報を共有しながら，その時にどのような説明が必要かを検討していく必要がある。

5 事 例

「お姉ちゃんは，病気にならないから大丈夫？」
～きょうだいにデュシェンヌ型筋ジストロフィーがいる女児の事例～

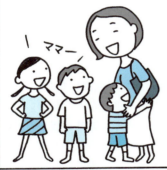

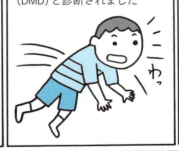

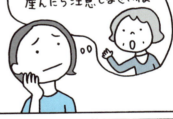

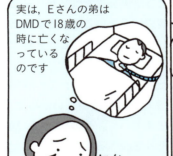

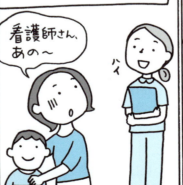

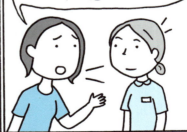

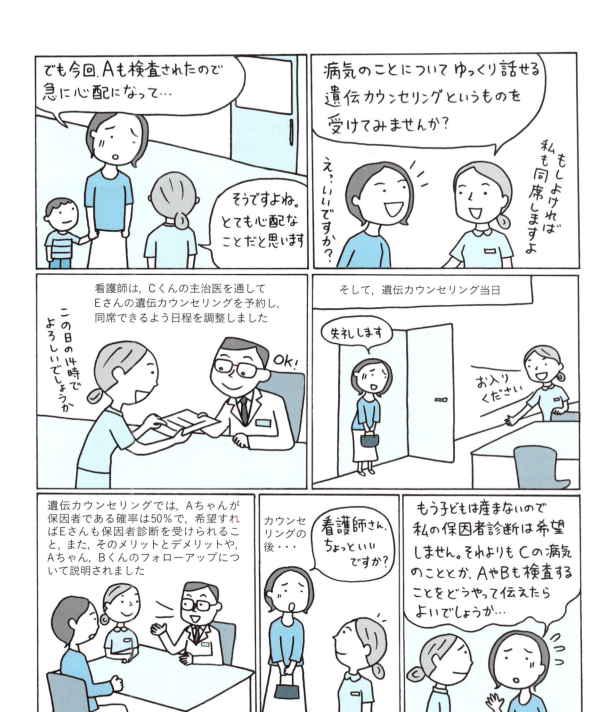

> **事例から学びたいポイント**
> - Eさんの経験や思いを傾聴し，それが今後の子育てに役立つことを伝えるなど，支持的にかかわる。
> - きょうだいには，成長発達に合った情報を伝えればよいことをアドバイスする。
> - 保因者が医療者と接する機会は限られているため，定期的に受診するなど，健康管理の方法を提案する。

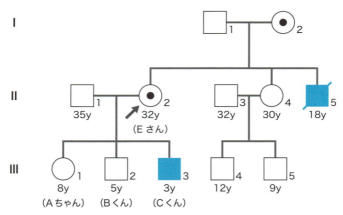

Eさんの家系図

その後の看護展開

●遺伝カウンセリングでEさんの思いを聞く

　看護師はまず，EさんがDMDの弟と過ごした経験や思い，自身が保因者であることをどのように受け止めたかについて話を聞いた。Eさんは，弟が生まれてうれしかったこと，一緒に遊びたかったけど，友達の弟や妹と同じように鬼ごっこやかくれんぼができなかったこと，母親に「弟がどうして歩けなくなってしまったのか」を聞きたかったけど，聞けなかったことなどを話してくれた。

　看護師は，Eさんがきょうだいとして考えてきたことは，AちゃんやBくんの子育てに役に立つ大切な経験で，AちゃんやBくんに，Eさんが弟をとても大事にしてきたことを伝えてはどうかとアドバイスした。Eさんは，AちゃんやBくんがCくんをとてもかわいがってくれて，Cくんも喜んで一緒に遊んでいることをうれしそうに教えてくれた。きょうだいが一緒に遊ぶことで，AちゃんやBくんが自然に障がいを理解するだけでなく，Cくんにとっても効果的な療育になることを伝え，きょうだいが仲良く過ごしていることをともに喜んだ。

●きょうだいへの伝え方というEさんの心配事を支援する

　Eさんの最も大きな心配は，遺伝カウンセリングで説明されたことをAちゃんやBちゃんに伝えたいと思っているが，言葉が難しすぎてどのように伝えたらいいのかわからないということであった。看護師は，きょうだいにしっかりと説明したいというEさんの気持ちを受け止めたうえで，いますぐ，遺伝カウンセリングで得た情報のすべてをきょうだいに伝える必要はないことを説明した。きょうだいにとって，その時の成長に合わせた必要な内容を説明することが大切で，いま必要な情報は，一緒に楽しく遊ぶ方法やCくんができないことをどのように手伝ったらよいのかであることを話すと，Eさんは「ふつうの弟や妹のお世話と同じですね」と安心した様子であった。

　また，Eさんも保因者であり，定期的な受診が必要であることを確認し，Cくんの受診に合わせて，AちゃんとBくんに対して「家族一緒に診察してもらおう」と健康管理をすることをすすめた。定期的に受診することで，将来的に，きょうだいに対して病気の具体的な説明や保因者診断が必要になったときも相談しやすく，看護師が説明をサポートできること，遺伝カウンセリングにもつながりやすいメリットがあることも伝えた。

F ［成人期の遺伝/ゲノム看護］ がん

1 代表的な疾患

　家系内に同じがんを発症した血縁者が複数名いる状況を家族性腫瘍とよぶ。そのような家系を対象にした疫学研究の積み重ねと遺伝子解析技術の向上により，特定の遺伝子変異ががんの発症に影響していることがわかり，遺伝性腫瘍という疾患枠組みが生まれた。遺伝子解析技術の向上はさらに進み，かつては国と国の協働で行われていたゲノム解析だが，現在はいち研究施設の1人の研究者の力で可能となっている。

　現在知られている遺伝性腫瘍の原因遺伝子は，がん遺伝子，がん抑制遺伝子，DNA修復関連遺伝子などだが，ゲノム解析が日常化しているいま，これまで知られてこなかった新しい関連遺伝子が次々に同定される可能性も十分にある。

　おもな遺伝性腫瘍とその原因遺伝子を 表3-F-1 に示す。代表的な遺伝性腫瘍として，家族性大腸腺腫症，リンチ症候群，遺伝性乳がん・卵巣がん症候群（HBOC, p228）などがあげられる。家族性大腸腺腫症は日本では1/17,400人と推察されており，比較的まれな疾患ではあるが，遺伝していた場合はほぼ100％の確率で大腸がんを発症するため，病態としては深刻である。リンチ症候群は一般頻度に比較して，大腸がんの発症率が高いことがわかっているが，それに次いで，子宮がんや卵巣がん，胃がんなども発症しやすいことがわかっており，全身のスクリーニングが必要になる。遺伝性乳がん・卵巣がん症候群は一般頻度に比較して，乳がんと卵巣がんの発症率が高くなる。最近では，膵臓がんや前立腺がんの発症率が高くなることもわかってきた。

2 患者や家族が置かれている状況

1）患者や家族の心理社会的特徴

（1）学業，就労，恋愛，結婚，出産といったライフサイクル上の課題を抱えやすい

　遺伝性腫瘍では比較的若い年齢でがんに罹患する傾向にある。

　遺伝性乳がん・卵巣がん症候群では30代や40代で乳がんや卵巣がんを発症することがあり，女性の結婚や出産というライフイベントに影響を与える。

　リー・フラウメニ症候群では小児期からがんを発症するため，学童期の成長著しい時期，あるいは思春期の多感な時期に定期的に医療機関を受診し検診を受けなければならない。

　家族性大腸腺腫症では10代から大腸がんに罹患する可能性があるため，10代からの定期的な大腸内視鏡が推奨されている。また，発がんを防止するために予防的に大腸を全摘出することを提示

表 3-F-1　おもな遺伝性腫瘍と原因遺伝子

おもな腫瘍	遺伝性腫瘍の診断名	関連腫瘍など	原因遺伝子
大腸がん	リンチ症候群（遺伝性非ポリポーシス大腸がん；HNPCC）	子宮体がん，卵巣がん，胃がん，小腸がん，卵巣がん，腎盂・尿管がん	MLH1 MSH2 PMS2
	家族性大腸腺腫症（家族性大腸ポリポーシス）	胃がん，十二指腸がん，デスモイド腫瘍	APC
乳がん，卵巣がん	遺伝性乳がん・卵巣がん症候群	前立腺がん，膵臓がん	BRCA1・BRCA2
骨軟部肉腫	リー・フラウメニ症候群	乳がん，急性白血病，脳腫瘍，副腎皮質腫瘍	
皮膚腫瘍	遺伝性黒色腫	膵がん	P16
泌尿器腫瘍	ウィルムス腫瘍（腎芽腫）		WT-1
	遺伝性乳頭状腎細胞がん		c-MET
脳腫瘍	フォン・ヒッペル・リンドウ病	網膜血管腫，小脳・延髄・脊髄の血管芽細胞種，腎・膵・肝・副腎等ののう胞・腫瘍	VHL
眼腫瘍	網膜芽細胞腫	骨肉腫，肉腫	RB1
内分泌腫瘍	多発性内分泌腫瘍症（MEN）1型	下垂体・膵ランゲルハンス島・副甲状腺腫瘍または過形成	MEN1
	多発性内分泌腫瘍症（MEN）2型	甲状腺髄様がん，副甲状腺機能亢進症，褐色細胞腫	RET

される場合がある。現在では肛門機能を温存できる場合が多いようだが，排泄経路の変更や長期間にわたる入院生活や療養生活は，就労や恋愛，結婚といったライフイベントに影響を与える。

　遺伝性腫瘍における発がんは，適切な検診や予防術を受けることで，必ずしも命にかかわるわけではない。しかし，そのために必要な医療行為がさまざまなライフイベントに影響を与えることがある。また，遺伝性腫瘍であることや健康を守るために必要な医療を受けていることで，精神的な負担を感じてしまい，恋愛や結婚，学業などに積極的になれないようなこともある。このように，遺伝性腫瘍の患者が抱える課題は医療だけで解決できないことが多く，遺伝に関する社会的認知を変えていくことや，法を整備することなど，国や行政，教育といった大きな枠組みでの取り組みが必要である。

（2）がんに罹患する前からがんに対する恐れや不安を抱いている

　遺伝性腫瘍の患者のなかには，親やきょうだい，おじ，おば，といった血縁者ががんになり，そのことで自身もさまざまな影響を受けながら生活をしてきたという体験をしていることが多い。身近にいる人のがんを体験することで，闘病の苦労や死にゆくさまを間近で見ることとなり，体験した人の保健行動に影響を与える。たとえば，幼少期に乳がんで大切な母親を失った体験をした女性は，成人後，熱心に乳がん検診を受けたり，周りの女性に検診をすすめたりすることがある。そのような保健行動の根底には，身近な人の闘病や死を通して培われた「がんに対する恐れや不安」が

ある[1]。

　がんに対する恐れや不安は，生活習慣の見直しや適切ながん検診などの動機づけになるため，必ずしも健康上不利益ではない。しかし，恐れや不安が行き過ぎた場合は，心身ともに疲弊してしまい，その結果，健康上不利益となってしまうことがある。たとえば，がんに対して過度の不安を抱えた人は，必要以上にがん検診を受け，異常がないと判定されても安心できず，自分が納得できるまで検査を受け続けるような行動をとることがある。そのうち，がんのことで頭がいっぱいになり，仕事も家事も手につかないような状態が続き，食事も睡眠もままならなくなる。そうなってしまうと，がん予防どころか別の健康障害を引き起こしてしまいかねない。

　がんに対する不安や恐れは，過度であっても過少であっても，行き過ぎている場合は健康を損ねる。看護師は検診や精密検査の場面で，がんに対して強い恐怖心や不安を抱えている人に出会うことがある。看護師がかかわることができる時間は非常に短いが，「なぜそれほどがんを心配しているのですか」と声をかけ，その根底にある思いを聞いてほしい。そして，もしがんや検診に対する誤解があれば，それを修正し適切な保健行動を促す必要がある。

(3) 同じがんに罹患した血縁者と自分のがんを比較する

　遺伝性腫瘍では家系内に同じがん種の人が集まるという特徴がある。たとえば，母と子が卵巣がんに罹患したり，きょうだいで大腸がんに罹患したりすることがある。同じがんに後で罹患した者は，先に罹患した者の治療経過や治療内容と自分のそれとを比較してしまうことがある。

　たとえば，母と娘で乳がんに罹患したような場合，娘は母親の 30 年も前の乳がん手術と自分の乳がん手術を重ねて考え，「あんなに大きな傷になるのであれば，手術はしたくない」といって嘆き，治療に向き合えないようなことがある。医師や看護師から，30 年前といまとでは術式の考え方や技術が異なっていることを説明され，ようやく安心して乳がん治療に向き合うことができる。

　家族のがんは，経過だけでなく転帰も影響を与える。父親を大腸がんで亡くした子が大腸がんに罹患した場合，父の「死」という転帰を最初に思い出すだろう。父のようには死にたくないという一心で，がむしゃらに治療に取り組める場合もあれば，父のように死んでしまうのであればいっそ治療など受けたくないと思い，治療に積極的に取り組めない場合もあるだろう。いずれの場合も，医療者はその思いに理解を示し，寄り添いながら，一方で科学的根拠に基づいた情報を提供し，適切な治療に向き合えるよう支える必要がある。

2) 遺伝性腫瘍の患者や家族を取り巻く医療の特徴

(1) 遺伝性腫瘍の医療の特徴

　遺伝性腫瘍に対する医療は，①遺伝性腫瘍の可能性がある対象の識別，②遺伝学的検査の検討，③結果に応じた医学的管理の選択，の 3 つの段階がある。看護師はこのすべてにかかわる場合もあれば，どれか 1 つだけにかかわる場合もあるが，いずれにしても基礎的な知識と技術は身につけ，

---

[1] Hamilton R, et al : Life trajectories, genetic testing, and risk reduction decisions in 18–39 year old women at risk for hereditary breast and ovarian cancer. *Journal of Genetic Counseling*, 18(2), 147–159, 2009.

必要な看護を理解しておく必要がある。

▶遺伝性腫瘍の可能性がある対象の識別

　遺伝性腫瘍のなかには，臨床像で遺伝性腫瘍と識別できるものと，遺伝学的検査を実施しなければ識別が難しいものがある。たとえば，家族性大腸腺腫症では，10代から大腸内に数百から数千のポリープが認められることがある。小児の網膜芽細胞腫は両眼性であれば，遺伝性を考える。

　しかし，遺伝性乳がん・卵巣がん症候群やリンチ症候群は，臨床像だけで遺伝性を推察することは難しく，患者の病歴や家族歴から遺伝性の可能性をアセスメントし，可能性があれば遺伝/ゲノム医療につないでいく必要がある。表3-F-2 に日本や米国で一般的な，遺伝性乳がん・卵巣がん症候群をアセスメントするための基準（一次拾い上げ基準）を，表3-F-3 にリンチ症候群においてMSI検査（p234を参照）の適用を検討するための基準（ベセスダ基準）を示す。がん看護に従事する看護師は，詳細項目のすべてを把握しておく必要はないが，発症年齢が若年であることや，がんの多重性，家系内集積性といった特徴的なことは押さえておき，遺伝性を疑う情報があれば，それを見逃さず，チームや遺伝の専門職と情報共有することが望ましい。

▶遺伝学的検査の検討

　遺伝性腫瘍での遺伝学的検査は，遺伝性乳がん・卵巣がん症候群のように，臨床像だけで確定診断ができない遺伝性腫瘍に対して実施を検討する場合がほとんどであった。しかし，遺伝子解析技術を含めた医療の進歩により，最近ではさまざまな目的で遺伝学的検査が実施されている。

　たとえば今後は，がん治療の薬剤選択を目的とした遺伝学的検査が増加することが予測される。あるいは，網膜芽細胞腫のように両眼性であれば遺伝性が疑われる疾患では，実際に遺伝子を調べてみると遺伝性と確定できない場合がある。このような疾患では，夫婦が第二子を考える過程で遺伝学的検査を検討する場合がある。最近では大学などの研究機関を中心に，がん細胞の体細胞遺伝子変異の情報をもとに，薬剤選択の検討や創薬を試みる研究が活発に行われている。がん細胞の体細胞遺伝子変異を解析する過程で，生殖細胞系列の遺伝子変異が推察される場合がある。このような場合にも，状況によっては遺伝学的検査を検討することがある。

　これまでの遺伝学的検査の検討に，遺伝学の知識のある医療者が，遺伝カウンセリングを通して，遺伝に関する情報提供と意思決定支援を行い，検査を受けるかどうかを患者とともに考えてきた。しかし今後は，遺伝学だけでなく，腫瘍遺伝学，薬理遺伝学といった多岐にわたる知識と，対象の全体像をみながらマネジメントできる多職種によるチーム医療が必須になるだろう。

▶医学的管理の選択

　遺伝性腫瘍は，遺伝学的検査や臨床像で確定診断がついた場合，生涯にわたる医学的管理が必要になる。遺伝性腫瘍ではがんになりやすい臓器が1つとは限らないため，複数の診療科を受診し，いくつもの検査を受けなければならず，精神的，身体的，経済的負担を伴う。たとえば，家族性大腸腺腫症では10代で大腸内視鏡を開始することが望ましいとされている。しかし，思春期というライフサイクルのなかで，1年に数回の大腸内視鏡を受けることは，身体的にはもちろんのこと，精神的にも相当な負担であるということが想像できるだろう。

　遺伝性腫瘍のがんのリスクを下げる手段としてリスク低減手術がある。リスク低減手術は，がんを発症する前に臓器や組織を摘出して発症リスクを下げる，予防するという考え方に基づく医療である。遺伝性乳がん・卵巣がん症候群におけるリスク低減乳房切除術やリスク低減卵巣卵管切除術，

家族性大腸腺腫症における予防的大腸全摘術などは効果が認められており，医学的管理の選択肢のひとつとなっている。最近では，乳房を切除すると同時に人工物を使った乳房再建術が可能な施設もある。また，肛門機能を温存する予防的大腸切除術も開発されている。予防目的の手術だからこそ，受ける側のQOLはとくに重要である。術式の改良や医療の進歩により，確実に術後のQOLは改善されている。しかし，QOLが改善されていても，選択する場面での葛藤がなくなるわけではない。医学的管理の選択の場面でも，対象の全体像を見ながらマネジメントするための多職種によるチーム医療が必須である。

表 3-F-2 遺伝性乳がん・卵巣がん症候群をアセスメントするための基準（一次拾い上げ基準）

① 卵巣がん患者（卵管がん，原発性腹膜がんを含む）
② 下記の条件に1つでも該当する乳がん患者
- 遺伝性腫瘍に関連する遺伝子異常を有する血縁者がいる。
- 若い年齢（40歳あるいは50歳以下）で乳がんに罹患している。
- 60歳以下でTNBC乳がんと診断されている。
- 2つ以上の原発性乳がんを発症している。
- 下記に示すような家族歴あるいは病歴がある乳がん患者。
  ・第一度近親者に50歳以下の乳がん患者がいる。
  ・第一度近親者に卵巣がん患者がいる。
  ・第二度近親者に乳がん患者と膵臓がん患者がいる（同一血縁者でもよい）。
  ・膵臓がんに罹患している。
  ・男性で乳がんに罹患している。
③ アシュケナージ集団の乳がんや卵巣がん，膵臓がん患者
④ がんに罹患していないが下記の条件に1つでも該当する者
- 第三度近親者に下記のような家族歴がある。
  ・遺伝性腫瘍に関連する遺伝子異常を有する血縁者がいる。
  ・2つ以上の原発性乳がんを発症した血縁者がいる。
  ・同一家系に2人以上の乳がん患者がおり，少なくとも1人は50歳以下で乳がんと診断されている。
  ・卵巣がん患者がいる。
  ・男性乳がん患者がいる。
- 第二度近親者に45歳以下の乳がん患者がいる。

(NCCN Guidelines Version 2. 2017. https://www.nccn.org/professionals/physician_gls/pdf/genetics_screening.pdf)

表 3-F-3 リンチ症候群においてMSI検査の適用を検討するための基準（ベセスタ基準）

NCI (National Cancer Institute) によって提唱された，リンチ症候群の補助診断としてMSI検査を適用する対象を識別するための基準（1998年に提唱され，2004年に現在の内容に改訂された）。

以下の条件に1つでも合致する症例はMSI検査を推奨する。
- 50歳未満の大腸がん患者
- 大腸がんあるいはリンチ症候群関連腫瘍[注1]の同時性または異時性重複がん
- 60歳未満で診断されたMSI-H組織所見[注2]を示す大腸がん
- 第一度近親者に50歳未満のリンチ症候群関連腫瘍のいる大腸がん患者
- 第二度近親者内にリンチ症候群関連腫瘍が2人以上いる大腸がん患者

[注1] 直腸結腸がん，子宮内膜がん，胃がん，卵巣がん，膵臓がん，尿管・腎盂がん，胆道がん，脳腫瘍（一般的には膠芽腫），ミュア・トール症候群における皮脂腺腫や角化棘細胞腫，小腸がん
[注2] 腫瘍浸潤リンパ球の存在，クローン様リンパ球反応，粘液性/印環細胞がん，髄様がんの所見

(2) コンパニオン診断としての遺伝学的検査

　薬の効果や副作用の程度を予測するための検査をコンパニオン診断とよぶ。たとえば，ある分子標的治療薬の適応があるかどうかを判断するために，がん細胞に特定のタンパク質受容体があるかどうかや，遺伝子変異を有しているかどうかを調べる検査などがそれに該当する。

　これからは，コンパニオン診断が生殖細胞系列，つまり生涯不変で子やきょうだいとも共有している可能性がある遺伝子を対象として実施される時代が到来する。がん患者は，自分の治療選択のために遺伝学的検査を受けたいと思う一方で，血縁者にかかわる遺伝情報が明らかになることの影響を推し量りながら，検査を受けるかどうかを選択していくことになる。

(3) 多遺伝子遺伝学的検査（パネル検査）の開発と導入

　遺伝性腫瘍は単一遺伝子疾患が多いため，家系内のがんの集積性や，集積しているがん種などから疑わしい遺伝性腫瘍を識別し，その原因となる遺伝子を解析する，という手法で遺伝学的検査を行ってきた。ところが近年では，20～30種類といった複数の遺伝子を一度に解析できる技術が開発されたことによって，遺伝性腫瘍の領域でも複数のがん関連遺伝子を一度に解析することが可能になった。すでに欧米ではMulti-gene assayやMulti-Panel検査といった名称で製品化され，臨床応用されている。アメリカ臨床腫瘍学会（American Society of Clinical Oncology；ASCO）では，臨床医向けに，パネル検査を検討する際に患者と話し合うべき項目をまとめている[2]。

　パネルとして多くの遺伝子を調べるシステムは，経済的にも効率が良いため，欧米では主流になっている。費用対効果が優れている一方で，解釈が難しいバリアントが多く見つかるといった課題もある。

(4) 医療費の増加による経済的負担

　遺伝学的検査をはじめ，遺伝性腫瘍の医学的管理にかかる費用には，一部の疾患と検査を除き健康保険が適応されない。そのため，検査やリスク低減手術を希望する場合や，自分のリスクに応じた検診を受けたい場合の医療費は全額自己負担になる。遺伝性腫瘍では，家系内に同じ遺伝情報を有する血縁者が複数いる可能性があるため，一家系から出費される医療費の総額は莫大になる。

3 アセスメント

1）身体的側面

　遺伝性腫瘍は，がんの臨床像でほぼ確定診断できる場合がある。家族性大腸腺腫症の大腸内ポリープ，両眼性の網膜芽細胞腫，甲状腺髄様がんなどが代表的な疾患である。限られた疾患のため，これらの疾患に特徴的な臨床像は覚えておくとよいだろう。

---

[2] Robson ME, et al：ASCO Policy Statement Update：Genetic and Genomic Testing for Cancer Susceptibility. Table1 (Components of Informed Consent and Pretest Education in Clinical Cancer Genetics), Journal of Clinical Oncology, 33(11)：3663, 2015.

患者ががん治療を受けながら遺伝という課題に向き合うためには，身体的にも精神的にもできるだけ安定した苦痛の少ない状況であることが望ましい。したがって，患者が適切ながん治療を受けられるよう環境を調整したり，副作用を最小限にするようマネジメントしたりすることは，遺伝看護の重要な実践である。患者に必要な治療やそれに伴う侵襲，化学療法や放射線治療の副作用に関する情報収集とアセスメントは必要不可欠である。

また，遺伝性腫瘍の場合は，がんの治療中に別のがんを発症したり，がんの診断過程で別の臓器にがんが見つかったりすることがある。目の前にいる患者にすでに診断されているがん以外に，たとえば，女性であれば不正出血がないか，男女問わず腹満感や急性腹症の既往はないか，といった遺伝性腫瘍に関連する臓器にがんを示唆するような兆候が出現していないかを把握しておくことも必要である。

2）遺伝学的側面

がんに罹患している人の場合，がんに罹患した年齢，多重性の有無（多重がん，重複がん），同じがんに罹患した血縁者が家系内にどの程度集積しているか，などが遺伝的リスクアセスメントのために必要な情報である。対象ががんに罹患していない場合では，家族歴が遺伝的リスクアセスメントに必要な情報になる。代表的な遺伝性腫瘍と遺伝的リスクアセスメントの詳細については，前掲の 表3-F-2 と 表3-F-3 を参考にされたい。

遺伝的リスクアセスメントをする際には，対象となる患者や血縁者の生活習慣に関する情報も重要である。たとえば，「父方の祖父も，父親も，父方の叔父も肺がんです」といった場合に，よくよく聞くと，全員喫煙者であるということがある。家族であるがゆえに，生活習慣や嗜好が似ているということもあり，環境要因を加味したうえでアセスメントすることが肝要である。

遺伝性乳がん・卵巣がん症候群のようにがんに罹患する可能性が高い臓器が，女性に多いがん種である場合，男性家系では家系内集積性が顕在化しないことがあり，遺伝的リスクがあっても見逃されてしまうことがあるため，家系内の性差の偏りにも注意が必要である。

3）心理社会的側面

血縁者のがん体験は，別の血縁者の保健行動や，がんに対するイメージや思いに多大な影響を及ぼす。自分はがんに罹患したことがなくても，血縁者のがんを体験したことで，がんに対する恐れが過度に強くなったり，血縁者ががんに罹患した年齢に過敏になったりする。血縁者が闘病の末に他界したような場合では，がん＝死というイメージを抱きやすい。

遺伝性腫瘍では，血縁者に自分と同じがんに罹患した人が複数いたり，きょうだいで次々とがんに罹患したりすることがある。患者がそういった血縁者のがん体験からどのような影響を受け，今後の治療にどう影響するかを予測することも重要なアセスメントの視点である。

4 看護

1）遺伝性のアセスメントから遺伝/ゲノム医療への橋渡し

（1）ガイドラインを活用する

　遺伝性腫瘍のなかには，家族性大腸腺腫症のように臨床像から遺伝性を推察できるがん種もあるが，多くはガイドラインに沿ってアセスメントし，遺伝/ゲノム医療を必要とする対象か否かを識別しなければならない。がん看護に従事する看護師はガイドラインの詳細までを暗記する必要はないが，遺伝性腫瘍の特徴である若年性や多重性，家族集積性にはつねに注目しておくことが重要である。たとえば，若い大腸がん患者がいたときに，若年性＝遺伝性の可能性があることをアセスメントし，遺伝性大腸がんを識別するためのガイドラインはどのテキストを参照すればよいかを知っておくことが望ましい。

（2）看護の場面を利用して家族歴を把握する

　患者の家族歴について情報収集できる場面は，診療科の問診票や診察室での会話，看護師との面談などさまざまである。一般的にがん患者とその家族は，診察室で医師の診察や説明を受けるときは，医師のひと言ひと言を聞き逃すまいとして一生懸命である。そのため，思いがけず医師からがんの家族歴を聞かれたときには，咄嗟に思い出せないということがある。

　看護師は，診察の前後や手術や検査のオリエンテーション，入院中の保清などのケアの最中に，ごく自然に患者の家族のことを話題にしていることがある。そういった機会を利用して意図的に家族の健康状態を聞くことで，がんの家族歴を情報収集することができる。

（3）患者が遺伝という課題に向き合える時期を見計らう

　がんと診断されることはどのような人にも強い衝撃を与える。がんと診断された患者にとって遺伝という課題はさらに重くのしかかり，大きな負担になることがある。しかし，遺伝性かどうかで治療選択が変わっていく時代にあって，遺伝のことに触れずに治療戦略を立てることもできない。がん患者はがんと診断された直後は衝撃を受け悲嘆に陥る。しかし，次第に悲嘆から回復し，がんという事実を受け入れ状況に適応する。看護師はこうした患者の精神状態を観察し，患者が遺伝という課題に向き合える時期を見計らう必要がある。患者ががん治療に取り組む準備が整ったときに，信頼している医療者から遺伝のことを説明されれば，遺伝という新たな課題にも向き合うことができるだろう。患者に遺伝のことを切り出したときに，予測と反してショックを受けたり絶望的な表情をしたりした場合は，それ以上の遺伝の話を差し控えることも必要である。適切な対象に適切な情報を提供するために，患者が遺伝と向き合える時期をじっと待つという姿勢も大切である。

　看護師が看護の場面で把握した家族歴や，患者の遺伝に対する思いは，チームで共有することが望ましい。あなた以外の看護師や医師は別の家族歴を把握しているかもしれないし，遺伝に対する思いや考えをあなたにだけ話しているような場合もある。患者が遺伝に向き合える，向き合おうとしている時期を逃さないために，個々のチームメンバーが把握している情報を共有し，患者の気持ちの変化をとらえておくことが重要である。

(4) 遺伝カウンセリングの目的や機能を伝える

遺伝カウンセリングは，遺伝を専門とする部署や，各診療科の特別外来などで行われることが多い。遺伝カウンセリングに従事していない看護師にとって，遺伝カウンセリングは通常の診療や看護と関係ないように思えることがあるが，遺伝カウンセリングの質を高めるためには，カウンセリング前後の看護が重要である。

がんと診断されて間もない時期や治療方針を検討している段階で，医師から「遺伝性腫瘍の可能性があります。遺伝カウンセリングを受けたほうがいいですよ」と言われた患者は少なからず動揺する。医療者から「遺伝性」を指摘されたことや，がんのことで頭がいっぱいの状態で新たに別の課題を投げかけられたことに加え，「遺伝カウンセリング」というこれまであまり聞いたことがない医療に戸惑いを感じる。患者は遺伝カウンセリング＝遺伝学的検査と思い込んでいることや，検査を強くすすめられるのではないかと不安を感じていることもある。別の診療科や医療施設を新たに受診しなければならないことにも，患者は負担を感じやすい。

このような「遺伝カウンセリング」に対する患者の誤解や精神面に配慮し，遺伝カウンセリングの目的や，遺伝の専門部署にはどのような医療者がいて具体的にどういった話をするのかといった案内があると，患者の負担感が軽減される。また，遺伝カウンセリングの後に，カウンセリングで説明を受けた内容の理解を確認することも，カウセリングの効果を評価するために重要である。

(5) 遺伝カウンセリングで説明された内容について患者の理解を確認する

患者は，遺伝カウンセリングでがんと遺伝や，遺伝学的検査についてたくさんの情報提供を受ける。説明内容には，DNAや遺伝子，ゲノムといった聞き慣れない言葉も多い。そのため，遺伝カウンセリング後は，患者の理解度や，遺伝についてどう感じているかを確認する必要がある。

遺伝カウンセリングでは，説明の途中や終わりに，内容が理解できているか，質問はないかを確認するが，患者はその場では理解しているような気持ちになったり，納得がいかない部分があっても説明してくれた医療者には質問しにくかったりすることもある。そのため，診療科にいる看護師など，遺伝カウンセリングを担当していない医療者による理解度の確認は重要である。診療科の医師や看護師から「遺伝カウンセリングで聞いた話はどうですか。難しかったですか」と声をかけられれば，患者は遺伝カウンセリングの内容を振り返ることができ，理解が深まりやすくなる。

2) 遺伝学的検査や医学的管理の選択に対する意思決定支援

(1) 遺伝学的検査や医学的管理の選択を支援する

遺伝学的検査や医学的管理を選択する過程では，患者自身ががんに対する思いと向き合い，考えを整理していかなければならない。「何のために検査を受けるのか」「結果によって自分はどのような選択をしたいのか」「再びがんになる心配をしながら生活するのか，思い切ってリスク低減手術を受けるのか」といったことを考え，自分が最も優先したいことに結論を見出し，検査や医学的管理の選択に至る。

遺伝学的検査や医学的管理に関する選択には多かれ少なかれ葛藤が伴う。検査を受けるという選択，受けないという選択，手術と検診，それぞれの選択肢には必ずメリットとデメリットが存在す

る。意思決定に至るまでには，それぞれのメリット，デメリットを冷静にとらえ，どれを優先させていくかを決めなければならない。思考の過程では自分の考えを話せる相手の存在が欠かせない。家族や友人といった存在も大事であるが，医学的知識のある看護師の存在は家族や友人にはない意義がある。遺伝性腫瘍では，遺伝学的検査の結果が治療方針や薬剤選択に影響する時代になりつつある。検診，リスク低減手術のどちらも効果が認められているが，100％がんを予防することはできず，100％早期発見が可能になるわけではない。がんが早期発見できたとしても，がん種によって治療方法や患者の負担は異なる。患者の生活の視点に立った情報提供や助言ができる看護師は，検査や医学的管理の意思決定において重要な役割を担いうる存在である。

（2）がんの再発や転移，死について話し合う

遺伝性腫瘍で発症するがんは，極端に進行が速い，悪性度が高いなどの予後不良因子があるわけではない。しかし，複数の臓器にがんを発症したり，1つの臓器に何度もがんを発症したりするという特徴はある。たとえば，遺伝性乳がん・卵巣がん症候群では，乳がんに罹患してつらい治療を終えた数年後に，卵巣がんに罹患するようなことがある。リー・フラウメニ症候群では，人生で4回，5回とがんを経験することもある。

がんは何度罹患しても慣れることはない。むしろ何度も罹患するうちに，どんどん死に近づいているような気がして，恐怖心は大きくなっていく。死を考えることはどんな人にとっても恐怖であり，避けたいことである。しかし，遺伝学的検査を受けるかどうか，医学的管理をどうするかということを決めるためには「自分は遺伝的にがんになりやすい体質とともに，この先の人生をどう生きるのか」ということを，自分自身に問わざるをえない。つまりそれは，がんの再発や転移，そして死に向き合うことにも等しい。すべての患者が自分の死生観を見つめ，死やがんの再発，転移について話し合いたいと思うわけではないが，なかにはそうしたことを率直に話し合いたいと思う患者もいる。

患者は，自分の死や治療の行く末を誰にでも相談するわけではない。患者があなたに死や再発といった話題を持ちかけてきたとき，それはあなたに対して多大な信頼を抱いていることに他ならない。もし1人で対応することが難しければ，身近にいる専門看護師や認定看護師，同僚や先輩，医師や薬剤師など，患者を支援するチームに相談し，誠実な対応を検討してほしい。

3）ライフサイクルに応じた継続支援

がんや遺伝について相談できる窓口になる

遺伝性腫瘍は，発症したがんの治療はできるが，遺伝子変異そのものを治療することはできない。患者はがんを治療した後も，遺伝的にがんになりやすい体質とともに生きていかなければならない。

患者の遺伝に関する相談事や疑問は，ライフサイクルの変化とともに生じやすい。結婚や出産，就職といったライフイベントに際して，自分の遺伝的な体質が気になってくる。たとえば，遺伝的にがんになりやすい自分は結婚してもよいのだろうかとか，結婚する前に相手の両親に自分の遺伝的な体質を伝えておく必要があるのだろうか，といった相談がある。あるいは結婚後に，自分の遺伝子が子に遺伝するのだろうか，子どもの遺伝学的検査は何歳くらいで受ければよいのだろうか，

という疑問にぶつかる。患者はがんに関することであれば医師や看護師に相談するが，結婚や出産といった相談はどこにすべきなのかがわからず，途方に暮れることがある。相談の内容にかかわらず，まずは何でも看護師に相談してよいことを伝えておくとよいだろう。

5 事　例

がん家系かもしれない？！　どこに相談に行ったらいいの？？
〜マスコミやインターネットの情報から不安になった女性の事例〜

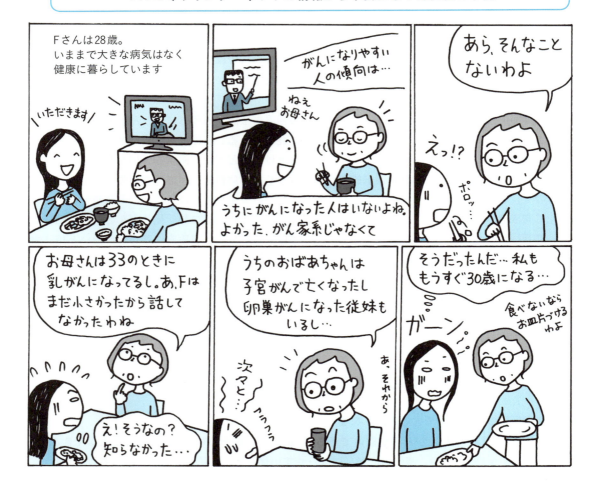

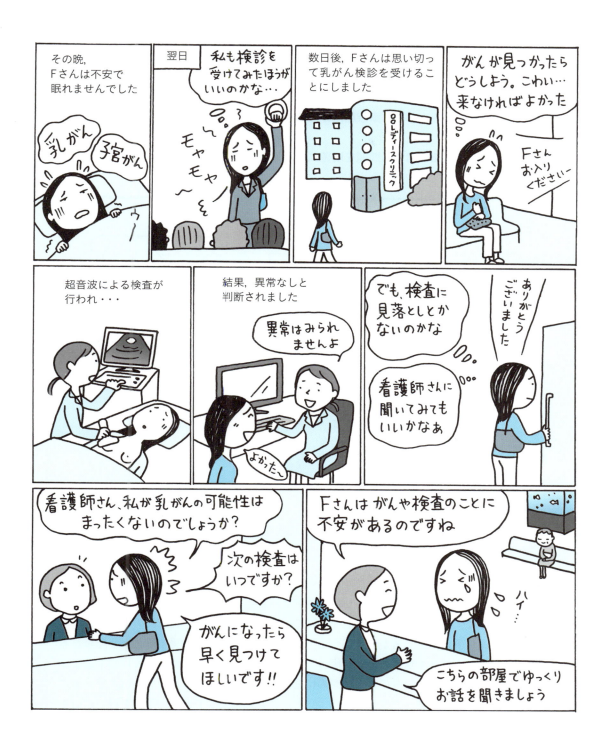

事例から学びたいポイント

- がんに過度の不安を抱える人に特徴的な言動からFさんの不安要因をとらえ，がんと遺伝について正しく知ろうとしていることに留意してかかわる。
- Fさんとの対話から，がんの家族歴だけでなく，がんと遺伝のとらえ方や理解度を確認する。
- Fさんのがんと遺伝に関する問題を明確にし，意図的な情報提供，意思決定支援を展開する。

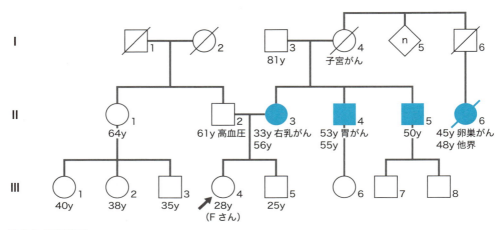

Fさんの家系図

その後の看護展開

●遺伝カウンセリングの受診提案

　Fさんは看護師に，自分の家系ががん家系だと思うこと，母親が若い年齢で乳がんになっていることから，自分も同じくらいの年齢で乳がんになるような気がしていることなどを話した。また，インターネットで乳がんについて調べたところ，乳がんの多くは遺伝が原因で，家系に乳がん罹患者がいる場合は，若い年齢から検診を推奨するという記事があり，今回受診したことを伝えた。看護師はFさんの話から，Fさんが乳がんは必ず遺伝すると誤解していること，自分の家系はがんに罹患しやすい家系であると思い込んでいることを察知した。また，誤った思い込みによって，乳がんに対して過度の不安を抱いているとアセスメントした。

　看護師は，家族に乳がんの人がいても，必ずしも遺伝が原因ではないこと，遺伝性腫瘍であっても親から子に必ず遺伝するわけではないこと，家系内にがん患者が複数名いること自体は不自然ではないことなど，正しい情報をわかりやすい言葉を使って説明した。F

さんは自分ががんや遺伝について正しく理解できていないことに気がついた。看護師は，がんや遺伝に関する正しい情報を得たいと思うのであれば，遺伝カウンセリングを受診してみてはどうかと提案した。Ｆさんは「遺伝カウンセリング」という聞き慣れない言葉に戸惑いを感じたが，信頼できると感じた看護師からのすすめということもり，受診することにした。

●遺伝カウンセリングを受ける前日

遺伝カウンセリングは別の医療施設で行われていた。Ｆさんはカウンセリングに行く前日，とても緊張してよく眠れなかった。カウンセリングでは家族のがんのことを詳しく聞かれると聞いていたため，Ｆさんは母親に親戚のがんについて聞いた。母親の親戚には，祖母の子宮がんと母の従姉妹の卵巣がん以外に，伯父が胃がんに罹患しているということだった。父親の親戚には，乳がんや子宮がん，卵巣がんといった女性に関連のあるがんはなかったので，Ｆさんは少し安心した。父方の伯父が膵臓がんで治療中ということだったが，詳しいことは父も知らないようであった。また，父の両親は父が10歳になる前に他界しており，死因についてはあまり聞かされていないようだった。

●遺伝カウンセリング当日と看護師によるかかわり

翌日，ＦさんはＢ病院の遺伝診療部を訪ねた。遺伝診療部には医師と看護師がいたが，血圧計や注射器といったＦさんが普段病院で見慣れている物品はなく，テーブルと椅子だけが置かれていた。Ｆさんを担当するという看護師はＣさんという名前だった。

看護師ＣはＦさんに「今日はどのようなことが心配でいらっしゃいましたか」と尋ねた。Ｆさんは自分の家族にがんが多いこと，母親が乳がんだったことを最近知って驚いたこと，自分もがんになるような気がして心配であることなどを看護師Ｃに話した。看護師Ｃは「お母さんの病気を最近知ったのですね。それから急に心配になったのですか」と尋ねた。Ｆさんは看護師ＣにＢ病院の遺伝診療部を受診するまでの出来事を説明した。すると看護師Ｃは，がんに対して心配になることはふつうであると話し，Ｆさんががんと遺伝について正しく知ろうとしている姿勢を「とても良いことだと思います」と評価した。

看護師ＣはＦさんの家族にがん患者がどれくらいいるかを，家系図を書きながら質問した。看護師ＣはＦさんに「家系図を書くことで遺伝するがんの可能性があるかどうか，あるとしたらどのような病気が疑わしいかがわかります」と説明した。それを聞いたＦさんは，できるだけ正確な情報を伝えるために，両親から聞いたことをすべて看護師Ｃに話した。両親が病名をはっきりと覚えていないような親戚のことも，どういった症状だったか，何歳で亡くなったか，お見舞いに行ったときはどんな様子だったかなど，Ｆさんがわかる限りのことを話した。看護師Ｃは些細なことも丁寧に聞いてくれ，家族歴を書いている用紙に書き留めていた。家系図を書き終わると，看護師Ｃは「この図をもとに，医師と一緒にがんと遺伝について説明しますね」と言った。また，看護師Ｃは「Ｆさんのおっしゃるように，お母様の乳がんが比較的若い年齢で発症していることや，従姉妹に

卵巣がんの方がいることは気になります。でも，お父様の家系にも膵臓がんの方がいますし，婦人科のがんが疑わしい方がいて，それも気になります。お父様の家系には女性が少ないので，乳がんや卵巣がん，子宮がんは家族歴としては現れにくいのかもしれませんね」と付け加えた。Fさんは母親の乳がんだけを気にしていたため，看護師Cの言葉にはっとした。

　看護師CはFさんの面談中のFさんの様子や話している内容から，Fさんは遺伝性乳がんについてインターネットや書籍を通じて自分でも勉強していること，母親が乳がんに罹患した年齢を気にして不安になっていること，母方のがんだけが遺伝すると誤解している可能性があることに気づいた。Fさんは遺伝カウンセリングのためにわざわざ別の医療機関を受診し，家族歴を熱心に収集し，医療者に伝えようとしている姿勢から，がんと遺伝について正しく理解して自分の健康管理に役立てようとしているとアセスメントした。看護師CはFさんの家族歴やアセスメントの結果を医師に伝え，Fさんに対して遺伝性腫瘍に関する一般的な説明と，遺伝性乳がん・卵巣がん症候群について情報提供することを提案し，医師もそれに賛同した。

　医師は，乳がん自体は年々罹患者数が増加しており，家族のなかに複数名乳がんがいることも珍しいことではないことを説明した。ただし，Fさんの母親のように罹患した年齢が好発年齢よりも若い場合や，何度も乳がんに罹患するような場合は，体質的に乳がんになりやすい要素が疑われ，その1つが特定の遺伝子の異常ということが付け加えられた。また，遺伝子に異常があった場合も，それが必ずしも子やきょうだいに遺伝するわけではないこと，たとえ遺伝子に異常があった場合も，リスクに応じた検診があり，それを受けることで早期発見を目指せることも説明された。

　Fさんはテレビやインターネットの情報で「乳がん＝遺伝」と思っていたことが誤解だったとわかり，それだけでとても気持ちが軽くなった。遺伝性乳がん・卵巣がん症候群の可能性があることは否定されなかったが，検診の手段があることや，リスク低減手術という選択肢があることを知り，遺伝子に異常があっても自分にできることがあるとわかり，それだけでも希望を感じられた。

●検査を受けることを考えはじめたFさんに対して・・・

　看護師Cは「がんと遺伝について正しい知識を得ることは，不安が軽くなることもありますが，反面思いがけない内容を知ることで不安が増すこともあります。今日はたくさんの話を聞かれたので，少し時間をかけて内容を消化してください」と付け加えた。すると，Fさんは「検査を受けるときはどうしたらよいですか」と尋ねた。医師は「まずは家族と相談してください。Fさんの検査結果は，Fさん以外の家族にも影響しますから」と答えた。看護師CはFさんの言動から，Fさんは曖昧だった知識が整理されたことで不安が軽減したこと，早期発見やリスク低減という手段のメリットだけに目が向けられていることを感じた。

　看護師Cは，Fさんがいまの気持ちと情報の理解で検査を受けることを決めてしまう

には，選択肢について情報不足であり，吟味も不十分であると考えた。看護師Cは「遺伝子検査を受けて，自分の健康管理にいかすことはたいへん良いことだと思います。しかし，一生変わらない体質を調べることになりますから，それをいま受けることがFさんにとって良いかどうか，もう一度一緒に考えましょう」と伝えた。

　Fさんは看護師Cの言った「一生変わらない体質」という言葉に，自分の受けようとしている検査がいかに重大な検査かを感じて急に恐ろしくなった。しかし，看護師Cが「一緒に考えましょう」と言ってくれたことで，「もう1人で悩まないでよいのだ」と思え，心強さを感じた。Fさんは，今度は母親と一緒に来ることを約束し面談室をあとにした。

G ［成人期の遺伝/ゲノム看護］ 神経筋疾患

1 代表的な疾患

1）神経筋疾患と遺伝性

　遺伝性神経筋疾患は，常染色体優性遺伝形式をとる疾患が多いといわれる。しかし，常染色体劣性遺伝，X連鎖劣性遺伝，ミトコンドリア遺伝形式をとる疾患もあり，遺伝形式はさまざまであると考えたほうがよい。一般病棟でも出会う可能性のある遺伝性神経筋疾患には，脊髄小脳変性症（遺伝性はそのうちの約1/3），筋強直性ジストロフィー，デュシェンヌ/ベッカー型筋ジストロフィー，球脊髄性筋萎縮症，ハンチントン病，家族性アミロイドポリニューロパチー，ミトコンドリア病（p160のCOLUMNを参照）などがある。

　もちろん，上記にあげた疾患以外にも遺伝性神経筋疾患はある。ただし，すべての遺伝性疾患が「親から子に伝わる」わけではない。たとえば，ジストロフィン異常症であるデュシェンヌ/ベッカー型筋ジストロフィーは，孤発例の場合（患者以外に血縁者に発症者がいない場合），その母親が保因者である確率は約2/3であるといわれる。また，脊髄小脳変性症は，遺伝性であるものは全体の約1/3であるとされる[1]。さらに，脊髄小脳変性症の場合は，常染色体優性遺伝形式のものもあれば，数は少ないものの常染色体劣性遺伝形式のものもある。こうしたことから，その疾患の「遺伝性」については，患者・家族の家族歴を聴取したうえで，主治医と相談しながら慎重にアセスメントする必要がある。

2）神経筋疾患の定義と特徴

　遺伝性神経筋疾患の場合，厚生労働省が定める「難病」に指定されている疾患が多い。難病は，1972（昭和47）年に難病対策要綱により以下のように定義されている[2]。
① 原因不明，治療方法未確立であり，かつ，後遺症を残すおそれが少なくない疾病
② 経過が慢性にわたり，単に経済的な問題のみならず介護などに著しく人手を要するために家族の負担が重く，また精神的にも負担の大きい疾病

　このことからもわかるように，遺伝性神経筋疾患の場合，有効な治療方法や予防法がない疾患が多い。また，進行性の経過を辿りながらADLが低下し，介護を要するようになる場合も多い。な

1　難病情報センターウェブサイト．脊髄小脳変性症（多系統萎縮症を除く）（指定難病18）．
　http://www.nanbyou.or.jp/entry/4879（2017.5.1. 閲覧）
2　難病情報センターウェブサイト．2015年から新たに始まる難病対策．
　http://www.nanbyou.or.jp/entry/4141（2017.5.1. 閲覧）

かには認知機能が低下する疾患もある。こうした長期間の療養生活を余儀なくされる「難病」という性質に加えて、さらに「遺伝する」ということから、患者・家族は療養の苦労の他に、「治らない遺伝性疾患の家系である」ことによる心理・社会的困難に直面する。詳しくは後述するが、遺伝性神経筋疾患における看護では、疾患そのものに対する看護介入のみならず、「遺伝」に対する心理・社会的問題に対する看護介入もきわめて重要である。

さらに、遺伝性神経筋疾患の特徴として、遺伝学的検査が確定診断に用いられることの多さがあげられる。保険収載されている遺伝学的検査には遺伝性神経筋疾患が多く、遺伝診療部のない病院であっても遺伝学的検査を行っている。このため、どの看護師であっても遺伝学的検査に立ち会う可能性があることに留意し、遺伝学的検査を受ける患者・家族への看護援助を学んでおく必要がある。

2 患者や家族が置かれている状況

1) 家系内に複数の発症者がいる

先にも述べたように、遺伝性神経筋疾患は常染色体優性遺伝形式をとるものが多い。このことから、血縁者に複数の発症者がいる場合がある。そして、複数の発症者の介護を少数の家族が担うなど、家族の介護負担が大きい場合がある。離婚をしている家族もあり、家計を支える人が介護も中心となって担うという家族もある。

さらに、同じ家系の同じ疾患であっても、症状や重症度が異なる場合がある。たとえば、父親は運動障害がおもな症状だが、その子どもはてんかん発作が目立つといった場合などである。家族は、同じ疾患であっても、さまざまな症状に対する介護を行う必要がある。また、後述する表現促進現象によって、親よりも先に子が発症し、子の症状のほうが重くなる場合もある。

2) 成人発症特有の問題に直面する

遺伝性神経筋疾患の場合、成人期に発症する疾患が多い。30〜50代、なかには60代以上ではじめて診断がつく場合がある。つまり、すでに子が生まれており、なかには孫の世代まで生まれていることがある。このことが意味することは、診断をされたときに影響を受ける血縁者が多いということである。子や孫、そして、彼らの家族それぞれが「私たちも発症するのか」「子どもには遺伝しているのか」といった不安をもったり、なかには出生前診断や発症前診断を受けたいと希望したりする血縁者が現れる可能性がある。家族は、発症者や自分の家族の対応に追われるだけでなく、こうしたニーズをもつ大勢の血縁者（おじ、おば、いとこなど）への対応も求められる。

3)「遺伝」に対してネガティブなイメージがある

患者や家族の多くは、「遺伝」という事象にネガティブなイメージを抱いている。患者・家族のみならず、地域社会、あるいはわれわれ1人ひとりが構成する一般社会そのものが、いまだに遺

伝についてネガティブなイメージをもっている。遺伝についてのネガティブなイメージは，どの遺伝性疾患にも共通する。しかし，遺伝性神経筋疾患の場合，ADLが低下して介助を要するようになったり，認知機能が低下したりするなど，「社会生活が営めなくなる」と見られることがある。また，杖歩行になったり，車椅子を使用するようになったりすることで，疾患をもっていることが外見でわかり，第三者に隠すことが難しい。これらのことから，遺伝性神経筋疾患の「遺伝」のイメージは，さらにネガティブなものとなっている。

　このネガティブなイメージがあるために，近所の目を気にして社会資源の利用を控えることもある。また，患者の子どもが，at risk という理由などで婚約を破棄されたり，あるいは，自ら結婚をしないと決断したりするなど，健康な家族にも影響が及ぶ。

4）家族に罪悪感を抱く場合がある

　遺伝性神経筋疾患の診断がつくと，難治性・進行性の病気が明らかになると同時に，「遺伝性」ということも告知されるため，自分の心配よりも，家族の心配で頭がいっぱいになる患者もいる。
　前述のとおり，診断時に子や孫がいることもあり，「私のせいで子どもも病気になるのか」「孫はどうなのか」など，多数の遺伝リスクのある血縁者を心配し，罪悪感を深める場合がある。遺伝性疾患を発症したのは誰の責任でもないが，自らに責任があると感じ，自殺企図など危機的な心理状況に陥る場合もある。

5）夫婦，家族関係の危機に直面する場合がある

　罪悪感を抱くのは疾患を発症している本人だけではない。遺伝性であるとの告知を聞いた家族にも，さまざまな心理的反応をもたらす。なかには，やり場のない怒りが患者に向けられることもある。たとえば，「遺伝の病気があることを隠して結婚したのではないか」と，怒りや不信感をあらわにする人もいる。結婚により家族になった人は，疾患を発症した家系と遺伝子を共有していない（いとこ婚を除く）。このことから，「自分には関係がないのに巻き込まれてしまった」といった被害者のような感情を抱く人もいる。一方で，発症者が罪悪感をもっていることに心を痛める家族もいる。あるいは，自分ではなく他の家族が発症したことにサバイバーズ・ギルトを抱く人もいる。いずれにしろ，こうした家族個々の抱く感情により，夫婦関係あるいは家族関係の危機に直面する場合がある。
　きょうだい間においてもトラブルが発生する場合がある。たとえば，親が遺伝性疾患を発症していることがわかり，その子どもが「発症前診断」を受けたいと考える場合などである。きょうだいがそれぞれ発症前診断を受けた場合，どちらか一方が陽性であり，どちらかが陰性である場合もある。あるいは，発症前診断を受けたきょうだいが1人だけでも，そのきょうだいが陰性となれば，残りのきょうだいは at risk のままであるという立場の違いが生じる。同じきょうだいでも遺伝的状況が異なってくることから，これまでのきょうだいの関係性に変化が生じる可能性がある。
　さらに，肝移植により症状の改善が望める家族性アミロイドポリニューロパチーの場合，生体肝移植のドナー条件が「原則として親族」とされていることから，ドナーになることをすすめる

（暗にすすめられているように感じる）家族もいる。生体肝移植は比較的安全とされているが，リスクがないわけではない。ドナーになりたくないが，そのような意見は言いにくいなどの心理的な葛藤が生じることもあり，家族関係がよりいっそう複雑になることがある。

6）遺伝リスク情報のコミュニケーションに困難を感じる

　血縁者に遺伝性疾患を発症している人がいる場合，「その疾患の遺伝子変異をもっている可能性がある」という遺伝リスク情報を，家系内の誰に伝えるか，伝えないかを考えなければならないという問題も生じてくる。遺伝リスク情報を伝えることで発症が予防できるなど，明らかに健康に寄与する場合は，この伝えるか，伝えないかという意思決定に大きな葛藤は生じないかもしれない。しかし，遺伝性神経筋疾患の場合，遺伝リスクがあることを知ったとしても，発症そのものを予防できるわけではないのが現状である。つまり，遺伝リスク情報が健康に寄与するかどうかは，個人の価値観や考え方による。

　たとえば，「遺伝リスク情報について伝える必要はない」と考える人もいれば，「伝えたほうがよい」と考える人がいる。また，伝えられた側の立場として，「伝えてもらってよかった」と思う場合と「伝えてほしくなかった」と思う場合がある。あるいは，伝えられなかった立場の人が，のちに何かのきっかけで遺伝リスク情報を知る場合がある。この場合には「知らせてくれなかったことに感謝する」と感じる人もいれば，「なぜ隠していたのか」「もっと早く知らせてほしかった」と感じる人もいる。家族のなか，家系のなかでこうした考え方の違いがあることから，遺伝リスク情報のコミュニケーションは複雑な問題となっている。

　子に遺伝リスク情報を伝えるかどうかということで，両親の間で意見が割れることもある。あるいは，子が複数いる場合，どの子に伝えるかと悩む人もいる。ただし，きょうだいのなかで，ある子には伝えるが，ある子には伝えないという選択は難しいことがある。なぜなら，親やきょうだいの態度や言動から「隠しごとをされている」と悩む子も出てくるからだ。そして，親子間やきょうだい間のトラブルに発展する場合もある。

7）他の血縁者の遺伝学的検査のニーズが生じる

　すでに発症しているからといっても，遺伝学的検査で明らかになる遺伝子変異が「不変性」「予測性」「共有性」という性質をもつことには変わりがない。発症している人が受ける遺伝学的検査においても，本人だけではなく，他の血縁者にも影響を及ぼすことに注意が必要である。たとえば，家族の遺伝学的検査の結果を聞いて，他の血縁者が自身の発症前診断を受けたいと考える場合がある。あるいは，出生前診断や着床前診断，保因者診断を受けたいと考える場合もある。これらのニーズは，遺伝診療部などの遺伝を専門とする部署につながることがなければ，これまでの医療現場では援助の対象になることが少なかった。そのため適切な援助が得られず，ニーズを抱え続けたままの血縁者がいる。

　しかし，その人が望めばすぐに発症前診断や出生前診断が受けられるわけではない。発症前診断においては，原則としてその疾患の遺伝子変異が家系内において明らかになっていることが必要で

ある。つまり，発症している血縁者が遺伝学的検査を受けていること，また，その検査結果が取得できることが必要となる。家族の誰かが発症前診断を受けたいがために「遺伝学的検査を受けない」と決めている発症者に対して，遺伝学的検査を受けるようにという圧力がかけられる場合もある。

8) 発症していないとされる家族にも，健康管理が必要となる場合がある
―― 症候性保因者，at risk が発症する可能性

　X連鎖劣性遺伝性疾患のデュシェンヌ/ベッカー型筋ジストロフィーでは，これまで発症しないとされていた「保因者」においても，何らかの症状が現れている場合があることが明らかになっている。何らかの症状が現れた保因者を「症候性保因者」という。保因者の多くは遺伝子変異をヘテロ接合性にもち，元来は「発症しない」とされていた。

　デュシェンヌ/ベッカー型筋ジストロフィーの症候性保因者のおもな症状は，高CK血症や易疲労性，筋痛，筋力低下である。心筋障害を生じる例もある。とくにデュシェンヌ型筋ジストロフィーの保因者では，拡張型心筋症が8％にみられたとの報告もある[3]。保因者の女性は発症者の介護者である場合も多いため，易疲労性や筋痛が「介護疲れ」としてとらえられ，医療機関の受診につながらない場合がある。しかし，心筋障害は生命にかかわる場合があり，適切な治療が必要である。「保因者であることを伝えたら傷ついてしまうのではないか」などの心理的な配慮により，保因者への健康管理指導がなされないケースが散見される。「保因者である」との確定診断がなくても，「保因者の可能性がある」として，健康管理についての情報を提供できる医療体制が望まれる。まずは患者・家族の一番身近にいる看護師が，保因者の健康状態を観察することが重要になる。

　また，常染色体優性遺伝性疾患の場合，at risk の血縁者がいる場合がある。at risk の人が発症しても，発症したことを認められず，なかなか受診につながらない場合がある。「治療法がないのだから病院に行く必要はない」と考えている人もいる。しかし，対症療法としての薬物療法や，リハビリテーションなどのADLやQOLを維持するための介入もある。治療についても，新たな治療法が研究によって明らかになる可能性もある。こうしたことから，受診につなげていく意義はある。

　たとえば，筋強直性ジストロフィーは症状がさまざまであり，発症しているのかどうかが自覚症状だけではわかりにくい場合がある。しかし，心伝導障害が生じる場合もあり，若年者でも突然死することがある。心伝導障害は治療が可能であるため，検診を受けることが望まれる。さらに，その遺伝子変異がある場合，使用を避けるべき薬剤もある。こうした情報は健康についての重大な情報であり，at risk に提供されなければならない。

　こうした情報提供や健康管理は「あなたは発症者である」と決めつけることとは異なるし，発症前診断を受けるべきであるということを意味しているわけでもない。遺伝子変異をもつかどうかを明らかにしなくても，at risk として，あるいは保因者の可能性があるとして，注意しなければならないことがある。このような保因者や at risk を対象とする情報提供が医療のひとつとして責任

---

3 Darras BT, et al：Dystrophinopathies. Gene Reviews [Internet], Initial Posting 2000, Last Update 2014. https://www.ncbi.nlm.nih.gov/books/NBK1119/（2017.5.1. 閲覧）

をもってなされていくためには，家族に会う機会がもっとも多い看護職が遺伝についての知識をもち，医師などの他の保健医療職とともに意識して取り組んで行く必要がある。

3 アセスメント

1）身体的アセスメント

　発症者を身体的にアセスメントし，日常生活にどのような影響があるかを明らかにするのは，通常の看護業務として行う必要がある。同時に，家族に会う機会があれば，家族の身体的状況もアセスメントすることが必要である。それは，発症しているのか，していないのか，あるいは保因者の場合は，症候性保因者として何らかの医療を要する状態なのかをアセスメントするためである。

　ただし，「見舞いに来ただけ」「付き添いで来ただけ」という立場の家族に対して，どこまで身体的な状況をアセスメントするのかは，主治医および自身の所属する施設内の方針に従わなくてはならない。くれぐれも看護師個人の考えだけで家族のアセスメントを進めてはならない。しかし，家族の外見を目視する，あるいは通常の会話を交わすだけでも，アセスメントできる部分はある。歩き方や話し方，顔貌などで筋力の低下を推測することはできるし，会話の内容や反応によって，認知機能についてアセスメントすることも可能である。医療につないだほうがよい場合もあるため，家族の様子について気づいた点があれば主治医に報告する。主治医から家族の受診をすすめてもらう場合もある。

2）遺伝学的アセスメント

（1）家系の遺伝的状況を確認し，血縁者の遺伝に関するニーズを同定する

　家系図を聴取し，正しい方法で家系図を作成することは，家族関係の把握に役立つとともに，at risk の血縁者や，保因者の可能性のある血縁者を見出すことにつながる。at risk や保因者（の可能性のある血縁者）が明らかになることで，前述したように，その人たちの健康状態を確認することに役立てることができる。また，挙児について考える世代の血縁者がいるのかどうかも推測できる。この場合，その血縁者に遺伝カウンセリング，遺伝相談のニーズが高い場合がある。

　遺伝性疾患を疑われて入院した場合は，遺伝性だと確定する前であっても，本人・家族に遺伝に関するニーズが存在することがある。たとえば「遺伝子検査を受けたほうがよいのかどうか」という意思決定に関するニーズや，「遺伝する病気だったらどうしよう」という不安などがある。このようなニーズがないかどうかも確認する。

（2）遺伝学的検査が実施されている場合，検査結果を確認する

　すでに遺伝学的検査が実施されている場合，その結果を確認する。脊髄小脳変性症であれば，遺伝子変異の種類（タイプ3なのか6なのかなど）によって症状の経過が異なる。この症状の経過の違いを知ることで，看護計画に個別性を付加することができる。また，「リピート病」とよばれ

る遺伝性疾患の場合，リピート数が大きいほど疾患の進行が早く重症であるといわれている（例外もある）。このリピート数は，疾患の成り行きを予測することに役立てられる。

　遺伝学的検査の方法についても確認する。「遺伝子変異が見出せなかった」という結果である場合，異なる検査法を用いることで遺伝子変異が明らかにできる場合がある。注意したいのは，すべての遺伝性神経筋疾患が，遺伝学的検査で遺伝子変異を明らかできるわけではないということだ。現時点の技術では，遺伝学的検査で変異を見出すことが難しいこともある。逆に，これまでは不明であったが，新たに原因となる遺伝子変異が同定される疾患もある。このため最新の情報を調べることが必要である。

3）心理社会的アセスメント

　遺伝性神経筋疾患の場合，診断名がつかずに複数の病院を受診しているケースがある。病名がわからないまま症状の進行を体験している患者・家族は，強い不安を抱いている。これまでの症状の経過だけでなく，これまでどのような医療を受けてきたのかについても聴取し，健康管理能力をアセスメントするとともに，疾患についてどのようにとらえ，考えているのかを確認する必要がある。医療に対する信頼が揺らいでいるケースもあるため，慎重な対応が必要である。

　家族からも同様の情報を聴取し，家族それぞれが疾患についてどのようにとらえているのかを確認する。すでに遺伝性疾患であることが明らかになっている場合であっても，患者・家族の疾患に対するとらえ方を確認することは重要である。「遺伝」は家族全員に影響を及ぼし，そして，家族それぞれの思いが，患者（発症者）や at risk あるいは保因者の生活に影響を及ぼしているからである。

　病名告知が数十年前に行われている患者・家族もいるが，当時の告知の記録が残っていないことも多い。そのため，疾患についてどのように説明され，どのように理解しているのかを再度確認する必要もある。なかには間違った知識をもっている患者・家族もいる。たとえば，「子どもが2人いれば，そのうちの1人だけが発症する」と考えていたり，「隔世遺伝をする」と考えていたりすることがある。こうした間違った知識は，次の世代に伝えられ，次世代の人生選択にも大きな影響を及ぼす。間違った知識をもっている場合は，正しい情報を伝える必要がある。

　また，これまでの生活がたいへんだったなどの理由から，家族が発症者や疾患にネガティブな思いを抱いている場合がある。とくに性格が変化する疾患の場合は，家族がトラブルの処理に奔走していたり，暴言・暴力を受けていたりすることもある。これらのことから家族関係が悪化している場合もある。こうした情報は，今後長期に続く療養生活を，どこまで本人・家族でマネジメントしていけるかをアセスメントするために必要な情報である。また，実際にあるトラブルを減らしたり，解消したりするための方策を提供する必要がある。場合によっては，レスパイト入院も考慮する。さらに，家族には，症状が疾患によるものであることを説明し，発症者に対する誤解を解くとともに，家族の心理的なケアを行う。

　確定診断目的で入院しており，まだ遺伝性疾患であるか確定していない場合でも，「遺伝」の可能性についてどのようにとらえているのかをアセスメントしたほうがよい場合がある。とくに，すでに血縁者に発症者がいる場合，あるいは，すでに家系内に似たような症状をもつ人がいたりする

場合は確認したほうがよい。「遺伝」ということを疑っている患者・家族もいれば，家系内に似た症状の人がいても，よもや遺伝とは思いもよらないという人もいる。at risk の自覚がある人が「ついに発症した」と自身の症状についてとらえている人もいれば，「なんで私が発症したのか」と混乱している人もいる。遺伝についての認識，あるいは心理的反応を確認しておくことで，遺伝学的検査の説明の際，あるいは告知の際の反応を予想し，対応の準備をすることができる。

ただし，「遺伝という言葉は聞きたくない」と考える患者・家族もいる。遺伝について確認するときは，必ず個室で行うなどしてプライバシーを守り，かつ，遺伝についての情報を得ることの意義を説明し，承諾を得てから話をすることが必要である。リストカットなどの自傷行為，あるいは自殺企図などの心理的な反応がみられる場合は，心理療法士や精神科医へのコンサルテーションが必要である。

4 看　護

1）遺伝学的検査についての意思決定支援

　遺伝性神経筋疾患が疑われる場合，遺伝学的検査によって確定診断を行う機会が多い。看護職は，遺伝学的検査を行う予定があるかを主治医に確認し，その説明の席にはできるだけ同席し，遺伝学的検査を受けるか否かの意思決定支援を行う。

　遺伝学的検査の説明は医師によりなされるが，患者・家族がその説明を理解できているのかを確認するのは看護師の重要な役目である。理解が不十分な箇所があれば，再度医師に説明を依頼して，患者・家族の理解をサポートする。あるいは，基礎的な遺伝学の知識については，看護職自身で理解を助けるサポートを実施する。そのうえで，遺伝学的検査を受けるかどうかを決めるための援助を行う。その際は，一度の説明では理解できないことも多く，また，意思決定をするまでに時間を要することに配慮すべきである。

　遺伝性神経筋疾患の場合，「たとえ治療に結びつかなくても遺伝子検査を受けたい」と考える人もいれば，「治療が変わらないのであれば，遺伝子変異があるかどうかを知る必要はない」と考える人もいる。あるいは，「いまは検査を受けたくないが，いずれは受けるかもしれない」と，検査を受ける時期についても人それぞれの考え方がある。

　また，治験が行われていたり，新しい治療法が開発されていたりする疾患もある。遺伝性神経筋疾患であるからといって，必ずしも有効な治療法がないとは断言できない。それは遺伝子変異に応じた治験や治療法である場合もあり，遺伝学的検査が必要となる場合も考えられる。こうした情報が適切に伝えられているかも確認する。

　看護職の大きな役割は，個々人の考え方を尊重し，自分自身の考えで意思決定できるように支援することである。その際は，たとえ検査を受けた後でも「結果を聞かない」という選択肢があることも説明する。また，家族も含めて，他の人から検査を受けることを強要されていないかを確認する。

　さらに，患者の家族が，出生前診断や発症前診断について質問してくる場合がある。このような

質問を受けた場合は，遺伝について相談できる専門の部署を紹介する必要がある．しかし，紹介する前に，なぜそれらの診断を受けたいのかという理由を明らかにしたり，出生前診断や発症前診断の基礎的な知識を伝えたりする必要がある．

2）発症者の療養支援

遺伝性神経筋疾患は，長期の療養生活を必要とする疾患がほとんどである．また，症状も多岐にわたり，さまざまな診療科との連携，あるいは地域医療，保健所やケアマネジャーなど他職種との調整を必要とする．看護職はこれらの複数の職種との調整を担い，地域療養生活への移行を援助する．また，定期的に療養生活を見直し，進行していく病状への対応に必要な社会資源の導入や介護技術の指導を行う．

外来受診を継続するように働きかけるのも重要な支援である．「治らないから受診しても意味がない」という気持ちがあったり，また「受診するたびに疾患の進行を知らされてつらい」という気持ちがあったりするなど，外来受診が中断される理由はさまざまある．根治療法はないにしても，対症療法を継続的に受けることや，心身の変化に早期に医療が介入することで，患者のQOLを保つことにつながる．そのため，外来受診を継続できるように援助することも重要である．

3）家族のケア

遺伝性神経筋疾患の場合は，家族の健康状態にも注意が必要である．at riskの家族が発症した場合，医療機関に受診できるように介入することは重要な看護援助となる．あるいは，症候性保因者の可能性がある場合，保因者が定期的に検診を受けられるように援助したり，健康状態をセルフモニタリングできるように指導したりすることも重要な援助である．とくに，直接家庭に訪問し，患者を通して家族と頻繁に会う機会がある看護職は，家族の健康状態の変化にいち早く気づく可能性が高い．そのため，看護職が中心となって家族のケアを担っていくことが求められる．

家族の心理的援助も重要である．家族は，自分自身がその疾患に罹患する可能性を知り，恋愛や結婚，挙児について悩んだりする．あるいは，家族の発症により経済的な不安を感じたり，家系内での役割変更を余儀なくされたり，介護をしなければならなくなるなど，さまざまな危機に直面する．「遺伝」ということに罪や恥の意識をもち，他者に知られてはならないと家族から言われる人もいれば，自身の判断により他者に秘密にし，誰にも相談できない人もいる．「遺伝」のことがわからないと思える年齢の家族であっても，周囲の人びとの行動などから，ストレスを抱えている場合もある．at riskの人は，発症したときのことを想定して，自分の人生選択に制限をかける人もいる．

こうした家族の心理的な問題に対しては，まずは安心して話ができる環境をつくり（他の家族の前では話すことができない場合も多い），どのようなことに悩んでいるのか話を聴く．適切な受容過程を踏んでいるのか，適切なコーピングであるかを見極め，逸脱している場合は，専門職に紹介するなどの介入が必要である．さらに，いつでも相談できるということを伝えておくことも重要である．受容が進むように傾聴を通じてサポートし，間違った知識が受容を阻んでいるときには，正

しい知識を提供する。

4）長期的なかかわりにより，家族全体の遺伝的課題に対応する

　前述した患者・家族に対する看護は，遺伝性神経筋疾患の場合，長期的にかかわる必要がある。「とくに遺伝について悩みはない」と言っていた患者・家族も，ライフステージの変化によって，遺伝について考えたいと変化することもある。たとえば，進学・就職をするときや，結婚を考えるようになったときなどである。こうした節目の時期には，遺伝について相談したいというニーズが高まる。長期的にかかわることができる看護職が，時期を逸せずに介入することは効果的である。

5）遺伝リスク情報の家系内でのコミュニケーションの援助をする

　「その疾患を発症する可能性がある」あるいは「保因者の可能性がある」といった遺伝に関する情報について，どのように家系内に伝えていくのか，困難を感じる患者・家族は多い。医療者が間に入り，遺伝リスクについてどのように伝えていくのかをともに考えることで，困難さに対して適切な対応ができる場合がある。あるいは，誰に伝えるのか，いつ伝えるのか，どのように伝えるのかを決める相談に乗ることも重要な看護援助である。遺伝リスク情報のコミュニケーションのあり方も，人によってさまざまであることを認識していなければならない。「伝えるべきである」などの意見を押しつけることは避け，あくまでも当事者が自律的に決められるように援助する。

6）「遺伝」に関するナラティブの書きかえをサポートする

　これまでの記述からは，遺伝性神経筋疾患とともに生きるということにはマイナス面しかないように思えるかもしれない。しかし，遺伝性神経筋疾患に対するとらえ方，考え方，思いを書きかえることが可能な場合がある。たとえば，より家族の絆が強くなったといった例を見たり，日々の生活を大切にできるようになったという話を聞いたりすることがある。介護の知識や技術をいかし，他の患者・家族のサポートをする人たちもいる。遺伝性疾患は，必ずしもマイナス面だけをもたらすとは限らないことがわかる。看護職自身も，遺伝性疾患のマイナス面だけに目を向けるのではなく，プラス面にも目を向けて看護を提供していく姿勢が必要である。
　発症者が必要かつ十分なケアを受けることができ，そして，尊重されて日々を過ごしている場合と，ケアが提供されず，そして，疎まれて生活をしている場合，その姿を見る家族は，それぞれどのような疾患イメージをもつだろうか。後者の姿を見続けた場合は，疾患のイメージはよりネガティブになる。「発症したらあのようなひどい扱いを受ける」と，発症することを恐怖に思いながら生きることになる。このように，ケアの質によっても疾患イメージが左右され，患者・家族に影響を与えることがある。看護職の提供するケアや態度は，患者・家族の疾患イメージに大きな影響を与えることを認識しておく必要がある。そして発症者は，「もし同じ病気になった場合は，親のように生きていけばいい」という，次の世代の生き方のロールモデルになる。発症者の健康は，生命の維持だけで守られるのではない。発症者が差別されることなく，十全に自己実現できる生活を送

ることで，他の家系員にも前向きな影響を与える。

　看護職の態度には，その看護者自身が「遺伝」や「難病」に対して，どのようなイメージを抱いているかが反映される。自分自身の「遺伝」や「難病」に対する考え方は，どこから来ているのか，そこに偏見や差別はないのかを省察できることも，遺伝性神経筋疾患の看護に携わるにあたって重要なことである。

5 事　例

結婚するなら発症前診断を受けるべきですか？
〜ハンチントン病の告知を受けた人と，その家族・子（at risk）の事例〜

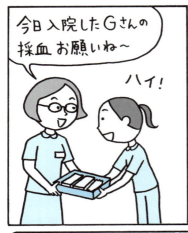
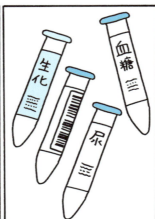
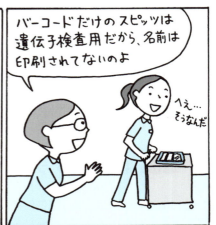
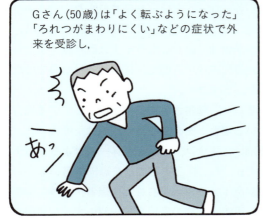
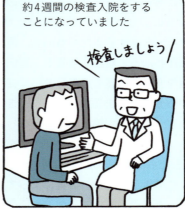
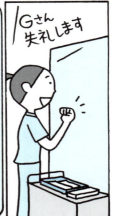

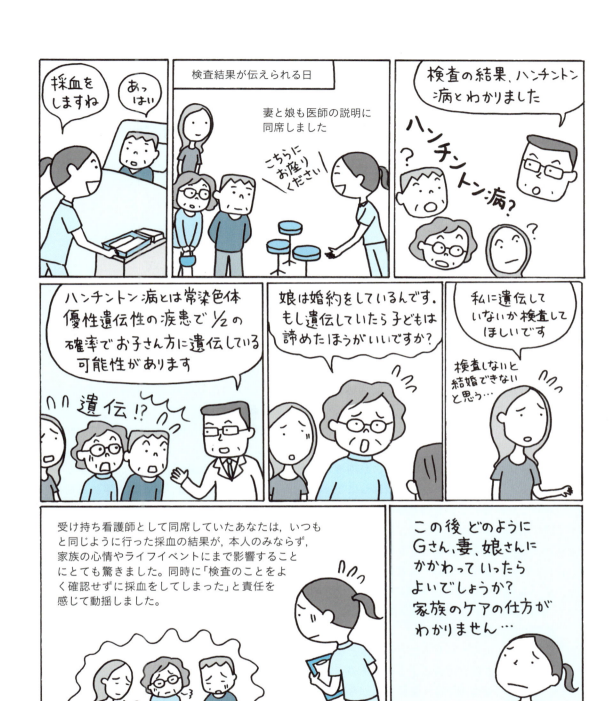

> **事例から学びたいポイント**
>
> - 遺伝性疾患の告知は，Gさんと家族にとって予想外の出来事であり，混乱，誤った理解，責任を問う話題などが生じる可能性に留意してかかわる。
> - Gさんの療養生活を整備するとともに，発症前診断を検討する血縁者に対して，倫理的課題をふまえて意思決定できるよう支援する。

その後の看護展開

● 疾患についてだけでなく，「遺伝性疾患である」ことの告知について，本人・家族の理解や思いを確認する

この事例では，血縁者に同じ疾患をもつ人がいない（「いない」と認識されている）なかでの，遺伝性疾患の告知であることに注意が必要である。本人にとっても家族にとっても予想外の出来事であり，このことから医師の説明が理解できずに混乱している可能性がある。とくに遺伝性神経筋疾患は，疾患の名前も聞き慣れないことが多いために混乱が助長されがちである。したがって，看護援助としては，まずは医師の説明を理解できたか，曖昧な点や疑問点はないかを確認することが必要である。

その際には，家族それぞれの告知場面での反応を観察し，個別に確認したほうがよいかを見極める必要もある。この事例では，症状を発症しているGさんよりも，妻や娘のほうが遺伝的課題についてのニーズが高そうである。しかし，妻や娘のニーズにだけ注目していると，Gさんのニーズが後回しになってしまう場合もある。また，Gさんが家族に遠慮して，自分の思いを話せない場合もある。このような場合には，家族それぞれ個別に確認したほうがよい。そして，理解が不十分な点や誤解している点があれば，主治医と協働して正しい情報を提供し，疾患や遺伝について正しく理解してもらう。

とくに，遺伝についての責任を問うような話題が出たときは注意が必要である。たとえば，「父親のせいでこの病気になった」「私のせいで子どもたちが病気になるかもしれない」「私の家系にはこんな病気はないのに」などの発言は注意を要する。このような場合は，複数回の機会を設け，場合によっては，遺伝について相談できる専門の部署へ紹介したり，心理職が介入したりすることも必要となる。看護職は，話の傾聴を通して，家族が「遺伝」という事実を受容できるように，その受容過程をサポートする。

このような事例では，医師などから遺伝カウンセリングが紹介されることもある。しかし，「治療を受けている場/施設では話を聞いてもらえないのか」と残念に考える患者・家族もいる。たとえ遺伝カウンセリングが自施設で実施できなくても，看護職として患者・家族の話を聞き，何に悩んでいるのか，どのような問題があるのか確認する必要がある。

● Gさんの今後の療養生活の整備

　事例の場面では，遺伝学的課題が一番の問題であるようにみえる。しかし，Gさんの療養生活を整備することも重要な看護援助である。Gさんの療養生活は，家族の遺伝に関するイメージを形成し，ひいては家系全体の遺伝のイメージに影響を及ぼす。Gさんの療養生活がネガティブなイメージである場合，遺伝そのものに対するネガティブなイメージも強化される。世代を超えてそのイメージが引き継がれていくことを考えると，Gさんの療養生活をより良いものにしていくことはたいへん重要である。

　ソーシャルワーカーや難病相談支援員，保健師などと協働し，医療制度や介護福祉制度を用いて療養環境を整え，安心して退院できるようにすることが必要である。Gさんの職業を確認し，できるだけ長く仕事が継続できるような対策をとることも必要だろう。また，ハンチントン病の場合，転倒・転落のリスク，身体損傷のリスクが大きいことから，自宅の環境についても確認し，安全を守る援助も必要である。さらに，外来受診を継続してもらえるように説明し，身体・心身状態の変化についてモニタリングできるように患者・家族に指導する。

　家族には，Gさんの症状について説明し，Gさんの状態への理解を促す。ハンチントン病は性格の変化がみられたり，易怒的になったりする場合もある。認知機能も低下することから，これらの症状が疾患によるものであることを家族に理解しておいてもらうことも重要である。

● 発症前診断を考える家族に対するケア

　娘は婚約中であり，「検査を受けないと結婚できないと思う」と発言している。娘にはとくに症状がないことから（この場面だけでは断言できないが），娘の希望する検査とは「発症前診断」ということになる。

　発症前診断を実施できる施設は限られている。自施設で行う体制がない場合は，実施できる施設を紹介する必要がある。しかし，発症前診断についての理解を確認したうえで紹介しないと，「受診すればその場で検査を受けられる」などの誤解を抱いたまま他施設に行くことになる。この事例の場合，すぐに発症前診断を受けられるわけではないこと（複数回のカウンセリングを受ける必要がある），自費での検査になることなどについては，施設に紹介する前に娘に理解してもらう必要がある。

　また，娘の検査に対する考えを確認することも重要である。娘は，結婚するためには「遺伝していない」という結果を得る必要があると考えているようだ。発症前診断を受けて「遺伝している」という結果が出る可能性も当然あるが，そのような結果が出た場合，娘は結婚についてどうしようと考えているのだろうか。なかには，自殺企図など重大な事態に発展する場合もあるため，「遺伝している」という結果に向き合う心づもりがあるのか，そして，支えてくれる他者がいるのかを確認することは重要である。さらに，娘が妊娠しているかどうかも確認したほうがよい。仮に妊娠していて胎児の出生前診断を希望するという場合，時間的な制約を考える必要も出てくる。

● 家系図を作成して，他の血縁者の遺伝的状況を確認する
――遺伝的状況を把握し，遺伝リスク情報のコミュニケーションについての考えを知る

事例に出てくる登場人物だけで家系図を作成した場合，図3-G-1のようになる。この情報から，娘はハンチントン病のat riskであることがわかる。ただし，これだけでは，他の血縁者の情報がわからない。娘と同じように遺伝的な課題に直面する血縁者がいる可能性がある。とくに，娘にきょうだいがいるかは重要な情報である。娘のきょうだいも，Gさんが生物学的な父親であればハンチントン病のat riskということになるからだ。

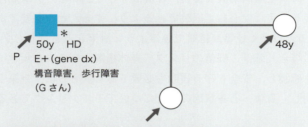

図3-G-1 事例からの情報だけで作成した家系図

事例では，娘だけが告知場面に同席している。注意してほしいのは，病院によく来る人以外にも，血縁者がいるケースが多々あることだ（たとえば，遠方に住んでいる，すでに独立しているなど）。もし，他にもきょうだいがいた場合，この告知について，家族のなかでどのように伝えていくつもりなのかも確認する必要がある。なかには常染色体優性遺伝でも「男の子にしか遺伝しないから大丈夫」などの間違った情報が家族に伝わっている場合がある。あるいは，きょうだいが幼いため，きょうだい間で遺伝についての情報を伝える子と伝えない子がいるというパターンも出てくる。その場合，期間は限定されるかもしれないが，家族のなかで「秘密」ができることになる。遺伝について，いつ，誰に，どのように伝えるのか，あるいは，伝えないのかということは，前述のとおり重大な問題となるため，家族に確認しておいたほうがよい。悩んでいる場合は，主治医とともに相談にのる。

その後，さらに家系の情報を聴取して家系図を作成すると（図3-G-2），Gさんには次女がいることがわかった。また，この家系のなかでat riskとなるのは他にⅡ-1のGさんの姉がいる。もし，姉がハンチントン病だった場合は，その子であるⅢ-1もat riskということになる。こうした家族の遺伝リスク情報を伝えるのかどうかも考える必要がある。

疾患によっては，at riskや保因者の健康管理が必要な場合もあるため，その介入が必要な家系員を明らかにするためにも家系図の作成が必要となる。

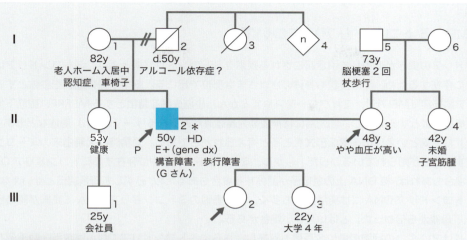

図 3-G-2 家系情報を聴取したうえで清書した家系図

● Gさんの確定診断としての遺伝学的検査に対する看護職のケア

　入院初日にGさんは遺伝学的検査を受けている。看護職は、できるかぎりこの遺伝学的検査のインフォームド・コンセントに立ち会い、医師からどのような説明がなされたのか、その理解はできているのか、そして、患者はどのような理由で検査を受検すると決めたのかまで確認すべきである。「これで病気がはっきりわかれば治療ができる。治療を受ければ治るはずだ」と、遺伝学的検査を受けることで治療につながると考えている人もいる。治療できる別の疾患の可能性を考えている人もいるが、その場合「別の疾患」である可能性はどれぐらいだと考えているかを確認する必要がある。遺伝学的検査を受けるか受けないか、あるいは受ける時期も、もちろんGさんが自分の意思で選択する。看護職は、考えられるすべての選択肢を提示したうえで、本人がもっとも望ましいと考える決定をできるようにサポートする。

　実際には、看護職が遺伝学的検査の意思決定支援をできないまま、遺伝学的検査の結果説明に至る場合もある。この事例でも、遺伝学的検査の意思決定に看護職はかかわっていなかったようである。この場合、施設内で遺伝学的検査の意思決定支援に看護職がかかわれる体制をつくることが、今後の課題であろう。

COLUMN　ミトコンドリア病について

　ミトコンドリアの働きが低下して引き起こされる疾患をミトコンドリア病とよぶ。ミトコンドリアはあらゆる細胞に存在するため，その症状も身体のさまざまな部位で起こる。脳卒中様の症状を主体とするミトコンドリア脳筋症（MELAS），ミオクローヌスやてんかん，小脳失調を特徴とする MERRF，眼筋下垂や眼球運動麻痺を特徴とする CPEO，乳児期に精神運動発達遅滞がみられるリー（Leigh）脳症などがある。

　ミトコンドリア病といえば母系遺伝形式をとると考えられがちである。受精時に父親由来のミトコンドリアは消失することが知られているからだ。しかし，ミトコンドリアの中に存在するミトコンドリア DNA が関係する場合もあれば，核 DNA 上の遺伝子が関係する場合もあるため，必ずしも母系遺伝とはいえない。さらに，ミトコンドリア DNA には突然変異も多く，仮に患者のミトコンドリア DNA に変異が認められた場合でも，「母親から伝わった」とはいえない場合がある。

　ミトコンドリアは 1 つの細胞の中に数百個も存在し，さらにミトコンドリア DNA は数百〜数千個存在するといわれる。細胞や組織によって正常なミトコンドリア DNA と変異したミトコンドリア DNA が混在している。この混在している状態を「ヘテロプラスミー」といい，変異したミトコンドリア DNA がある一定の量を超えると，ミトコンドリア病を発症するといわれている。ただし，細胞分裂のたびに変異ミトコンドリア DNA の割合は変化する。また，細胞や組織によっても，変異ミトコンドリアの割合が変化する。そのため，同じ患者でも，体内で変異ミトコンドリア DNA の量は異なるし，また，時間的にもつねに一定ではないという特徴がある。

　受精卵の分裂の際にも変異ミトコンドリア DNA の量は変化するため，母親がミトコンドリア病で母系遺伝をするからといって，子も同じ病気になるとは限らない。その逆に，母親は変異ミトコンドリア DNA の比率が低く健康であっても，子がミトコンドリア病を発症する場合がある。これらのことから，母親が変異ミトコンドリア DNA をもっていたとしても，子の症状や発症の有無を予測することは困難であり，出生前診断における判定も困難な場合が多い。

　看護は，こうしたミトコンドリア病の特性をふまえ，遺伝形式の説明や，子やきょうだいへの遺伝リスクの説明を慎重に行う必要がある。「母親の責任」「子どもを産んだら絶対に病気の子が生まれる」「兄弟姉妹もいずれ同じ病気になる」などの誤解を抱いている場合がある。患者・家族の知識や思いを確認し，正しい知識を伝える必要がある。「何年も前に説明を受けている」という場合であっても，長い年月の間に間違った解釈をしている場合もある。必要時は再度，患者・家族の理解を確認しなければならない。

　さらに，遺伝子変異が明らかになっていない（変異を明らかにできない）なかで，ミトコンドリア病と生活している患者・家族がいることを忘れてはならない。ミトコンドリア病のすべてにおいて，遺伝子変異を明らかにできるわけではないからだ。また，薬の副作用などで二次的にミトコンドリアの働きが低下して起こるミトコンドリア病もあることを知っておきたい。

参考文献
・独立行政法人国立精神・神経医療研究センター遺伝カウンセリング室：ミトコンドリア病ハンドブック．2012．
　http://www.nanbyou.or.jp/upload_files/mt_handbook.pdf
・難病情報センターウェブサイト．ミトコンドリア病（指定難病 21）．
　http://www.nanbyou.or.jp/entry/194

H 生活習慣病

[成人期の遺伝/ゲノム看護]

1 代表的な疾患

　疾患の成因は，遺伝要因（遺伝子の変異・多型，エピジェネティクスなど）と環境要因（食事，運動，喫煙，飲酒，化学物質，気候など）の2つに大別することができる。疾患のうち，100％遺伝要因の影響で発症するのは，本書でこれまでに触れた先天代謝異常症，遺伝性神経筋疾患などの単一遺伝子疾患が該当する。反対に，100％環境要因の影響で生じるのは，事故や外傷などが該当する。遺伝要因と環境要因のいずれかによってのみ生じるこれらの疾患や傷害が全疾患に占める割合は小さく，ほとんどの疾患は遺伝要因と環境要因の双方の影響により発症する多因子疾患である（図3-H-1）。生活習慣病をはじめとするありふれた病気（common disease）は，ほとんどが多因子疾患と考えてよい。

　生活習慣病のなかでも，有病率または死亡率が高いという観点から重要な疾患として，糖尿病，高血圧，動脈硬化症，脂質異常症といった基礎疾患と，それらを原因として引き起こされる心疾患（心筋梗塞，虚血性心疾患），脳卒中（脳梗塞，脳出血，くも膜下出血）があげられる。ひと言で生活習慣病といっても，その病態，症状，治療，予想される転帰は多様であるため，これらの疾患を

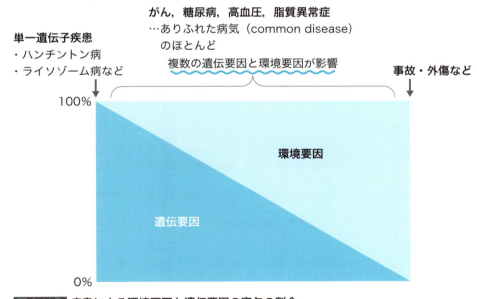

図3-H-1 疾患による環境要因と遺伝要因の寄与の割合

有する，またはリスク状態にある人びとに遺伝/ゲノム看護を展開する際には，まずはそれぞれの疾患の特徴をおさえられていることが前提となる．

近年のゲノム解析技術の進歩に伴って，ゲノムワイド関連解析（genome-wide association study；GWAS，p218を参照）によって生活習慣病の発症に感受性を示す疾患感受性遺伝子の同定が進み，生活習慣病の遺伝的背景が徐々に解明されてきている．なかでも，2型糖尿病の遺伝的背景の解明は他疾患と比較して進んでおり，生活習慣病の遺伝/ゲノム看護を考えるうえでのモデルとなる．2型糖尿病は，インスリン分泌低下とインスリン抵抗性を成因とする生活習慣病である．2型糖尿病のリスク要因として，肥満，エネルギー摂取過多，高い脂質エネルギー比，低い身体活動量といった生活習慣に関連するものに加え，家族歴も重要であることはよく知られている．日本において実施されたコホート研究においても，家族歴は，BMIや生活習慣，インスリン分泌能とは独立した危険因子であることが示されている[1]．また，日本において実施された双生児研究において，2型糖尿病の発症一致率は一卵性双生児で83％，二卵性双生児で40％であり，2型糖尿病の発症への遺伝要因の関与が示唆される[2]．

2型糖尿病における遺伝要因の大きさは発現型からは明白であるものの，遺伝子レベルでの解析はその複雑さから困難を極め，"遺伝学研究者の悪夢（geneticist's night mare）" とも評された．遺伝子レベルでの知見が実際の遺伝について説明ができない状況は "missing heritability" とよばれており，糖尿病だけでなく多くの多因子疾患において共通した状況にある．しかし，前述のように近年の目覚ましい遺伝学研究の進歩は，missing heritabilityを解消しうる知見を次々に生み出している．2型糖尿病を例にとれば，数十万のSNPマーカー（p208を参照）を用いたGWASによって，80以上の疾患感受性遺伝子が同定されている．これらの疾患感受性遺伝子の多くは，疾患発症のオッズ比が1.2程度と小さく，*TCF7L2*や*KCNQ1*といった比較的大きな影響を示すもので1.4程度である．2000年代にGWASで同定された20種類近くの疾患感受性遺伝子を用いた複数の疾患予測研究において，既存のリスク因子（性，年齢，BMI，家族歴など）による予測モデルに遺伝子型が付け加える情報はわずかである[3,4]ことがはじめて示されて以降，同様の研究が次々に公表され，米国疾病予防管理センターのゲノム医療に関するワーキンググループは，糖尿病に関する遺伝子型によるリスク評価の臨床的意義は低いと結論づけている[5]．近年では，より多くの疾患感受性遺伝子を取り込むことにより，既存の疾患予測モデルに付け加える情報が増えることを示した研究[6]や，アジア人種においては遺伝子型による予測力が高い可能性があることを示し

---

1 Sakurai M, et al：Family history of diabetes, lifestyle factors, and the 7-year incident risk of type 2 diabetes mellitus in middle-aged Japanese men and women. J Diabetes Investig, 4(3)：261-268, 2013.
2 葛谷 健，他：日本人における双生児糖尿病の調査成績 双生児糖尿病委員会報告．糖尿病, 30(11)：1047-1063, 1987.
3 Lyssenko V, et al：Clinical risk factors, DNA variants, and the development of type 2 diabetes. N Engl J Med, 359(21)：2220-2232, 2008.
4 Meigs JB, et al：Genotype score in addition to common risk factors for prediction of type 2 diabetes. N Engl J Med, 359(21)：2208-2219, 2008.
5 Evaluation of Genomic Applications in Practice and Prevention Working Group：Recommendations from the EGAPP Working Group – does genomic profiling to assess type 2 diabetes risk improve health outcomes？. Genet Med, 15(8)：612-617, 2013.
6 Lall K, et al：Personalized risk prediction for type 2 diabetes – the potential of genetic risk scores. Genet Med, 19(3)：322-329, 2017.

た研究[7]，さらには，大規模バイオバンクを基盤とした全ゲノムシーケンスによって，低頻度のバリアントまで含めてリスクを予測する研究[8]がなされているものの，現状ではその予測力と費用効果の双方の観点から臨床的な有用性は低く[9]，遺伝学研究者の悪夢はいまなお継続中といえる[10]。

前述のように，2型糖尿病は，その発症への遺伝要因が強く，かつ遺伝学的な探索が最も進んでいる生活習慣病であるが，探索の結果として，遺伝子型によるリスク評価の臨床的有用性は低いとされている。このことからすれば，他の生活習慣病に関しても今後同様の知見が得られてくる可能性は高く，遺伝/ゲノム看護を展開するうえでは，現時点では生活習慣病に関する遺伝学的検査は臨床上有用な情報を与えないという前提を置く必要がある。もちろん，何らかのブレイクスルーによって生活習慣病の遺伝学的検査が臨床的有用性をもつようになる可能性はあり，つねに最新の知見に目を配ることも忘れてはならない。

2 患者や家族が置かれている状況

生活習慣病は，ありふれた病気（common disease）であるがゆえに，それが出現したことに対する患者・家族の驚きや不安は，希少な遺伝性疾患と比べて少ないといえる。もちろん，心筋梗塞や脳卒中など，急激な発症を示す疾患については，患者・家族に与えるインパクトは相当に大きいが，それは疾患の遺伝的側面によるというよりは，疾患の重篤性への恐怖によるところが大きい。

生活習慣病は，その名称のとおり，生活習慣によって引き起こされる疾患であると人びとからは認識されている。その認識に間違いはないが，一方で，生活習慣病の遺伝要因に対する認識は低いことがある。たとえば，糖尿病などの生活習慣病であると診断された場合，「子にも遺伝する可能性があるから病気について伝えなければ」と考える患者や，「親が発症したということは自分にもリスクがあるから心配だ」と考える家系員の割合は，単一遺伝子疾患におけるそれと比較すれば少ないだろう。

一方で，遺伝要因にあえて目を向けることで，疾患の発症やリスクにおける自身の生活習慣に関する自己管理行動の不十分さに対する責任からの逃避的コーピングを示すことがある[11]。また，遺伝要因の認識が，疾患の発症や進展の予防に対するコントロール感を失わせることもあり（後の事例に示す），患者・家族が生活習慣病の遺伝的側面をどのように認識しているかを綿密にアセスメントする必要がある。

---

7 Go MJ, et al：Genetic-risk assessment of GWAS-derived susceptibility loci for type 2 diabetes in a 10 year follow-up of a population-based cohort study. J Hum Genet, 61(12)：1009-1012, 2016.
8 Fuchsberger C, et al：The genetic architecture of type 2 diabetes. Nature, 536(7614)：41-47, 2016.
9 Wang X, et al：Genetic markers of type 2 diabetes – Progress in genome-wide association studies and clinical application for risk prediction. J Diabetes, 8(1)：24-35, 2016.
10 Rich SS：Diabetes – Still a geneticist's nightmare. Nature, 536(7614)：37-38, 2016.
11 Nishigaki M, et al：Perception of offspring risk for type 2 diabetes among patients with type 2 diabetes and their adult offspring. Diabetes Care, 30(12)：3033-3034, 2007.

3 アセスメント

1）身体的側面

　それぞれの生活習慣病を有する患者へ看護を展開するうえでのアセスメント項目は，一般の生活習慣病のそれと共通である。食習慣，運動習慣，喫煙・飲酒パターンは，生活習慣病に共通してアセスメントが必要である。それに加えて，糖尿病であれば，末梢神経障害，網膜症，糖尿病性腎症にかかわるフィジカルアセスメントは必須であるし，脳卒中では，認知・神経系，運動系の評価から適切な日常生活援助とリハビリテーション看護を展開する必要がある。

　それに加えて，遺伝/ゲノム看護を展開するうえで重要であるのは，患者が抱える疾患が，真に生活習慣病であるか否かを評価することである。糖尿病を例にとれば，日本糖尿病学会による「糖尿病と糖代謝異常の成因分類」では，糖尿病は1型糖尿病，2型糖尿病，妊娠糖尿病と，「その他特定の機序，疾患によるもの」に分類され，「その他の特定の機序」として単一遺伝子による糖尿病があげられている（表3-H-1）。このようなタイプの糖尿病には，MODY（Maturity Onset Diabetes of the Young），インスリン遺伝子異常による糖尿病などがあげられる。これらの疾患は若年期（インスリン遺伝子異常においては新生児期）に発症する。「その他の疾患によるもの」のなかには，遺伝的症候群で糖尿病を伴うことが多い疾患として，ダウン症候群，プラダー・ウィリー症候群，ターナー症候群，クラインフェルター症候群といった染色体異常がおもにあげられて

表3-H-1　糖尿病と糖代謝異常の成因分類

Ⅰ．1型（膵β細胞の破壊，通常は絶対インスリン欠乏に至る）
　A．自己免疫性
　B．特発性
Ⅱ．2型（インスリン分泌低下を主体とするものと，インスリン抵抗性が主体で，それにインスリンの相対的不足を伴うものなどがある）
Ⅲ．その他の特定の機序，疾患によるもの
　A．遺伝因子として遺伝子異常が同定されているもの[注1]
　　（1）膵β細胞にかかわる遺伝子異常
　　（2）インスリン作用の伝達機構にかかわる遺伝子異常
　B．他の疾患，条件に伴うもの
　　（1）膵外分泌疾患
　　（2）内分泌疾患
　　（3）肝疾患
　　（4）薬剤や化学物質によるもの
　　（5）感染症
　　（6）免疫機序によるまれな病態
　　（7）その他の遺伝的症候群で糖尿病を伴うことの多いもの[注2]
Ⅳ．妊娠糖尿病

[注1] インスリン遺伝子，MODY1～6，ミトコンドリアDNA，Kir6.2遺伝子，SUR1遺伝子，インスリン受容体遺伝子
[注2] ダウン症候群，プラダー・ウィリー症候群，ターナー症候群，クラインフェルター症候群，ウェルナー症候群，ウォルフラム症候群，セルロプラスミン低下症，脂肪筋萎縮性糖尿病，筋強直性ジストロフィー，フリードライヒ失調症，ローレンス・ムーン・ビードル症候群等

（清野　裕，他：糖尿病の分類と診断基準に関する委員会報告．糖尿病，55(7)：485-504，2012．より，下線と注釈は筆者による）

いる他，成人発症型の遺伝性神経疾患である筋強直性ジストロフィー（とくに2型）もあげられている。

他の生活習慣病でも，糖尿病と同様に，背景に単一遺伝子疾患が存在する場合がある。たとえば，脂質異常症とそれによる虚血性心疾患を引き起こす単一遺伝子疾患として，*LDLR*，*APOB*，*PCSK9* 遺伝子によって引き起こされる家族性高コレステロール血症があげられる。他にも，ミトコンドリア遺伝病のひとつであるMELASでは脳卒中様の発作が特徴的であるし，ライソゾーム病のひとつであるファブリー病でも脳卒中を発症しうる。実際に，55歳未満の若年脳卒中患者のうち最大4.9％はファブリー病であるという報告もある[12]。生活習慣病が，多因子遺伝病としての表現型なのか，単一遺伝子疾患を基盤とした表現型なのか（この場合には，「生活習慣病」とは必ずしもよべない）によって看護の展開がまったく異なる。そのため，それらの区別について的確なアセスメントをすることが遺伝/ゲノム看護の重要なステップといえる。

2）遺伝学的側面

1）で述べたように，まずは単一遺伝子疾患が背景にある可能性を評価するために，家族歴を詳細に聴取する。とくに，20代未満の糖尿病（1型を除く），心筋梗塞，脳卒中など，好発年齢から顕著に乖離した発症は，単一遺伝子疾患による表現型を疑う。もし，単一遺伝子疾患を疑わせるような家族歴がある場合には，候補となる疾患に関連する表現型について聴取し，フィジカルアセスメントをする。たとえば，家族性高コレステロール血症の場合には，腱や眼瞼の黄色腫を高率に認める。他の遺伝性疾患の症状の一部として糖尿病が発症する例をあげると，糖尿病が頻発する家系において，グリップミオトニア（ペットボトルのふたを開けたあと手が開かないなど），心伝導障害，前頭部禿頭などが家族歴として聴取された場合に，筋強直性ジストロフィーの可能性がある。このように，関連する疾患の特徴を押さえたうえで家族歴を聴取する必要がある。

家族歴を聴取し，単一遺伝子疾患がその背景にある可能性が低いと考えられた場合，生活習慣病の家系内集積の成因について評価する。生活習慣病の家系内集積については，遺伝要因と環境要因の双方の観点から評価することが重要である。遺伝要因の強さを示す指標としては，好発年齢より若年の発症，生活習慣病がcommon diseaseとされる以前の世代の発症（目安として，戦前に成人していた世代）があげられる。また，生活習慣病とひとくくりにいっても，疾患によって遺伝要因の関与の度合いがさまざまであることを留意すべきである。脳卒中のなかでもくも膜下出血は家族歴との関連が強く，発症年齢や発症世代によらず，家族歴（とくに第一度近親）がみられる場合には，未発症者の遺伝的再発リスクが高いという認識のもとに看護を展開する必要がある。

3）心理社会的側面

前述のように，そもそも生活習慣病と遺伝の関連性を認識していない場合，遺伝的な観点からの不安や恐怖などのネガティブな心理的影響が生じることはない。一方，もともと遺伝要因について

---

[12] Viana-Baptista M：Stroke and Fabry disease. J Neurol, 259(6)：1019-1028, 2012.

の認識がある場合や，教育的介入によってそれが高まった場合には，他の遺伝性疾患と同様に，at risk 者における発症への不安，スティグマ，怒り，コントロール感の欠如，といったような心理的影響を与えうる。それらの心理的影響は，患者や at risk 者が進展予防や発症予防のための自己管理行動を遂行するのに影響を及ぼすことがある。そのため，遺伝要因と環境要因のそれぞれに対する対象者の認識を評価するとともに，それが自己管理行動に与える影響を評価しながら教育的介入を主とした看護を計画することが重要である。

4 看　護

　生活習慣病を有する患者・家族への遺伝/ゲノム看護の目的は，患者・家族が疾患の遺伝的背景を正しく認識し，それを自分たちの健康行動に生かせるようになることである。すなわち，遺伝要因（遺伝子，体質）をコントロールすることはできないものの，環境要因（生活習慣）をコントロールすることによって，疾患の増悪/発症の総合的なリスクは修正可能であることを理解し，健康行動につなげられることが目標となる。生活習慣病進展予防・発症予防を目的とした健康行動には，食習慣の改善，身体活動量の増加，受療行動の促進など，すべての生活習慣病で共通している。それらの詳細は疾患によって異なるため，それぞれの疾患に関するエビデンスに基づいて対象となる人びとの健康行動を支援することは看護の基本的かつ重要な役割である。それに加えて遺伝/ゲノム看護が専門的に支援すべきポイントは，患者・家族が健康行動を実施するうえでの動機づけ，および動機の維持・強化支援である。具体的には，以下のプロセスで看護を展開する。

1）患者・家族における生活習慣病の遺伝的背景の評価

　前述したように，まずは家系内でみられる表現型としての生活習慣病の背景に，単一遺伝子疾患が存在しないかどうかを慎重に評価する。単一遺伝子疾患が背景にある場合には，環境要因をいくらコントロールしても，疾患の進展・発症予防の効果が得られない場合がある。そのような患者・家系員に対し，通常の生活習慣病と同様に支援をしてしまうと，患者・家族が「生活習慣を頑張って改善したのに，まったく効果がないどころか悪くなっている」といったように，自己効力感が低下し，それによる心理的負担や健康行動の動機の減退を招きかねない。この場合には，遺伝要因というコントロールできない脅威を対象者が受容し，受療アドヒアランス支援をしたうえで，環境要因をコントロールすることが症状を軽減しうることを理解し，生活習慣の改善に対して悲嘆的にならずに動機を保てるように支援する。その他にも，単一遺伝子疾患に共通の心理社会的影響を評価し，支援していく必要がある。

　家系内に単一遺伝子疾患を疑わせる病歴がなく，対象家系の疾患が遺伝要因と環境要因の双方が関連する多因子疾患としての生活習慣病であると考えられる場合には，環境要因および遺伝要因に関する対象者の認識と健康行動との関連について評価するステップに移る。

2）患者・家族における環境要因・遺伝要因に関する認識・健康行動の評価

　生活習慣病の遺伝要因を，患者・家族が健康行動をとる動機に結びつけるために，当該疾患の遺伝要因と環境要因をどのように認識しているかを評価する。その際には，健康行動関連理論を用いることで，対象を体系的にとらえることができる。もっとも広く用いられている健康行動関連理論として，健康信念モデル（health belief model；HBM）がある。

　HBM では，人びとが健康行動を実行しようとする意図は，まず①脆弱性（リスク）の認識，②重篤性の認識の 2 つによって疾患に対する脅威を抱くことから始まる。次に，実行しようとする健康行動の③障害（バリア）と④有益性をどのように認識しているかが，実行しようとする意図に影響する。さらに，実行意図に影響する因子として，⑤コントロール可能性の認識，⑥行動のきっかけがあげられている。

　表 3-H-2 に，遺伝/ゲノム看護を提供する観点から，生活習慣病を有する患者・家族に HBM を当てはめて，評価すべきポイントを示す。これらのポイントとともに対象の生活習慣を評価し，改善すべき点，維持・強化する点を定め，動機づけ支援につなげる。

表 3-H-2 健康信念モデルに基づく生活習慣病の遺伝 / ゲノム看護の評価ポイント

HBM における因子	生活習慣病への当てはめと遺伝/ゲノム看護の評価ポイント
①脆弱性（リスク）の認識	自身の生活習慣病の発症/増悪における，遺伝的リスクの認識 ・家族歴を知っているか ・生活習慣病が多因子疾患であることを知っているか ・自身の家系において，遺伝的リスクがどれぐらい大きいと認識しているか ・自身の家系において，生活習慣によるリスクがどれぐらい大きいと認識しているか
②重篤性の認識	生活習慣病が，自分や家族に与える影響の大きさの認識 ・生活習慣病の発症/増悪が自分や家族にとって重要な問題と認識しているか ・同じ家系内であっても，症状の程度はさまざまであり，必ずしも先に発症している家系員と同様の転帰を辿るとは限らないことを認識しているか
③障害（バリア）の認識	実行しようとする生活習慣の変容に関する障害の認識 ・生活習慣病の発症/増悪を防ぐための生活習慣の変容の具体的な方法を知っているか ・生活習慣を変容させるためのコスト（時間，金銭）はどれぐらい大きいと認識しているか
④有益性の認識	実行しようとする生活習慣の変容の有益性の認識 ・遺伝的リスクがあっても，環境要因をコントロールすることで総合的リスクを減らせることを認識しているか
⑤コントロール可能性の認識	生活習慣病の発症/増悪を，自らの行動変容でコントロールできるという認識 ・遺伝的リスクを認識することが，生活習慣病の発症/増悪リスクを避けられないものであるという認識につながっていないか
⑥行動のきっかけ	生活習慣の変容を実行するきっかけの有無 ・家系員の発症や自身の検診での異常の指摘といったイベントが対象の行動変容の動機となりうるか ・家系内での疾患に関する情報共有が行動変容の動機となりうるか

3）健康行動実行への動機づけ支援

　生活習慣病を有する患者とその家族の動機づけ支援において，遺伝/ゲノム看護の観点からとくに重要となるのは，遺伝要因と環境要因の双方が発症に関連するということを理解することで，リスク認識を高めることにある。そのため，病因を理解するための知識面での介入が第一に必要となる。生活習慣病は，その名から生活習慣が発症に関連することの理解は容易である。その反面，遺伝要因の認識が低いことがある。とくに，多因子疾患の場合には，メンデル遺伝のように必ずしも明確なパターンを示さず，さらに生活習慣の関与が大きいため，リスクを確率として提示することは難しい。そもそも missing heritability といわれる多因子疾患において，一般の人びとに遺伝子レベルでの理解を求めることは現実的でなく，遺伝要因はしばしば「体質」として説明される。

（1）遺伝要因と環境要因を説明する"ポットモデル"

　筆者は，体質（＝遺伝要因）と生活習慣（＝環境要因）を平易に説明する例として，"ポットモデル"を使用している（図3-H-2）。このモデルでは，2つのポット（つぼ）を人間に見立てて，片方のポット A には「疾患のなりやすさ」という体質を示すボールがはじめから半分程度入っており，もう片方のポット B には A より少ない量のボールが入っている。そこに，リスクの高い生活習慣（過食，運動不足など）を示すボールを同じ量入れる。そうすると，ポット A のみボールがあふれてしまう。これを疾患の発症ととらえる。ここから，たとえ生活習慣病になりやすい体質であったとしても（もともとボールがたくさん入っていたとしても），リスクの高い生活習慣を避ける（あとから入るボールの量を減らす）ことで，発症を避けることができることを強調する。こ

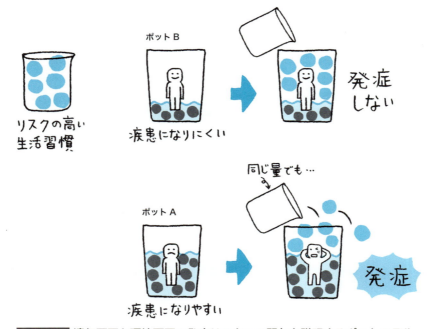

図3-H-2　遺伝要因と環境要因の発症リスクへの関与を説明するポットモデル

こで，対象者がどの程度生活習慣病になりやすい体質であるか（もともと入っているボールはどれぐらいの量か）を知るすべは現時点では存在しない。そのため，具体的に実行すべき健康行動の内容や量は，既存の予防ガイドライン（一次〜三次）に準じて指導することとなる。

（2）リスクとコントロール可能性の認識

多因子疾患の成因を理解することができたら，次にそれを自身に当てはめてリスク認識できるよう働きかける。その際には，家族歴に注目を促すことで効果的にリスク認識を高めることができる。生活習慣病の家族歴が濃厚である場合，遺伝要因の観点からは，その家系が生活習慣病に発症しやすい体質をもっていることの指標となる。一方，環境要因の観点からは，その家系には生活習慣病のリスクを高めるような生活習慣を共有していることが考えられる。とくに，第一度近親は共通の生活様式を有していることが考えられ，食事や運動といった生活習慣は自ずと似通ってくる。このような家族歴の性質を利用して，体質の遺伝，生活習慣の共有という双方の観点から，リスク認識を高めていく。家族歴を聴取しリスク認識を高めていく過程で，家系内の既発症者の病歴に触れ，同じ家系であっても疾患の転帰が同じとは限らず，たとえ既発症者が軽症であっても，家系内再発した場合には重症化しうることを伝え，重篤性の認識を高めることも必要である。

リスクの認識や重篤性の認識が促されることにより，患者・家族に生じうる注意すべき問題点として，コントロール可能性を低く認識することがあげられる[13]。遺伝，体質といった言葉に対し，「変えられないもの」「絶対的なもの」というイメージをもつ人は多い。そのため，「遺伝的（体質的）に生活習慣病になりやすい」というリスクの認識が，予防が不可能であるという認識につながり，健康行動の実施に悪影響を及ぼす。そのため，生活習慣病の病因に関する正しい理解がなされていることに加え，遺伝的リスクが高くても生活習慣をコントロールすることで疾患の総合的なリスクをコントロール可能であることを強調し，コントロール感を高める支援が必要である。その際に，同じ家系員で生活習慣病予防に取り組んでいる未発症者がいれば，その人を他者モデルとして自己効力感の向上を図ることも有用である。

（3）患者の血縁者へのアプローチ

上記のように，患者・家族の健康信念に働きかけ，健康行動を促進することによって，疾患の増悪/発症を予防することは遺伝/ゲノム看護の重要な役割といえる。しかし，患者の血縁者と医療者が直接接する機会は限られている。たとえば，糖尿病患者の血縁者と医療者が接することは少ないだろうし，脳卒中，心筋梗塞といったような重篤な疾患を発症した患者については，病棟で血縁者と接する機会はあるかもしれないが，家族が危機状況の急性期にあるなかで家系員の予防に目を向けることが時期的に適切であるとは考えにくい。そこで，未発症者の予防を目的とした遺伝/ゲノム看護を展開する場合には，患者の血縁者へ，いつ・どこでアプローチするかが重要となる。

単一遺伝子疾患においては，家系内での疾患に関する情報共有が，未発症者の予防行動，受診行動を促進することはよく知られている。このことから，患者を介して家系員に情報を提供すること

---

[13] Nishigaki M, et al：Perception of offspring risk for type 2 diabetes among patients with type 2 diabetes and their adult offspring. Diabetes Care, 30(12)：3033-4, 2007.

が，血縁者へのアプローチ方法のひとつとしてあげられる。しかし，生活習慣病を有する家系においては，単一遺伝子疾患の場合と異なり，患者から血縁者への情報の伝達や注意勧奨が，必ずしも血縁者の行動変容に結びつかない場合がある[14]。そのため，生活習慣病患者の血縁者における生活習慣病発症予防を目的とした遺伝/ゲノム看護を展開する場合には，健診施設などで生活習慣病家族歴を有するものを拾い上げ，積極的にアウトリーチすることが必要といえる。

5 事　例

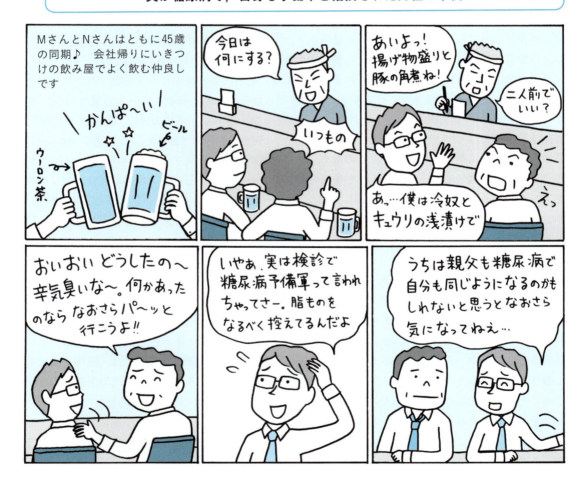

[14] Nishigaki M, et al : Preventive behaviour in adult offspring of Type 2 diabetic patients and its relationship to parental advice. Diabet Med, 25(11) : 1343-1348, 2008.

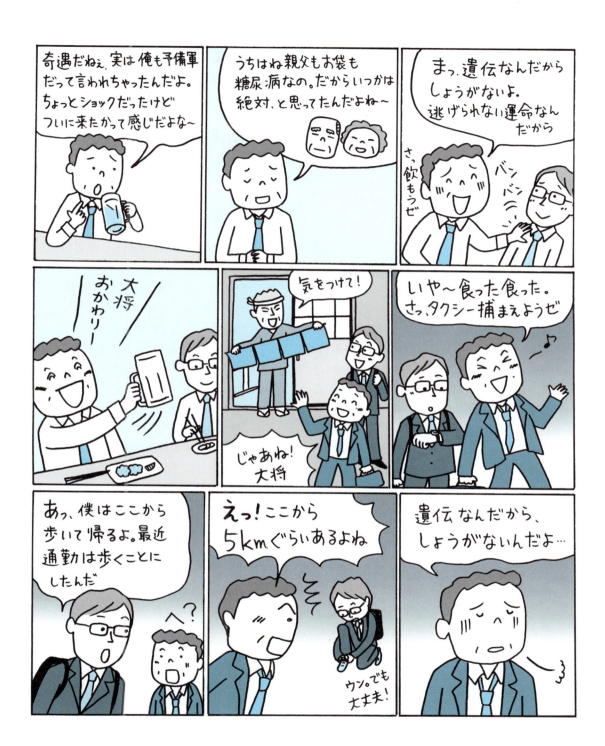

> **事例から学びたいポイント**
> - 多因子疾患である生活習慣病の発症には，遺伝要因と環境要因の双方が関与している。
> - 遺伝要因はコントロール不能であるため，遺伝要因に過度に偏ったリスク認識は行動変容の阻害要因となりうることに留意してかかわる。
> - 環境要因をコントロールすれば総合的なリスクを下げられることの理解が，行動変容を促すために重要となる。

その後の看護展開

　この事例で示した職場の同僚である壮年期男性2人は，糖尿病家族歴を有し，最近検診で糖尿病予備軍であることが指摘されたという点で，糖尿病に関する背景は似通っている。一方，糖尿病発症リスクが高いことを指摘されてからの2人の行動は対照的である。Mさんはリスクを指摘されてから，高脂肪食やアルコールの摂取を控え，さらには運動を生活に取り入れるようになった。かたやNさんは，糖尿病のリスクを遺伝であるために避けられないものと認識し，半ば自暴自棄になっているかのようにもみえる。Nさんが自身の生活習慣を糖尿病発症予防のために好ましく変容することを支援するために，どのように遺伝/ゲノム看護を展開すればよいだろうか。

　本文に示したように，まずは家族歴を詳細に聴取し，背景に単一遺伝子疾患が存在しないかを評価する必要がある。ここでは，Mさん，Nさんともに家系内の糖尿病は2型糖尿病であるとする。次に，Nさんの環境要因および遺伝要因に関する認識および健康行動を評価する。エピソードから，Nさんは現時点において糖尿病発症予防のための健康行動を実行しておらず，また，実行しようとする意図もないことが読み取れる。また，「遺伝だからしょうがない」という発言から，遺伝的リスクに認識が傾き，コントロール不可能なイメージをもっていることがわかる。ただし，表情を見ると，遺伝的リスクを重視することが逃避的コーピングになっているようにもみえる。

　このようなNさんに対する健康行動の動機づけ支援を計画するにあたっては，まずは環境要因をコントロールすることで総合的な糖尿病発症リスクを低減することができるという有益性を認識してもらい，自身でコントロール可能であると考えられるよう支援する。そのために，病因の理解を助けることにより，遺伝的リスクに偏った認識を環境要因にも向けるようにする。さらに，具体的な予防行動の内容を知り，それらがどのように有用であるかを認識できるように働きかける。その際には，自己効力感の向上を狙ってMさんを他者モデルとして活用することも有効である。これらのような働きかけをしたうえで，糖尿病予防のガイドラインに基づいた保健指導を実施することにより，Nさんが環境要因をコントロールして総合的な糖尿病発症リスクを低減するための行動変容を起こすことを支援する。

COLUMN　ハンチントン病──家族の立場からのメッセージ

「お母さん，ハンチントン舞踏病の疑いがあるって」──これは私が高校2年生の時に父から聞いた言葉です。母は，仕事中に手が動かしにくくなり検査入院し，検査結果を説明された父が病院からの帰りがけに教えてくれました。父から病名を聞かされましたが，「検査結果が出てすぐ退院できるのだから大したことはない病気なんだろう」と安心しました。当時看護学生だった私は，ハンチントン病を看護辞典で調べ，「常染色体優性遺伝」ということを知り衝撃を受け，とっさに「私は一生結婚しない。自分は家族をつくらず一人で死んでいく」と思ったことを今でも覚えています。それからはずっと病気のことが頭から離れませんでしたが，親に心配をかけたくないため相談できず，家族で病気について話をすることもなく，歳の近い弟にも病気のことを告げられず，インターネットで病気について調べることくらいしかできませんでした。

そのまま就職のために上京しましたが，この10年間はたくさんのことがありました。人から何気なく「お母さんに似てるね」と言われるだけで，それだけ母の遺伝を強く引き継いでいるのではないかとぞっとすることもありました。親戚から「これからはお母さんのことよろしくね」と言われると，私一人で母の面倒をみていかなければならないのではないかと孤独な気持ちになりました。不随意運動で歩行もままならなくなってきた母の後ろ姿を見ながら，このまま殺してしまえば母も楽になれるし，周りの人にも私のつらさをわかってもらえるのではないか…　と思ったこともありました。車の運転をやめさせる時の"いままでできていたこと"をやめさせなければならないつらさ，病気の母を受け入れられず家事が上手くできない母を責めたこと…　たくさんのことがありました。一緒に住んでいた父が母に強く当たることも増え，家族が崩れてしまうのではないかという不安もありました。現在，母は自宅での転倒を機に施設に入りましたが，親の姿を目の当たりにしながら，自分の将来もこうなるのではないかと重ねてしまうことがあります。

母が自宅で生活していた頃，私も母の通院に何度か付き添ったことがありますが，医師は患者を診るのみで，家族にはあまり目を向けていないのではないかという印象を受けました。もちろんすべての医師がそうとは限りませんし，患者を診察し薬を処方することで医師の役割を十分に果たしているのかもしれません。しかし，遺伝性疾患だからこそ，子どもへの告知をしているのか，患者のきょうだいに変化はみられないか，家族の疲労の程度はどうかなど，患者の周りにいる人のことも少しずつ気にかけてほしいなと思います。

アットリスクの立場としては，「遺伝子検査を受けるか否か」がよく話題になります。私自身はまだ受けていませんが，検査を受けてはっきりさせて楽になりたいという気持ちと，もし陽性だった場合にそれを受け入れきれるかどうかわからない気持ちと半々です。受けようか否かを悩むこともありましたが，今はそこまで検査にこだわっていません。将来，結婚や妊娠を考えたときに検査を受けるかもしれませんし，パートナーから受けるようにすすめられるかもしれません。実際に知人にすすめられたこともありました。その時の状況や自分の気持ちで受けたいか受けないかの考え方は変化します。しかし，どのような状況でも，「周りにすすめられたから…」というものではなく，自分の意思を大切にしたいです。

最後に，今回は私の経験を書かせていただきましたが，同じハンチントン病であっても，当事者やご家族の方の背景や悩み，遺伝子検査や告知に対する考え方は異なります。一人でも多くの方にこの病気の存在を知っていただくこと，当事者一人ひとりの意思がしっかり尊重されることを心から願っています。

（森　智里）

COLUMN　常染色体優性多発性囊胞腎（ADPKD）——当事者からのメッセージ

　私の病気がわかったのは小学1年生の時です。両親が私に病気を告知するのではなく，私も一緒にドクターの話を聞くという形をとりました。私の病気は遺伝性疾患なので，「どのように告知を受けたのか」という質問をよく受けます。しかし，両親は「告知」という形で病気のことを伝えるのではなく，私も一緒にドクターから説明を聞いて自分でも病気について知ることができる環境をつくってくれました。幼かったのではっきりとは覚えていませんが，病気がわかった瞬間から自分でも知ることができたのは，いま考えてみると自分にとってすごく良いことだったと思います。やはり病気と付き合っていくのは自分自身なので，病気のことを早い段階から知って，理解しながら生きることができたのは私にとってありがたいことでした。そのおかげか，私は遺伝性疾患だからといって，他の病気と大きく違っていると感じたことはあまりありません。また，これは母の性格も関係しているかもしれませんが，小学1年生で発病してから現在まで，小学校，中学校，高校，大学とすべての期間で病気を隠すことなく過ごしてきました。別に病気のことを伝えなくても学校生活は送れたかもしれません。でも，病気のことをきちんと周囲に伝えておくことでサポートしてもらえることも多く，私は母がオープンな性格で良かったと，いまあらためて感じています。学校だけに限らず，私自身が友人などに対しても隠すことなく伝えられるのは，「隠す必要なんてない」という母の考え方を尊敬しており，それが正しいと思っているからです。

　ただ，遺伝性疾患特有なのかなとよく感じるのは，母も私も病気なのでどちらも病状が悪いときにいろいろと困ることです。私は3年前に腎臓移植を受け，父から腎臓をもらったのですが，その時は父と私が入院していたため，母が毎日病院に通ってくれました。病院でも最低限のケアをしてくれますが，それだけでは賄えないこともあり，腎移植後2カ月間ほどは母自身も患いながらも私たちのサポートをしてくれました。そのようなときには，遺伝性疾患特有のたいへんさを感じてしまいます。また，腎臓移植を受けたことで，それまでは母と私で病気と闘うという意識だったのが，腎臓移植後は父を含めた家族みんなで頑張るという意識に変化しました。これはうれしい変化でした。

　一方で，遺伝性疾患特有の良いこともあると感じています。たとえば，母と私は同じ病ですが，私のほうが先に悪化したので，出現した症状への対処など，情報や経験を共有できます。また，祖母も同じ病を患ってすでに亡くなっていますが，祖母の経験も母を通して私に継承されています。腎不全末期の状態だった頃，母からよく「私のお母さんはこうしていた，こうだった」というような情報をもらいました。痛みやつらさを理解し合うことは家族であっても難しいですが，同じ病を患って同じようなつらさを経験することから，お互いに相手を思いやり，理解しやすいのかもしれません。

　やはり病気をもっていることで不自由に感じることもありますが，「遺伝性疾患」をもっているということも私のひとつの側面であって，病気をもっていたからこそ出逢えた人や，できたこともたくさんあります。いま，私は大学生で海外に留学しています。元気に留学できているのは，父がドナーになってくれて，母がたくさんサポートしてくれたおかげです。これからも病気と付き合いつつ，自分がやりたいことにチャレンジしていきたいと思います。

（木根麻美加）

Ⅳ 遺伝/ゲノム看護の実践を支えるツール

1. 家族歴・家系図
2. リスクアセスメント
3. インターネットの活用

1 家族歴・家系図

　遺伝学的アセスメントは家族歴聴取から始まる。家族歴聴取は，クライエントや血縁者の遺伝学的背景を明らかにするだけでなく，心理社会的アセスメントにつながる情報に触れる時間でもある。家族歴（family history）を図式化したものが家系図（pedigree, family tree）である。

1）家族歴を聴くこと・家系図を書くことの意義

（1）正確な診断への一助

　疾患の表現型が多様な場合，1人ひとりの既往歴・現病歴や症状からは遺伝性疾患である可能性に気づかないことがある。たとえば，家系内のメンバーが個々に異なるがんに罹患していた場合，それらは無関係に発症しているようにみえる。しかし，血縁関係や診断年齢などの家族歴を聴取し，家系内のがんの集積状況をアセスメントすることで遺伝性腫瘍の特定につながることがある（クライエントは子宮体がん，その父親は大腸がん，父方のおばは卵巣がん，父方の祖父は胃がんというように個々のがんは異なるが，家系としてとらえるとリンチ症候群の可能性の検討へとつながる）。

（2）遺伝学的検査の方向性決定への一助

　遺伝学的検査は，家系内のメンバー1人ひとりの状況によってその結果がもたらす意味や血縁者への影響は異なってくる。たとえば，発症していない人がその家系のなかではじめて遺伝学的検査を受け，病的変異が認められなかった場合，その結果がもたらす意味は以下の4つの可能性があり，結果解釈が困難となる。
・家系に遺伝子変異はない。
・家系に遺伝子変異はあるが，その人には遺伝していない。
・現在の技術ではわからない遺伝子変異がある。
・検査していない遺伝子に変異がある。
　そのため，家系内で遺伝子変異が明らかになっていないときは，すでに発症している人から検査を受けることが望ましいと考えられている。発症者に病的変異が認められた場合は，その家系が遺伝子変異を有する家系であることが確認でき，さらに，検査結果をもとに発症者の臨床的マネジメントにも活用できることもある。
　聴取した家族歴から，検査を受けることは受検者にとってどのような意味があるのか，家系にはどのように影響するのかを整理することができる。

（3）リスクアセスメント

　家族歴を活用することで，特定の疾患について家系内の遺伝的リスクの可能性や，クライエントと罹患者との関係性，家系内の状況などを考慮した再発率の推定，遺伝要因以外の可能性も検討できる。

▶遺伝形式

　単一遺伝子疾患を疑う場合は，遺伝形式によって，とくに着目すべき家族歴の情報が異なる。

- **常染色体優性遺伝を疑う場合**

　第1度近親者（両親，同胞，子ども）の表現型に注目する。ただし，表現型が多様なこともあり，発症可能性が性別によって異なったり，症状が軽度であったり，発症年齢が遅いことで遺伝性疾患と認識されていなかったりすることもある。罹患者は基本的に世代から世代へと連続して存在するものの，家系内のメンバーが少ない場合や表現型が多様な場合は，遺伝していることがわかりづらくなったり，新生突然変異で発症していたりすることもある。また，性腺モザイクの場合は，両親は罹患していないにもかかわらず，同胞は発症していることから常染色体劣性遺伝のようにみえることもある。

memo　性腺モザイク

　性腺組織が正常細胞と異常細胞のモザイクになり，異常細胞由来の配偶子が授精した個体が発症する。

- **常染色体劣性遺伝を疑う場合**

　罹患者の親や子孫は発症せず，同胞で発症することがある。ただし，家系内のメンバーが少ない場合は，孤発例のようにみえることもある。罹患者の両親は血縁関係にあることもある。

- **X連鎖劣性遺伝を疑う場合**

　母方の家系の男性の人数や罹患状況に関する情報が有用である。男性から男性へと遺伝することはない。

▶ **理論的再発率の推定**

　家族歴聴取から得られた家系内の罹患状況は，理論的再発率の推定にも活用できる。次項のリスクアセスメントに詳述する。

▶ **遺伝要因以外の可能性**

　家族歴聴取では，罹患者の情報だけでなく，非罹患者の情報も有用である。たとえば，第1度近親者に2人の乳がん罹患者をもつ女性がいた場合，第1度近親者の女性10名中2人が乳がんに罹患（8人は非罹患）しているのか，それとも第1度近親者の女性3名中2人が乳がんに罹患（1人は非罹患）いるのかでは，「2人の乳がん罹患者」という言葉がもたらす印象や解釈は異なる。

　また，家系内のメンバーは共通したライフスタイルや環境要因の影響を受けていることがある。とくに発症に環境要因が影響する疾患は，家系内の共通した環境要因に着目する必要がある（喫煙，アスベスト曝露など）。

（4）心理社会的アセスメント

　家族歴聴取は，既往歴・現病歴・血縁関係などに関する情報収集だけでなく，クライエントの心理社会的アセスメントに関する情報収集の場でもある。たとえば，クライエントがある疾患の遺伝学的検査を受けることを検討していて，そのクライエントにはすでに同じ検査を受けて病的変異が判明した血縁者が身近にいたとする。クライエントのなかには，その血縁者に自分が検査を受けたときの姿を重ねている人もいる。血縁者が「検査結果を今後の人生設計や健康管理に活用している」のか，それとも「検査を受けなければよかったと後悔している」のか，クライエントが話す内容や話し方に注目すると，クラインエントが検査に抱く思いやその背景が明らかになることがある。

また，家族歴聴取から，クライエントが現在どのような状況にいるのかを知ることもできる。クライエントのみが発症，クライエントのみが健康，実母が発症した年齢とクライエントの年齢が同じ，などといった状況をクライエントが話すときの言動から，家族への思いや家族関係につながる情報を収集し，心理社会的アセスメントに活用することもできる。

(5) 信頼関係の構築

　家族歴聴取のためには一定の時間が必要であり，家系図はクライエントと医療者の対話によって完成する。家族歴聴取を通して「医療者が自分の話を聴いている」という気持ちになり，それが不安軽減につながるクライエントもいる[1]。クライエントが家族歴について話をするとき，そこには医学情報だけでなく喪失体験や家族の危機なども含まれることがある。

　医療者は，クライエントの言動から，遺伝学的アセスメントだけでなく心理社会的アセスメントにつなげているが，クラインエントも同様に医療者の言動を観察し，これまで口にすることを躊躇していた話をしてもいいのかどうか，信頼できる医療者なのかをアセスメントしている。家族歴聴取に限ったことではないが，医療者の態度，とくに「聴く態度」がクライエントとの信頼関係構築に影響することにも留意したい。

(6) 教育

　家族歴聴取や家系図作成がクライエントの教育の場となることがある。家系図からどの血縁者に関係する話なのか，誰と情報を共有したほうがいいのかを視覚的に確認できたり，多様な表現型の疾患理解や遺伝形式の理解に役立てられたりすることがある。また，クライエントの表現方法や反応から，「遺伝」について誤解している点（表4-1）が明らかになることがある。

表4-1 遺伝に関する誤解

- 家族のなかにこれまで罹患者がいなければ，これは遺伝ではない。
- 家族のなかに同じ病気の人が複数名いるから，遺伝するに違いない。
- 先天異常はすべて遺伝する。
- 妊娠前や妊娠中に親（とくに母親）が何かしたから，子どもが病気になった。
- 過去に悪いことをしたから，遺伝した。
- 遺伝する可能性が25％ということは，1人病気の子どもが生まれたら，その後3人は大丈夫である。
- 遺伝する可能性が50％ということは，1人おきに病気になる。
- 遺伝は生まれた順番が影響する。
- 罹患している家族と顔や行動が似ていると，病気も遺伝する。
- 遺伝性の乳がんは男性には遺伝しない。

1　Bennett RL : The practical guide to the genetic family history. 2nd ed, Wiley-Blackwell, 2010.

2) 家系図の書き方

家族関係や家族の構造を整理するツールとしてジェノグラムやエコマップなどもあるが，遺伝/ゲノム医療においては，米国人類遺伝学会より1995年[2]に提案（2008年[3]に一部更新）されたルール・記号を用いて家系図を作成し，遺伝学的な血縁関係を視覚化する。

(1) 記載内容

- 少なくとも3世代にわたる父方・母方の家族歴を聴取する。聴取する範囲はクライエントと1/2の遺伝情報を共有する第1度近親者（両親，子ども，同胞），1/4の遺伝情報を共有する第2度近親者（祖父母，おじおば，おいめい，孫），1/8の遺伝情報を共有する第3度近親者（いとこ，曾祖父母，大おじ，大おば，曾孫）である。法律用語である「親等」では，親子は一親等，同胞は二親等となるが，ともに遺伝情報の共有割合は1/2であり，第1度近親者となる。
- 生存者だけでなく死亡者の情報，罹患者だけでなく非罹患者の情報も聴取する。
- 出身地や名前などの固有名詞を聴いておくことで，家系図に記載した個人を特定しやすくなり，クライエントの思い出しやすさから話がスムーズに進むことがある。
- 家族の状況は時間経過とともに変化する。家系図作成時と現在で記載内容に変化がないかを適宜確認する。
- いずれのケースでも確認すべき情報として 表4-2 のことがあげられる。さらに，来談目的や考

表4-2 家系図に記載すべき共通の情報

- 年齢（生年月日）
- 死亡年齢（死亡した時期）
- 死因
- 血縁関係
- 疾患に関連する身体，健康状態（例：身長，体重）
- 診断年齢
- 罹患/診察/検査の有無
- 妊婦の場合：最終月経日，出産予定日，妊娠週数，流産，死産，子宮外妊娠
- 子どもがいない理由（不妊，他）
- 祖父母の民族的背景（遺伝子変異の頻度に人種差がある疾患を考慮する場合）
- わからない情報や入手できない情報，確実な情報を区別できるように記載する（例：検査結果について持参したものを確認したのか，口頭のみの情報なのか）
- 近親婚
- 家族歴を聴取した理由
- 情報提供者
- 情報収集日（更新日）
- 情報収集者（更新者）

(Bennett RL：The Practical Guide to the Genetic Family History. 2nd ed, Wiley-Liss. 2010. より一部改変)

---

2 Bennett RL, et al：Recommendations for standardized human pedigree nomenclature. Pedigree Standardization Task Force of the National Society of Genetic Counselors. Am J Hum Genet, 56(3)：745-52, 1995.
3 Bennett RL, et al：Standardized human pedigree nomenclature；update and assessment of the recommendations of the National Society of Genetic Counselors. J Genet Couns, 17(5)：424-33, 2008.

慮される疾患特有の症状に応じた情報も収集する。

(2) 記載方法（図4-1, 2, 3, 4）

- きれいに書くことではなく，必要な情報を集めることを優先する。後で清書すればよい。用紙の中央部分から書きはじめたほうが，家系内のメンバーが多数であった場合でも対応しやすい。
- 家系図は「世代番号」「個体番号」，構成員を示す「記号」，家族関係を示す「線」で構成される。
  （世代番号）家系図の左側に大文字のローマ数字
  （個体番号）各世代の左からアラビア数字

遺伝/ゲノム医療において，家族歴聴取・家系図作成は非常に重要である。しかし，次のような理由で遺伝していたとしても，家族歴からは明らかにならないこともある。

- 突然変異で発症した。
- 罹患者は親と血縁関係がない（養子縁組，父親が異なる，非配偶者間人工授精など）。
- 表現型がわかりづらい。
- 発症可能性が性に依存する（卵巣がん，前立腺がん）。
- 家系員が少ない。
- 3世代の家族歴を聴取していない，情報がわからない。

また，クライエントのなかには「遺伝」について話すことへの罪悪感や自責の念，恥ずかしさ，差別への不安や恐れなどから，正確な情報を伝えることを躊躇する人もいる。家系図はクライエントの協力なくしては作成できない。家族歴を聴取することがクライエントにとってなぜ重要なのかを伝え，クライエントが安心して話をできる物理的・心理的環境を整えることも重要である。

説　明
- 家系図の解釈に関連するすべての情報を記載する。
- 臨床では家系図に以下の情報を記載する（公開を目的とした家系図ではない）。
  a) 発端者/クライエントの氏名
  b) 個人識別のため必要に応じて血縁者の苗字やイニシャル
  c) 家系図を作成した人の氏名と役職
  d) 家系情報を提供した人
  e) 情報収集日/情報更新日
  f) 家族歴を聴取した理由（例：異常超音波所見，家族性腫瘍，発達遅滞など）
  g) 父方母方双方の祖先
- 個体記号の下（もしくは右下）に記載する情報と記載の推奨順序
  a) 年齢：生年（例：b. 1978）と死亡年（例：d. 2007）の両方，またはいずれか一方がわかれば記載
  b) 遺伝学的評価（図4-4参照）
  c) 個体番号（例：Ⅰ-1, Ⅰ-2, Ⅰ-3）
- 守秘義務とプライバシー保護のために個人を特定する情報は最低限にとどめる。

図4-1 一般的な家系図記号，定義，略号（右ページにつづく）

(Bennett RL, et al：Standardized Human Pedigree Nomenclature：Update and Assessment of the Recommendations of the National Society of Genetic Counselors. J Genet Counsel, 17(5)：427, 2008. を筆者が翻訳)

		男性	女性	性別不明	解説
1.	個人	□ b.1925	○ 30y	◇ 4mo	表現型に基づいた性別を記載する。 個人記号内に年齢を記載しない。
2.	罹患者	■	●	◆	臨床的に罹患している個人について，個人記号を塗りつぶすか，網掛けなどをする。
		▨	⊕		複数の疾患がある場合は，個人記号を分割する。 区分それぞれに異なる表示をする。
3.	複数個体で人数が分かるとき	□ 5	○ 5	◇ 5	個人記号内に同胞の数を記載する（罹患者はグループで分類しない）。
4.	複数個体で人数不明，もしくは人数に言及ないとき	□ n	○ n	◇ n	"?"ではなく"n"を用いる。
5.	既死亡者	⌷ d.35	⊘ d.4mo	⟆ d.60's	死因がわかるときは記載する。 検査結果陽性（＋）との混同を避けるために，十字（✝）は用いない。
6.	クライエント	□↙	○↙		遺伝カウンセリングや遺伝学的検査を希望している人
7.	発端者	■↙P	●↙P		罹患家系員であり，他の家族が医学的な問題に気づくきっかけとなった人
8.	死産（SB）	⌷ SB 28wk	⊘ SB 30wk	⟆ SB 34wk	在胎週数や核型がわかる場合には記載する。
9.	妊娠（P）	▨ P LMP 7/1/2007 47,XY,+21	○ P 20wk 46,XX	◇ P	在胎週数や核型がわかる場合は個人記号の下に記載する（塗りつぶして罹患していることを示すことも可）。

出産に至らなかった妊娠		罹患	非罹患	
10.	自然流産（SAB）	▲ 17wks female cystic hygroma	△ <10wks	在胎週数/性別が判明している場合は個人記号の下に記載する。塗りつぶしたときは説明を記載する。
11.	妊娠中絶（TOB）	▲ 18wks 47,XY,+18	⟁	一貫性をもたせるため，他の略語(例：TAB, VTOP)は用いない。
12.	子宮外妊娠（ECT）		△ ECT	個人記号の下に ECT と記載する。

図 4-1（左ページのつづき）**一般的な家系図記号，定義，略号**

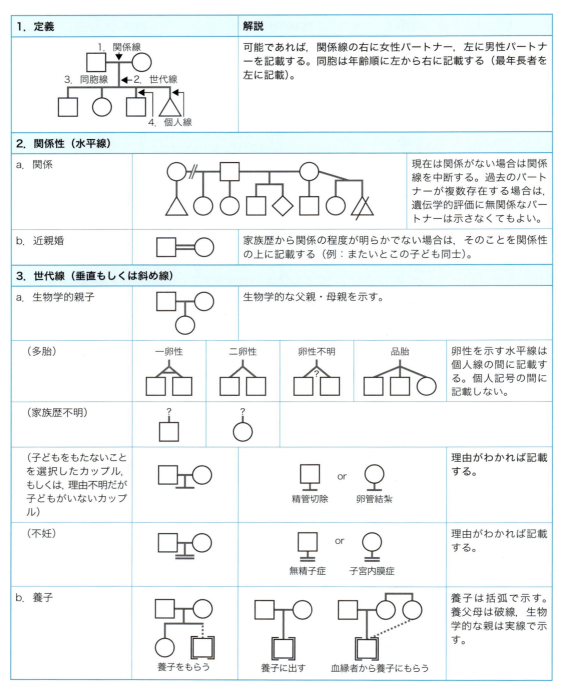

図 4-2 関係線の定義

(Bennett RL, et al：Standardized Human Pedigree Nomenclature：Update and Assessment of the Recommendations of the National Society of Genetic Counselors. J Genet Counsel, 17(5)：428, 2008. を筆者が翻訳)

> **説　明**
> - D は卵子提供者もしくは精子提供者を示す。
> - S は代理母を示す。
> - 卵子提供者と代理母が同一人物の場合は，遺伝学的評価のために卵子提供者（D）であることのみ記載する（下の例，4. 5. 参照）。胎児記号と世代線は妊娠している女性の下に記載する。
> - 配偶子提供者や代理母の家族歴も可能な範囲で記載する。

生殖補助医療に関して想定される例		解説
1. 精子提供者	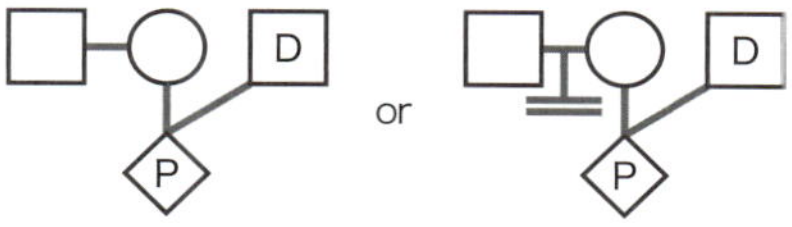	提供精子を用いて妊娠したカップル。妊婦と精子提供者間の関係線はつなげない。
2. 卵子提供者	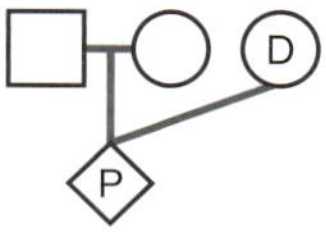	提供卵とパートナーの精子によって妊娠したカップル。妊娠した女性と胎児は，胎児に影響を及ぼす生物学的な関係があるため（例：催奇形物質），実線でつなげる。
3. 代理母のみ	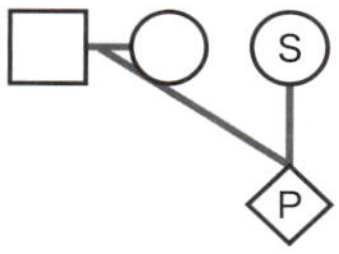	カップルの配偶子を用いて代理母が妊娠した場合。代理母と胎児は，胎児に影響を及ぼす生物学的な関係があるため（例：催奇形物質），実線でつなげる。
4. 卵子提供者かつ代理母	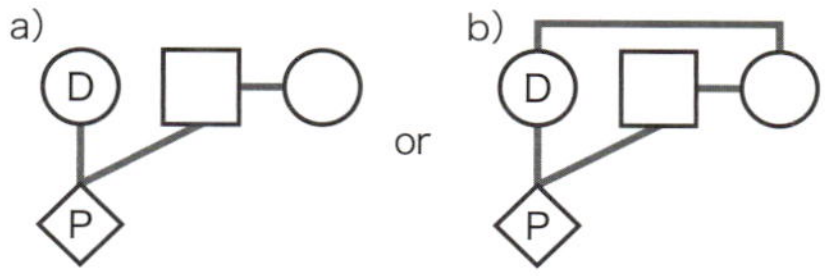	男性パートナーの精子を用いて，a）血縁関係がない女性，b）女性の同胞が妊娠した場合
5. 計画的養子	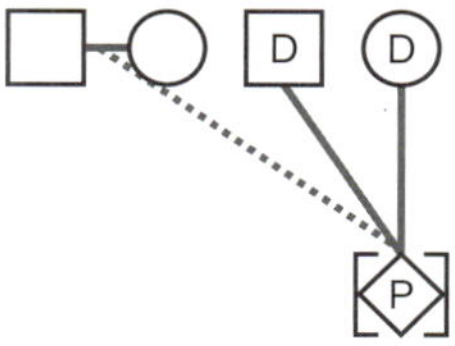	提供精子を用いて妊娠した代理母の胎児と養子の契約を結んでいる場合

図 4-3　生殖補助医療に関する記号とその定義
（Bennett RL, et al：Standardized Human Pedigree Nomenclature：Update and Assessment of the Recommendations of the National Society of Genetic Counselors. J Genet Counsel, 17(5)：429, 2008. を筆者が翻訳）

説 明

- 家系における臨床情報，検査情報の双方，または，いずれか一方による評価を示すときに E を用いる。
    a) E の内容は欄外に記載する。
    b) 複数の評価が行われた場合は，下付き番号（E_1, E_2, E_3）を用いて内容を欄外に記載する。
    c) 検査結果は丸括弧内に記載するか欄外に記載する。
- 臨床的にすでに発症している場合のみ，記号を塗りつぶす。
- 連鎖解析を目的としている場合は，ハプロタイプ情報を個人記号の下に記載する。注目すべきハプロタイプは左側に記載し，適宜強調する。
- 反復配列やトリプレットリピートの伸長数は，丸括弧内に変異アレルを先にして記載する。
- 変異が判明している場合は，丸括弧内に記載する。

定義	記号	例	
1. 確認された評価（＊） 家系図記載者もしくは記載者の研究/臨床チームによって評価が行われた場合，もしくは，外部で実施された評価を再検討し，確認した場合のみ用いる。	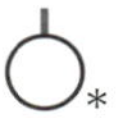 ○＊	超音波検査で陰性であった女性	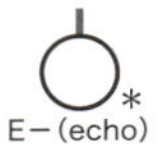 ○＊ E−(echo)
2. 保因者－遺伝形式にかかわらず，生涯にわたり臨床症状を表しそうにない場合	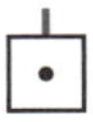 ⊡	患者の口頭のみで報告されたテイ・サックス病の男性保因者（結果を確認できないため，＊は用いない）	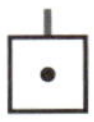 ⊡
3. 無症候/未発症変異保有者 家系図を記載した段階では臨床症状はないが，今後発症する可能性がある場合	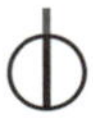 ⦶	マンモグラフィーの結果は陰性で，遺伝学的検査結果は *BRCA1* 変異陽性であった 25 歳の女性	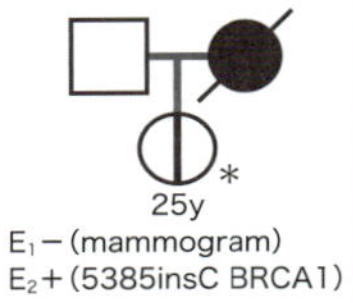 ⦶＊ 25y E_1−(mammogram) E_2+(5385insC BRCA1)
4. 判定不能（u）	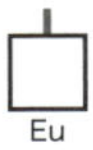 □ Eu	ハンチントン病に関して身体所見は正常で，遺伝学的検査結果は判定不能（E_2）であった 25 歳の男性	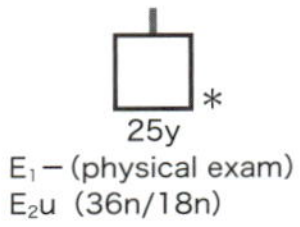 □＊ 25y E_1−(physical exam) E_2u (36n/18n)
5. 検査結果陽性の罹患者（E＋）	■ E＋	嚢胞性繊維症の罹患者で遺伝学的検査の結果，現段階では一方のアレルのみ変異が同定された場合	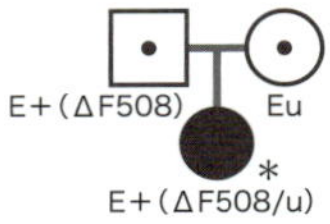 ⊡−○ Eu E＋(ΔF508) ●＊ E＋(ΔF508/u)
		18 トリソミーの核型が確認された妊娠 10 週男児	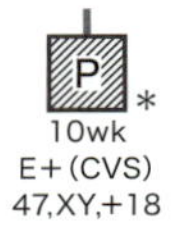 ▨＊ P 10wk E＋(CVS) 47,XY,+18

図 4-4 遺伝学的評価/遺伝学的検査に関する家系図記号

(Bennett RL, et al: Standardized Human Pedigree Nomenclature: Update and Assessment of the Recommendations of the National Society of Genetic Counselors. J Genet Counsel, 17(5): 430, 2008. を筆者が翻訳)

2 リスクアセスメント

「私が将来発症する可能性はどれくらいですか？」
「生まれてくる子どもに遺伝する可能性はどれくらいでしょうか？」

遺伝性疾患では，家系内で同じ疾患を発症する可能性が高くなることがある。クライエントのこのような疑問に対して，**再発率**を推定することができる。再発率とは，家系内のメンバーが同じ疾患に罹患する確率のことで，**リスク**または**遺伝予後**と表現することもある。再発率は，正確な診断と家系図に基づいて推定される。

単一遺伝子疾患は遺伝形式が明確なため，メンデルの分離の法則に従って理論的に再発率を推定できる（**理論的再発率**）。さらに，遅発性や不完全浸透（後述）の常染色体優性遺伝の疾患で将来の発症可能性を推定する場合，家系内の罹患状況を考慮してＸ連鎖劣性遺伝の疾患の保因者である可能性を推定する場合などは，**ベイズの定理**を用いて理論的再発率を推定することができる。

一方，遺伝要因と環境要因の相互作用によって発症する多因子疾患や染色体異常の大部分は，メンデルの法則に従った理論的な再発率の推定はできないため，同じ疾患を発症したできるだけ多数の家系を調査するといった経験的な方法により再発率を推定する（**経験的再発率**）。

1）理論的再発率

（1）常染色体優性遺伝

常染色体優性遺伝の疾患では，罹患者の子どもが遺伝子変異を受け継ぐ確率は 1/2（50％）であり，性による影響は受けない。しかし，なかにはクライエントは発症していないにもかかわらず，クライエントの父親とクライエントの子どもは発症しており，まるで世代を飛び越えて発症したかのようにみえる常染色体優性遺伝の疾患がある。遺伝子変異を受け継いだ場合に発症するかどうかは**浸透率**（**penetrance**）に依存する。遺伝子変異を受け継ぐと必ず発症する場合は**完全浸透**（浸透率＝1）といい，遺伝子変異を受け継いでも発症しない場合は**不完全浸透**という。たとえば，遺伝子変異を受け継いだ人の 80％が発症する場合の浸透率は 0.8 となる。

> 常染色体優性遺伝疾患の再発率
> ＝ 両親の一方が遺伝子変異をヘテロ接合体で有する確率
> 　　　× 1/2（遺伝子変異を受け継ぐ確率）× 浸透率（p）

- 完全浸透（p＝1）の疾患で両親の一方が罹患している場合は，再発率は 50％である。
- 完全浸透（p＝1）の疾患で両親のいずれも罹患していない場合は，新生突然変異や性腺モザイクの可能性を考慮する。性腺モザイクの場合は，罹患者の同胞が同じ疾患を発症することもある。再発率はかなり低くなるが 0 にはならない。
- 不完全浸透（p＜1）の疾患では，発症していなくても遺伝子変異を受け継いでいる可能性を考慮して，後述するベイズの定理を用いて理論的再発率を推定する。

(2) 常染色体劣性遺伝

常染色体劣性遺伝の疾患では，罹患者の遺伝子変異はホモ接合体のみであるため，浸透率はあまり問題とならない。発端者の両親はともにヘテロ接合体の保因者であり，各妊娠について，次子の再発率は1/4（25%），健常な保因者となる確率は1/2，健常な非保因者となる確率が1/4である。健常な子どもにおける保因者の確率は2/3となる。

罹患者の血縁者の次子の再発率は，パートナーとの血縁関係が影響する（図4-5）。

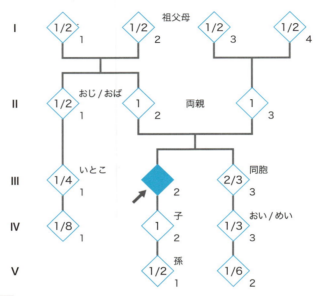

図4-5 常染色体劣性遺伝の疾患家系におけるヘテロ接合体の確率

▶ **パートナーと血縁関係がある場合の次子の再発率**
罹患者の血縁者が保因者である確率×パートナーが保因者である確率×1/4 で求められる。
　例：罹患者の同胞とパートナー（いとこ）の次子再発率
　　2/3×1/4×1/4＝1/24

▶ **パートナーと血縁関係がない場合の次子の再発率**
罹患者の血縁者が保因者である確率×当該疾患の一般集団中の保因者頻度×1/4 で求められる。
　例：罹患者の同胞とパートナー（血縁関係なし。当該疾患の一般集団中の保因者頻度1/200）
　　の次子再発率
　　2/3×1/200×1/4＝1/1200

上式に含まれる「当該疾患の一般集団中の保因者頻度」は，ハーディー・ワインベルグの法則に基づいて推定することができる（表4-3）。ハーディー・ワインベルグの法則についてはp240も参照のこと。

両親が血縁者同士となる近親婚では，共通の祖先から受け継いだ同じ遺伝子をもっている可能性

表 4-3 常染色体劣性遺伝の疾患における罹患者と保因者の頻度

罹患者頻度（q^2）	保因者頻度（$2pq≒2q$）
1/10,000	1/50
1/40,000	1/100
1/160,000	1/200
1/360,000	1/300
1/640,000	1/400
1/1,000,000	1/500

表 4-4 常染色体劣性遺伝の疾患の近親婚における出現可能性

疾患名	常染色体劣性遺伝の疾患の出現の可能性		非近親婚を1としたときのいとこ婚における可能性
	非近親婚	近親婚（いとこ婚）	
先天性高度難聴	1：11,800	1：1,500	7.8 倍
色素性乾皮症	1：23,000	1：2,200	10.5 倍
白皮症	1：40,000	1：3,000	13.5 倍
小頭症	1：77,000	1：4,200	18.3 倍
ウィルソン病	1：87,000	1：4,500	19.4 倍
無カタラーゼ血症	1：160,000	1：6,200	26.0 倍
テイ・サックス病	1：310,000	1：8,600	35.7 倍
先天性魚鱗癬	1：1,000,000	1：16,000	63.5 倍

（大倉興司監修：看護のための臨床遺伝学．p86，医学書院，1992．を一部改変）

があるため，子どもが常染色体劣性遺伝の疾患である可能性が一般頻度より高くなる（表 4-4）。

（3）X 連鎖劣性遺伝

X 染色体は性により染色体本数が異なり，基本的に女性は 2 本，男性は 1 本である。X 染色体の 1 本に遺伝子変異がある場合，女性であれば保因者，男性であれば罹患者となる。

- **男性罹患者**は，変異遺伝子がある X 染色体を母親から受け継いでいる。男性罹患者の息子は Y 染色体を受け継ぐため 100％発症せず，娘は遺伝子変異を受け継ぐため 100％保因者（母親が非保因者であった場合）となる。
- **保因者（保因者になるのは女性のみ）**が子どもに遺伝子変異を受け継ぐ確率は 1/2（50％）で，息子は 1/2（50％）の確率で罹患者となり，娘は 1/2（50％）の確率で保因者となる。
- **女性罹患者**の息子は，父親の罹患の有無にかかわらず 100％罹患者となり，娘は父親が罹患していなければ 100％保因者である。

X連鎖劣性遺伝の疾患も新生突然変異で発症することがあり，子どもが罹患していても母親が保因者ではない可能性もある。
　X連鎖劣性遺伝の疾患の再発率においては，母親が保因者である確率を推定することが非常に重要である。しかし，父親が罹患者であればその娘は確実に保因者となるが，それ以外は表現型からは保因者か非保因者かを区別することはできない。家系内の状況を考慮して女性が保因者である確率を推定する方法として，ベイズの定理が有用である。

2) ベイズの定理

　ベイズの定理とは，1763年にイギリスの聖職者トーマス・ベイズ（Bayes T）により提唱された原理である。あることが起こることに対して与えられた確率（事前確率，先験確率）と，事前確率のもとで別のことが起こる確率（条件確率）をもとに，最終的な確率（事後確率，帰納確率）を計算する。

(1) 遅発性の常染色体優性遺伝

　遅発性疾患では，クライエントの年齢を考慮する必要がある。ハンチントン病（神経筋疾患）の場合について考えてみよう。

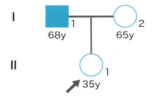

▶父親（I-1）がハンチントン病と診断された35歳のクライエント（II-1）が遺伝子変異を有する確率は？

　ハンチントン病は常染色体優性遺伝の疾患で，変異遺伝子を有していても若年では発症せず，年齢を重ねるにつれて発症率が高くなることがある（表4-5）。
　変異保有者が35歳で発症している割合は20％（0.2），未発症の割合は80％（0.8）である。

事前確率：年齢や家族の情報に関係なく成立する事実である。常染色体優性遺伝の場合，遺伝子変異を有している確率，有していない確率はそれぞれ50％（0.5）である。

条件確率：「35歳で発症していない」というクライエントの状況が発生する確率を，遺伝子変異を有している場合と有していない場合のそれぞれについて考える。遺伝子変異を有していても35歳で発症していない確率は80％（0.8）となり，遺伝子変異を有していない場合，35歳で発症していない確率は100％（1）となる。

複合確率：事前確率と条件確率を掛け合わせた確率である。

事後確率：最終的な確率である。現在の状況（35歳，健康）を考慮したうえでの変異遺伝子を有する確率は，［変異を有している複合確率］／（［変異を有している複合確率］＋［変異を有していない複合確率］）から 0.4／(0.4＋0.5)＝0.444，すなわち約44％である（表4-6）。

▶ では，クライエント（Ⅱ-1）が55歳になっても発症していなかった場合に変異遺伝子を有する確率は？

変異保有者が55歳で発症する割合は65%（0.65），発症していない（未発症）割合は35%（0.35）である。55歳で発症していない場合に遺伝子変異を有する確率は約26%である（表4-7）。

表4-5 ハンチントン病の遺伝子変異保有者の年齢別発症・非発症の割合（1＝100%）

年齢	発症している割合	未発症の割合
20	0.02	0.98
25	0.05	0.95
30	0.1	0.9
35	0.2	0.8
40	0.3	0.7
45	0.35	0.65
50	0.5	0.5
55	0.65	0.35
60	0.75	0.25
65	0.85	0.15
70	0.95	0.05

（Young ID：Introduction to risk calculation in genetic counseling. 3rd ed, p28, Table2-9, Oxford University Press, 2007. を一部改変）

表4-6 Ⅱ-1（35y）が遺伝子変異を有する確率

	Ⅱ-1が変異を有しているが発症していない（未発症）	Ⅱ-1は変異を有していない
事前確率	0.5	0.5
条件確率（35歳で発症していない）	0.8	1
複合確率	0.5×0.8＝0.4	0.5×1＝0.5
事後確率	0.4/(0.4＋0.5)＝0.444	0.5/(0.4＋0.5)＝0.555

表4-7 Ⅱ-1が55歳になっても発症していなかった場合に遺伝子変異を有する確率

	Ⅱ-1が変異を有しているが発症していない（未発症）	Ⅱ-1は変異を有していない
事前確率	0.5	0.5
条件確率（55歳で発症していない）	0.35	1
複合確率	0.5×0.35＝0.175	0.5×1＝0.5
事後確率	0.175/(0.175＋0.5)＝0.259	0.5/(0.175＋0.5)＝0.740

(2) 不完全浸透の常染色体優性遺伝（p＜1）

遺伝性乳がん・卵巣がん症候群（遺伝性腫瘍）の場合を考えてみよう。

Aさん（56歳女性）の母方の叔母3人および母方の祖母は全員乳がんに罹患している。しかし，90歳になるAさんの母親は，これまでがんに罹患したことはない。叔母3名は*BRCA1*の遺伝子変異を有していることが遺伝学的検査の結果で確定している。

▶ 90歳になるAさんの母親が，現時点で遺伝子変異を有する確率は？
——*BRCA1*遺伝子変異による乳がん発症リスクを60％（浸透率）として計算せよ。

事前確率：Aさんの母親が*BRCA1*遺伝子変異を有している確率，有していない確率はそれぞれ50％（0.5）である。

条件確率：「90歳になるまで乳がんを発症していない」というAさんの母親の状況が発生する確率を，遺伝子変異を有している場合と有していない場合のそれぞれについて考える。遺伝子変異を有していても発症していない確率は40％（0.4）となり，遺伝子変異を有していない場合に発症していない確率は100％（1）となる。

複合確率：事前確率と条件確率を掛け合わせた確率である。

事後確率：現在の状況（Aさんの母親は90歳，乳がんに罹患したことない）を考慮したうえでAさんの母親が遺伝子変異を有する確率は，［変異を有している複合確率］/（［変異を有している複合確率］＋［変異を有していない複合確率］）から 0.2/(0.2＋0.5)＝0.285，すなわち約29％である（表4-8）。

(3) X連鎖劣性遺伝

保因者の女性の息子は1/2の確率で罹患者となり，娘は1/2（50％）の確率で保因者となる。家族歴から保因者であることを確定できる場合（図4-6）と，保因者かどうかわからない場合（図4-7）がある。保因者かどうかわからない場合はベイズの定理を活用する。

▶ Ⅱ-3とⅢ-1が罹患しているが，Ⅳ-1は罹患していない男児である。Ⅲ-3が保因者である確率は？

事前確率：Ⅱ-2は100％保因者となる。よって，Ⅲ-3が保因者である確率，保因者ではない確率はそれぞれ50％（0.5）である。

条件確率：「罹患していない男児が1人いる」という状況が発生する確率を，Ⅲ-3が保因者であ

表4-8 90歳になるAさんの母親が遺伝子変異を有する確率

	Aさんの母が*BRCA1*遺伝子変異を有している	Aさんの母が*BRCA1*遺伝子変異を有していない
事前確率	0.5	0.5
条件確率（Aさんの母が*BRCA1*遺伝子変異をもっているが，乳がんに罹患したことがない）	0.4	1
複合確率	0.5×0.4＝0.2	0.5×1＝0.5
事後確率	0.2/(0.2＋0.5)＝0.285	0.5/(0.2＋0.5)＝0.714

る場合と保因者でない場合それぞれについて考える。保因者であって罹患していない男児を出産する確率は 50%（0.5）となり，保因者でない場合に罹患していない男児を出産する確率は 100%（1）となる。

複合確率：事前確率と条件確率を掛けた確率である。

事後確率：現在の状況（罹患していない男児が 1 人いる）を考慮したうえで III-3 が保因者である確率は，［保因者である複合確率］/（［保因者である複合確率］＋［保因者でない複合確率］）から 0.25/（0.25＋0.5）＝0.333，すなわち約 33.3% である（ 表 4-9 ）。

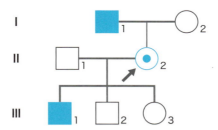

I-1 の男性が罹患している場合，II-2 の女性は 100% 保因者となる。さらに，III-3 の女性が保因者である確率は 50% となる。

図 4-6 保因者であることが確定できる場合

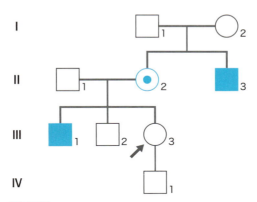

図 4-7 保因者かどうかわからない場合

表 4-9 III-3（図 4-7）が保因者である確率

	III-3 は保因者である	III-3 は保因者でない
事前確率	0.5	0.5
条件確率 （非罹患の男児 1 人）	0.5	1
複合確率	0.5×0.5＝0.25	0.5×1＝0.5
事後確率	0.25/（0.25＋0.5）＝0.333	0.5/（0.25＋0.5）＝0.666

3）経験的再発率

(1) 多因子疾患

多因子疾患では，第1度近親者（両親，子ども，同胞）の再発率が一般頻度より高くなる。多因子疾患の一般頻度をpとすると，罹患者の第1度近親者の経験的再発率は$\sqrt{p}$となる（ 表4-10 ）。しかし，多因子疾患の多くは，遺伝子変異が不明であったり，遺伝子変異が判明していたとしても発症にどのように関与しているのかわからなかったり，性差や人種差が発症に関与することもある。また，環境要因の発症への関与も不明であったり，環境要因そのものが家族やライフスタイル，時代によっても変化したりすることからも，経験的再発率による推定には限界がある。

(2) 染色体異常

染色体異常は，表現型が同じであっても数的異常と構造異常では再発率が異なる。
21トリソミー（ダウン症候群）の経験的再発率は次のとおりである[4]。

▶ **数的異常：トリソミー型ダウン症候群**
・35歳未満の女性であれば1/200（0.5％）
・35歳以上であれば年齢に応じた一般頻度とほぼ同じ
・第2度近親者やそれより遠い血縁者については一般頻度

▶ **構造異常：転座型ダウン症候群**
・転座によって再発率は異なる（ 表4-11 ）

4）再発率の伝え方

クライエントのなかには，遺伝するのかしないのか，自分は発症するのかしないのかと二価的な答えを求めている人もいる。しかし，遺伝/ゲノム医療で提供される情報の多くは確率であり，その人に起こるかどうかはわからないものでもある。

伝えられた確率をクライエントが解釈するプロセスには，疾患や家族歴に対する認識，過去の経験，文化的・民族的背景などのさまざまな要因に加えて，医療者の伝え方などが複合的に関連する[5]。同じ確率であっても， 表4-12 のようにさまざまな説明を工夫することができる。言葉づかいや表現方法に配慮し，医療者の価値観を反映したり，クライエントを混乱・困惑させたりすることがないように心がけたい。

---

[4] Harper PS：Practical genetic counseling. 7th ed, Hodder Arnold, 2010.
[5] LeRoy BS, et al：Genetic Counseling Practice；Advanced Concepts and Skills. Wiley-Blackwell, 2010.

表 4-10 種々の多因子疾患の経験的再発率

疾患　　　（条件）	新生児中の頻度（％）	経験的再発率		
		同胞	子ども	いとこ
口唇・口蓋裂	0.14	4.0	4.3	0.3
親も罹患		10.0		
口蓋裂	0.047	1.8	3.0	
内反足	0.1	3.1		0.2
男発端者		6.0		
女発端者		2.0		
先天性股関節脱臼	0.61	女：11.5	女：17.1	0.3
		男：1.9	男：5.6	
親も罹患		36.0		
水頭症	0.45	2.1		
中脳水道狭窄の男発端者		12.0		
中脳水道狭窄の女発端者		0.0		
交通性		0.6		
二分脊椎　　囊状		6.9		
潜在性		7.1		
多発脊椎奇形		5.8		
限局性脊椎奇形		0.4		
神経管閉鎖不全	1.33			
同胞1人罹患		5.0		
同胞2人罹患		10.0		
統合失調症		7〜15.0	7〜16.0	2.0
両親			38〜68.0	
先天性幽門狭窄症	男：0.5			
	女：0.1			
男発端者		男：3.8	男：5.5	
		女：2.7	女：2.4	
女発端者		男：9.2	男：18.9	
		女：3.8	女：7.0	
耳介奇形　　男発端者		2.4		
女発端者		10.3		
親も罹患		15.0		
尿道下裂	0.32	男：11〜14		3.0
ヒルシュスプルング病	0.02	3.6（男＞女）		
先天性心疾患	0.69〜1.17		2.28	
心室中隔欠損症		1.32	3.17	
心房中隔欠損症		1.05		
心内膜床欠損症		1.94	16.6	
動脈管開存症		1.88		
肺動脈狭窄症		0.74		
大動脈狭窄症		4.87		
大血管転換症		1.75		
ファロー四徴症		0.69	8.33	

（櫻井晃洋：再発見　変異率の推定．「遺伝カウンセリングマニュアル」，福嶋義光監修，櫻井晃洋編集，改訂第3版，p16，表1，南江堂，2016．より許諾を得て転載）

表 4-11 転座型ダウン症候群の再発率

転座	保因者	再発率（%）
14/21	母親	10
	父親	2.5
	両親はともに保因者ではない	<1
21/22	片親が保因者	不明。14/21 と同程度か。
	両親はともに保因者ではない	<1
21/21	片親が保因者	100
	両親はともに保因者ではない	<1

(Harper PS：Practical genetic counseling. 7th ed, p74, table4.8. Hodder Arnold, 2010. を筆者が翻訳)

表 4-12 1/300 の確率の説明

1　数値の言い方をかえる
- 「1/300」
- 「0.3％程度」
- 「300 人のうち 1 人」
- 「1,000 人に 3 人程度」
- 「100 人のうち 1 人以下」

2　問題が起こらない確率を言う
- 「300 人のうち 299 人は違う」
- 「99.7％は違う」
- 「1,000 人のうち 997 人は違う」

3　例をあげて説明する
- 「300 人に 1 人しか当たらない宝くじというのは，当たりにくいといえるのではないかと思います。299 人まではずれですから。でも，高いと考える人もいるかもしれません。高いと考えることも間違いではないと思います。」

4　比較すべき他の事項をあげる
- 「一般的な先天異常の発生率 4/100 の 1/10 以下になります」
- 「IQ が 70 以下の方を精神発達遅滞とする考えがありますが，その頻度はおよそ 30 人に 1 人とされています。1/300 というと，300 人に 1 人ですから，他の原因で精神発達遅滞が起こる可能性のほうが 10 倍ぐらいあるということになりますね。」

(佐藤孝道：遺伝カウンセリングワークブック．p50，表11，中外医学社，2000．を一部改変)

3 インターネットの活用

1) 遺伝 / ゲノム医療関連学会・団体のサイト

　遺伝/ゲノム医療の関連学会や団体のサイトには，セミナーや勉強会・講演会に関する情報や教育ツール，遺伝/ゲノム医療に関するガイドライン・声明などが掲載されている（表4-13）。

表4-13　遺伝 / ゲノム医療の関連学会・団体

1．国内の学会・団体
- 日本遺伝カウンセリング学会　http://www.jsgc.jp/
- 日本遺伝看護学会　http://idenkango.com/
- 日本遺伝子診療学会　http://www.congre.co.jp/gene/
- 日本家族性腫瘍学会　http://jsft.umin.jp/
- 日本がん看護学会　http://jscn.or.jp/
  　※特別関心活動グループとして「遺伝がん看護グループ」が活動
- 日本産婦人科遺伝診療学会　http://jsgog.kenkyuukai.jp/
- 日本小児遺伝学会　http://plaza.umin.ac.jp/p-genet/
- 日本人類遺伝学会　http://jshg.jp/
- 日本先天異常学会　http://jts.umin.jp/
- 日本先天代謝異常学会　http://jsimd.net/
- 全国遺伝子医療部門連絡会議　http://www.idenshiiryoubumon.org/
- 日本家族計画協会　http://www.jfpa.or.jp/
- 日本認定遺伝カウンセラー協会　http://plaza.umin.ac.jp/～cgc/
- 日本 HBOC コンソーシアム　http://hboc.jp/
- 日本遺伝性乳癌卵巣癌総合診療制度機構　http://johboc.jp/

2．海外の学会・団体
- Association of Genetic Nurses and Counsellors
  　（英）遺伝看護・遺伝カウンセラー協会　http://www.agnc.org.uk/
- International Society of Nurses in Genetics
  　国際遺伝看護学会　http://www.isong.org/
- The National Society of Genetic Counselors
  　（米国）遺伝カウンセラー学会　http://www.nsgc.org/
- The American Society of Human Genetics
  　米国人類遺伝学会　http://www.ashg.org/
- The European Society of Human Genetics
  　欧州人類遺伝学会　https://www.eshg.org/

2) 疾患に関する情報サイト

　遺伝性疾患に関する情報を得られるおもなウェブサイトを紹介する。

memo　遺伝性疾患に関する情報サイト

GeneReviews
https://www.ncbi.nlm.nih.gov/books/NBK1116/
または　https://www.genetests.org/resources/genereviews.php

　臨床遺伝医学総合情報サイト GeneTests（https://www.genetests.org/）のセクションのひとつとして公開されている遺伝性疾患の情報サイトであり，2017年7月現在，686疾患が登録されている。各疾患の概要，診断，臨床的特徴，鑑別診断やマネジメント，遺伝カウンセリングなどについて，引用文献とともに記載されている。また，各疾患について，はじめて掲載された月日だけでなく，最終改訂日も確認することができる。

GeneReviews Japan（GeneReviews 日本語版）
http://grj.umin.jp/

　GeneTestsの運営責任者の許可を得て，GeneReviewsに掲載されている疾患のなかで重要性の高いと思われる項目を中心に，日本語訳を発信している遺伝情報サイトである。信州大学医学部附属病院遺伝子診療部を事務局として運営しており，2017年7月現在164疾患が翻訳されている。疾患のなかにはGeneReviews Japanの日本語訳公開後に，英語版が改訂されている疾患もあるため，GeneReviewsの最終改訂版の内容を反映しているとは限らないが，日本語で遺伝性疾患について調べるうえで非常に有用なサイトである。

Genetic Alliance
http://www.geneticalliance.org/

　一般市民向けに遺伝/ゲノム医療に関する情報を提供しているサイトである。疾患を検索すると，サポートグループや疾患に関係するパンフレット，教材などの他，関連論文や症状・診断・治療に関する情報を得られる。遺伝性疾患や遺伝学的検査に関する情報を一般市民向けに公開しているGenetics Home Reference（https://ghr.nlm.nih.gov/）のサイトにもリンクしている。

OMIM
https://www.omim.org/　または　https://www.ncbi.nlm.nih.gov/omim

　OMIM（Online Mendelian Inheritance in Man）は，約25,000以上の遺伝性疾患や遺伝子に関する情報データベースである。疾患名や遺伝子名を入力すると，該当する情報のリストが表示される。登録番号であるMIM番号の記号が#の場合は疾患，＊の場合は原因遺伝子を意味する。疾患に関する遺伝子，疾患の定義，臨床症状，分子遺伝学，遺伝子型と表現型の関連，発症機序，診断，臨床的マネジメント，集団遺伝学，動物モデル，歴史などについて，引用文献も含めた情報を確認することができる。

難病情報センター
http://www.nanbyou.or.jp/

　厚生労働省難治性疾患克服研究事業の対象としている疾患や各種制度の概要および各相談窓口，連絡先などに関する情報サイトであり，多くの遺伝性疾患が含まれる。疾患の解説や診断基準，臨床調査個人票の一覧を五十音別，告示番号順，疾患群別に確認することができる。

NCCN
https://www.nccn.org/

　NCCN（National Comprehensive Cancer Network）は，米国で代表的な27のがんセンターによって結成されたガイドライン策定のための組織である。NCCNのガイドラインは，がんの診療上のさまざまな過程を網羅しており，「遺伝的要因/家族歴がある場合のリスクアセスメント」に関して乳がんや卵巣がん，大腸がんなどの遺伝性腫瘍に関するガイドラインも策定している。アカウントを作成すればガイドラインを閲覧することができる。NCCNガイドラインの一部は日本語訳されている（NCCNガイドライン日本語版　https://www.tri-kobe.org/nccn/index.html）。

インターネットを検索すればさまざまな情報にアクセスできる現代社会において，インターネットを活用するときには「信頼できる情報」を「検索する力」「判断する力」が求められる。まず質の高い情報を探すことが今後ますます重要となるだろう（表4-14）。

表4-14 質の高い情報を探すポイント

い	いつの情報か
な	何のために書かれたか
か	書いた人はだれか？
も	元ネタ（根拠）は何か
ち	違う情報と比べたか

（聖路加国際大学：ヘルスリテラシー学習拠点プロジェクト教材作成．http://quilt.slcn.ac.jp/jo2ebnsbx-374/）

本章で紹介したウェブサイトなどの情報は2017年7月現在のものである。また，下記の文献を参考に執筆した。

- 福嶋義光監修：遺伝カウンセリングマニュアル．改訂第3版，南江堂，2016．
- 中山智祥：医療に役立つ遺伝子関連Web情報検索．メディカルサイエンスインターナショナル，2016．

V ゲノム科学の基礎
——遺伝/ゲノム看護の理解に必要な知識

1. ゲノム・遺伝子の構造と機能
2. 単一遺伝子疾患 ——メンデル遺伝病
3. メンデルの遺伝法則に従わない多因子疾患
4. 発生遺伝学と先天異常
5. がんにおける体細胞変異
6. 遺伝性（家族性）腫瘍
7. 薬理遺伝学
8. 遺伝子関連検査
9. 新生児マススクリーニング
10. 人類集団の成り立ちを研究する集団遺伝学

1 ゲノム・遺伝子の構造と機能

2003年に完了したヒトゲノム計画は，ヒトが有する全DNA配列を解読するプロジェクトであった。すなわち1人分のヒトゲノム全配列決定が行われた。狭義のゲノムとは，ヒトが有する全DNA配列のことである。現在では単なる全DNA配列ではなく，そこに存在する遺伝情報まで含めてゲノムといっている。ゲノムは情報概念という理解になるが，生物が有する全DNA配列のことと理解すれば十分であろう。

一方，遺伝子は遺伝情報を担う機能最小単位と考えてよい。古い概念では，遺伝子とはタンパク質をコードしているDNA配列であったが，最近では機能的RNAの存在が明らかになり，タンパク質のみでなくRNAも生命機能を担う。そのため，タンパク質や機能的RNAをコードしているDNA配列を遺伝子とよぶことが多くなった（後述）。

memo　ヒトゲノムの役割

ヒトゲノムは，精子と卵子を通して唯一の遺伝的特性をもつ受精卵をつくり，受精卵を細胞分裂により人のかたちへと成長させ，生命の維持に必要な代謝経路を機能させ，次世代へ遺伝情報を安定的に伝達する役割をもつ。すなわち，代謝による物質交代，自己複製による継承，遺伝的多様性による種の保存といった生命の本質にかかわる役割を担う。

1）染色体・DNAの構造

（1）染色体の構造

染色体（chromosome）は，標準型のヒト体細胞の場合，1細胞あたり常染色体が22対[※1]と性染色体が2本（女性：XX，男性：XY）の合計46本ある。

※1　大きいものから順に1番から22番までの番号がつけられている。ただし，21は22番より小さい。

常染色体は，父方由来と母方由来の染色体を1本ずつ継承することにより，2本の染色体が相対した形となっている（相同染色体）。代表的な染色体の構造は，丈が短い短腕と長い長腕，短腕と長腕の境にあるセントロメア，両末端のテロメアからなる（図5-1）。テロメアにあるDNAの反復配列は，細胞分裂のたびに短くなり細胞老化を起こす。

染色体の観察には，採取した細胞を培養により細胞分裂に導き，塩基性色素で染色する。たとえば，臨床で多く扱われる**G分染法**（G-banding）では，すべてのヒトに共通する横縞模様の濃淡（バンド）が現れる。通常の染色体検査では，染色体全体における数や構造を確認できるが，顕微鏡レベルであるため，微細な変化は検出できない。G分染法によるヒト体細胞の染色体を図5-2に示す。

染色体の数および構造を示したものを**核型**（karyotype）といい，ヒトの核型記載は国際規約により標準化されている[1]。たとえば，標準型の男性を表す図5-2は，46本の染色体をもち，性染色体がXYであることから，46,XYと表記し，「よんじゅうろく，えっくす，わい」と読む。バン

1　Shaffer LG, et al：An International System for Human Cytogenetic Nomenclature：Recommendations of the International Standing Committee on Human Cytogenetic Nomenclature. Karger Publishers, 2013.

ドの特定部位を表す場合，たとえば，1番染色体短腕36.1部位は，1p36.1と表記し，読み方は「いち，ぴい，さん，ろく，てん，いち」である。

> **memo　受け継がれる染色体**
> ヒトは，受精卵を通して父親および母親から染色体を23本ずつ受け継ぐ。もともと親の染色体は，1世代前の親から受け継いだものであるが，実際には組換えが起こるため，父方の祖父母が混ざった形で父親の精子に，母方の祖父母が混ざった形で母親の卵子に存在し，孫からみると祖父母の染色体も遺伝継承されているといえる。

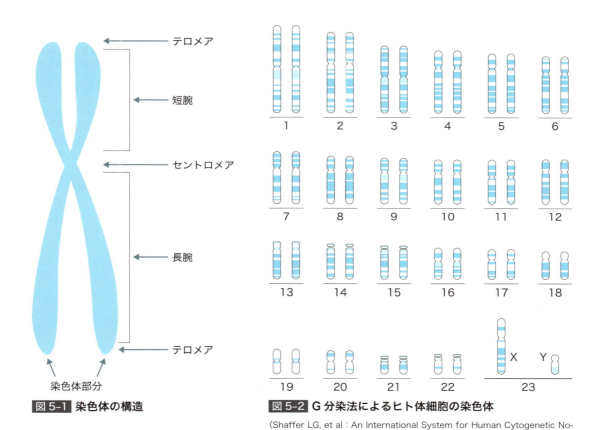

図5-1　染色体の構造

図5-2　G分染法によるヒト体細胞の染色体

(Shaffer LG, et al：An International System for Human Cytogenetic Nomenclature：Recommendations of the International Standing Committee on Human Cytogenetic Nomenclature. Karger Publishers, 2013. を参考に作成）

(2) DNAの構造

19世紀後半に発見された染色体は，現代において，DNAがヒストンというタンパク質に巻きついて凝集したものであることがわかっている。**デオキシリボ核酸**（deoxyribonucleic acid；DNA）は，塩基，糖，リン酸から構成される**ヌクレオチド**が鎖状につながった分子である。塩基は，アデニン（A），チミン（T），グアニン（G），シトシン（C）の4種類あり，アデニンとチミン，

1 ゲノム・遺伝子の構造と機能　　201

グアニンとシトシンがそれぞれ水素結合により規則正しく絡み合い，そのバランスから少しずつねじれが生じることにより右巻きの二重らせんをかたちづくっている。対になった相同染色体は，ほぼ同じ塩基配列を有している。ヒトゲノムあたりの塩基配列は約 30 億塩基あり，ヒトは二倍体であることから塩基総数は約 60 億塩基となる。これほどに膨大な情報量をもつ DNA であるが，クロマチン構造により折りたたまれることにより細胞の核の中に収納されている。一部の DNA はミトコンドリア（ATP 合成にかかわる細胞小器官）内に存在する（ミトコンドリア DNA）[※2]。DNA と染色体の構造を 図 5-3 に示す。

※2　ミトコンドリア DNA の形態は環状であり，母系遺伝（卵の細胞質からのみ伝達）のため，核 DNA とは区別される。

memo　ヒトが持っている全 DNA の長さ

ヒトが持っているすべての DNA をつなげると，約 1.8 m の長さとなる。ヒトの体は成人で約 37 兆個の細胞から成り立つため，ヒトが有する全 DNA の長さは 66.6 兆 m となり，これは光速で約 3 日かかる距離に相当する。すべての遺伝情報を正しく受け継ぎ，機能させることの難しさがおわかりいただけるであろうか。

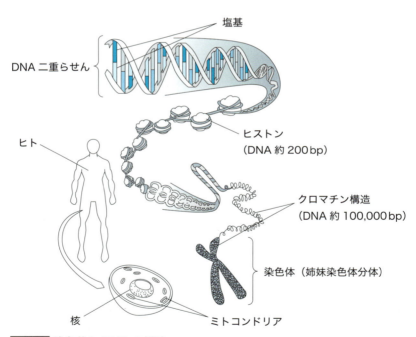

図 5-3 染色体と DNA の構造

2) 遺伝子の構造と機能

　ワトソン（Watson J, 1928年～）とクリック（Crick F, 1916～2004年）がDNA二重らせん構造を解明した50年後，2003年にヒトの完全なDNA配列が公表された[2]。これ以降，DNA配列を決定する技術はより安価かつ高速へと進化を遂げ，遺伝子の機能の全体像が明らかになりつつある。ヒトゲノム全体を見渡すと，タンパク質をコードする遺伝子の領域（<u>エクソン</u>）は1～2％にすぎず，<u>イントロン</u>（エクソンとエクソンの間に挿入されている領域）を含めても遺伝子関連領域は30％に満たない[2]。ヒトゲノムの約半分は反復配列であり，その多くはトランスポゾン（ゲノム内を移動できる可動遺伝要素）が活性を失った進化上の遺物と考えらえている[3]。また，近年ではタンパク質をコードしていないノンコーディングRNAや，DNA塩基配列のメチル化，ヒストンの修飾による遺伝子発現の調節機構（<u>エピゲノム</u>）の解明も進んでいる。

（1）DNAからmRNA，タンパク質

　クリックは，DNAの二重らせん構造を明らかにしただけでなく，DNAからmRNAができ，そしてタンパク質ができるという**セントラルドグマ説**を提唱した（図5-4）。

　DNAからmRNAが合成される過程を**転写**という。転写は細胞特異的な複雑な制御がなされており，プロモーター部位にエンハンサーが作用することで転写が起こる。その後，mRNAからタ

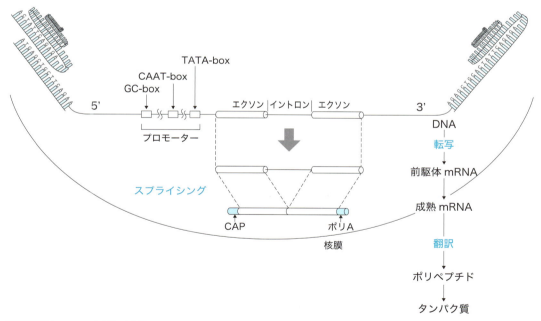

図5-4　DNAの転写の略図
（飯野英親：染色体とDNA．「遺伝看護」，安藤広子，他編著，p145，医歯薬出版，2002．を参考に作成）

2　Jorde LB, et al：Medical Genetics. 5th ec, ELSEVIER, 2016.
3　Nelson DL, Cox MM（川嵜敏祐監修）：レーニンジャーの新生化学[上]　生化学と分子生物学の基本原理．第6版，廣川書店，2015．

ンパク質が合成される。この過程を**翻訳**という。古典的には遺伝子とはタンパク質をコードする遺伝子のことであり，後述するように，最近では機能的 RNA の存在が知られており，機能的 RNA をコードする DNA 配列も遺伝子とされる。

▶ 転写の仕組み

転写過程は遺伝子ごと，細胞ごとに異なる。基本的には，GC-box, TATA-box, CAAT-box とよばれる特異的な配列を有するプロモーターのひとつが遺伝子上流（5' 末端側）に存在する。RNA 合成を行う RNA ポリメラーゼがこのプロモーターに結合することで，前駆体 mRNA がつくられる。この段階ではイントロンを含んだ mRNA であり，続いて**スプライシング**が起こることによりエクソンのみの構造となる。この過程を mRNA プロセシングという。プロセシングは mRNA の安定化にも働き，5' 末端に CAP がつき，3' 末端にポリ A が添加される。

▶ 翻訳の仕組み

翻訳とは，mRNA の情報に基づきポリペプチド鎖が合成されることである。mRNA が核から細胞質に出ると，リボソームにおいてトランスファー RNA（tRNA）が，mRNA の 5' 末端のキャップ構造に結合する。tRNA は，mRNA 上を 5' → 3' 方向へ伸長をしながらアミノ酸をつなげるアダプター機能をもつ。ヒトのタンパク質を構成するアミノ酸は 20 種類あり，アミノ酸の並びは mRNA 上の連続する 3 塩基（**コドン**）により規定される（表 5-1）。コドンには，64 種類の組み合わせがあり，対応するアミノ酸がない終止コドンもあり，これにより翻訳が停止する。アミノ酸が数十個以上つながったポリペプチドは，これに構造変化や化学的修飾が加わることによりタンパク質となる。

表 5-1 塩基とアミノ酸の対応

1番目	2番目				3番目
	U	C	A	G	
U	UUU フェニルアラニン UUC フェニルアラニン UUA ロイシン UUG ロイシン	UCU セリン UCC セリン UCA セリン UCG セリン	UAU チロシン UAC チロシン UAA 終止コドン UAG 終止コドン	UGU システイン UGC システイン UGA 終止コドン UGG トリプトファン	U C A G
C	CUU ロイシン CUC ロイシン CUA ロイシン CUG ロイシン	CCU プロリン CCC プロリン CCA プロリン CCG プロリン	CAU ヒスチジン CAC ヒスチジン CAA グルタミン CAG グルタミン	GGU アルギニン GGC アルギニン GGA アルギニン GGG アルギニン	U C A G
A	AUU イソロイシン AUC イソロイシン AUA イソロイシン AUG メチオニン	ACU スレオニン ACC スレオニン ACA スレオニン ACG スレオニン	AAU アスパラギン AAC アスパラギン AAA リシン AAG リシン	AGU セリン AGC セリン AGA アルギニン AGG アルギニン	U C A G
G	GUU バリン GUC バリン GUA バリン GUG バリン	GCU アラニン GCC アラニン GCA アラニン GCG アラニン	GAU アスパラギン酸 GAC アスパラギン酸 GAA グルタミン酸 GAG グルタミン酸	GGU グリシン GGC グリシン GGA グリシン GGG グリシン	U C A G

RNA は，一般に DNA を鋳型として合成される一本鎖の核酸であり，4 つの塩基のうちチミン（T）が存在せず，代わりにウラシル（U）がある点で DNA とは異なる。

(2) 機能的 RNA の存在

近年，リボ核酸（RNA）が遺伝子発現調節など生命現象の多くの段階にかかわっていることが解明されてきたことから，機能的 RNA も遺伝子に含める考え方が主流になっている。タンパク質をコードしていない RNA は，**ノンコーディング RNA**（noncoding RNA；ncRNA）とよばれ，さまざまな機能を担う。その種類は多く，たとえば，リボソームの構成要素となるリボソーム RNA（rRNA），タンパク質への翻訳を担うトランスファー RNA（tRNA），前駆体 mRNA を成熟 mRNA に導く核内低分子 RNA（snRNA），遺伝子発現の調節に関わるマイクロ RNA（miRNA）や長鎖ノンコーディング RNA（lncRNA）などがある。

3）細胞分裂

ゲノムには，ヒトの体を，受精卵から約 37 兆個，200 種類あまりの細胞へと分裂により成長させる機能が備わっている。細胞分裂には，ゲノムを複製し同じ細胞をつくる**体細胞分裂**と，ゲノムを半減させ精子・卵子をつくる**減数分裂**がある。細胞の種類や培養環境にもよるが，典型的な動物体細胞の場合，分裂に要する時間は 1～2 時間であり，分裂に先駆けて DNA 複製を起こすシグナルが出てから分裂が完了するまでは 24 時間である[4]。この過程は**細胞周期**とよばれ，DNA 合成準備期（G1 期），染色体が 2 倍となる DNA 合成期（S 期），分裂準備期（G2 期），染色体が娘細胞へ分配される分裂期（M 期）がある（図 5-5）。なかでも分裂直前の染色体は複製され最も凝集した状態（図 5-1（前掲）のような X 型）で見える。

(1) 体細胞分裂

体細胞分裂は，身体の成長と維持の過程で行われ，分裂に先駆け染色体が 2 倍に増えることから，分裂前後で同じゲノムをもつ細胞がつくられる。神経細胞や心筋細胞など，成長後にまったく分裂しない細胞もあれば，精巣の精原細胞，骨髄細胞，皮膚や消化管の細胞など，日々活発に分裂する細胞もある。体細胞の分裂期は 5 段階に分かれており，染色体が凝集を始める前期，核膜消失と

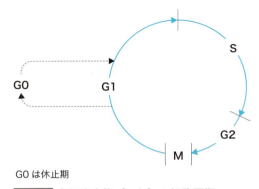

G0 は休止期

図 5-5 多細胞生物（ヒト）の細胞周期

---

4 Elliott WH, Elliott DC（村上　誠，他訳）：エリオット生化学・分子生物学．第 5 版，東京化学同人，2016．

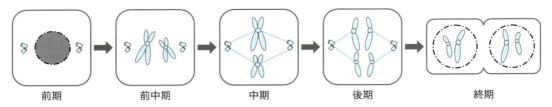

図5-6 ヒト体細胞の細胞分裂

倍加した染色体（姉妹染色分体）が見られる前中期，染色体が赤道面に並ぶ中期，姉妹染色分体が紡錘糸に引かれ互いの細胞に移動する後期，姉妹染色分体が紡錘体極に到達し核膜が再形成される終期がある。ヒト体細胞の細胞分裂を 図5-6 に示す。

(2) 減数分裂

減数分裂は，生殖細胞形成の過程で行われ，2度の分裂を通して染色体数が半分となった精子と卵子がつくられる。ヒトは二倍体（父方と母方より1セットずつ染色体を受け継いでいる）であることから，体細胞の染色体数を2nとすると生殖細胞はnで表される。減数分裂は，第一減数分裂と第二減数分裂に分けられ，第一減数分裂前期には，父由来および母由来の相同染色体が対を形成し，染色体を数カ所にわたり交差させることにより（乗換え），父方および母方由来の相同染色体を一部交換する遺伝的組換えが起こる。この遺伝的組換えと，第二減数分裂時に染色体がランダムに選択される仕組みは，多様なヒトを生み出すことに貢献する。

減数分裂によりつくられる配偶子数と分裂期間は，男女において違いがある。男性の場合，精子形成は性成熟期より始まり，1個の精原細胞から4個の精子をつくり出す期間は約90日である[5]。1回に射精される精子は約2億個といわれており，精原細胞が体細胞分裂により盛んに分裂することが必要とされる。女性の場合，卵子形成がすでに胎児期より始まっている点で男性とは異なる。卵原細胞からつくられた第一次卵母細胞は，出生時点では第一減数分裂前期で止まっている。やがて性成熟期となり，排卵直前に第一減数分裂が再開されると，排卵中に分裂中期まで進み，受精があった場合にかぎり第二減数分裂が完了する。減数分裂を通してつくられる卵子は1つのみであり，残りの3つは極体（細胞質をほとんど含まない）となり退化する。

ヒト生殖細胞の細胞分裂を 図5-7 に示す。

4) DNAの複製と修復

ゲノムは細胞から細胞へとDNAの複製により伝えられる。しかし，実際には頻繁にDNA損傷が引き起こされているといわれ，体内活性酸素，紫外線や放射線，その他の変異原生物質などが影響している。DNA修復がなされず損傷したままであると，遺伝子の機能が変化することにより，がんなどの障がいを生じる。DNAの修復は，このような脅威から身体を守る機構のひとつであり，

---

[5] Passarge E（新川詔夫，吉浦孝一郎監訳）：カラー図解 基礎から疾患までわかる遺伝学．メディカル・サイエンス・インターナショナル，2009．

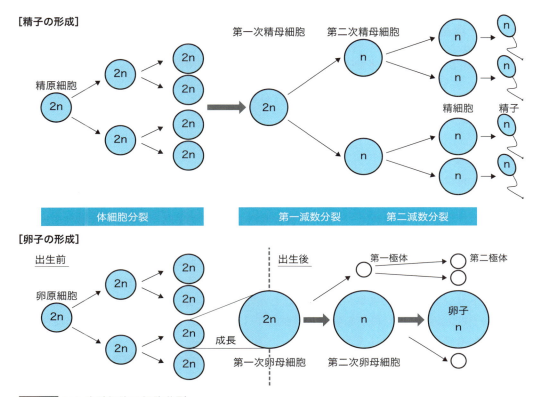

図5-7 ヒト生殖細胞の細胞分裂

その種類には，塩基構造自体の変化を修復する直接修復，塩基構造が変化した付近のDNA鎖を新たな鎖と置き換えるヌクレオチド除去修復，変化した塩基を切り出して元の塩基に置き換える塩基除去修復，DNAの複製ミスを修復するミスマッチ修復などがある。たとえば，ミスマッチ修復遺伝子の先天的異常は，リンチ症候群の原因となることがわかっている。

5) 遺伝的多様性と変異

　身長，皮膚や眼の色など，ヒトには**遺伝的多様性**（genetic variation）がある。この多様性に影響するのがDNAの塩基配列の差異であり，ヒトには**一塩基多型**（single nucleotide polymorphism；**SNP**，スニップと読む）が0.1％程度（約300万塩基対）あることが知られている。このような遺伝的多様性は，DNA配列の変化によりもたらされ，これは種の保存や新しい種を生み出す源泉ともいえる。一方で，このような塩基配列や染色体の変化（**変異**，mutation）[※3]は疾患の原因となることもある。染色体の変異，DNAの変異について説明する。

※3　変異という言葉は，専門的かつ差別的にとらえられることがある。そのため，臨床で患者に説明する場合，遺伝子やDNA配列の変化と表現することが多い。

memo 一塩基多型（SNP）

ヒトの多様性は塩基配列の違いに基づく。その違いを生むもののひとつが，塩基配列中の特定の1箇所のみが他の核酸塩基で置き換わった一塩基多型（SNP）である。SNPは全ゲノム上に1,000万箇所以上あるといわれ，そのなかの100万箇所を同時に遺伝子タイピングできるアレイチップがあり，ゲノムワイド関連解析（p218を参照）や集団遺伝学に使われている。

（1）染色体の変異

変異のなかには，染色体の数や構造の異常を起こすものがある。このうち数的異常には，染色体のセットが二倍体に比べ過剰となった倍数性，特定の染色体が増減したモノソミー（1本），トリソミー（3本）などを含む異数性，一個体に複数種類の遺伝型の細胞が混在する混数性の異常がある（表5-2）。

トリソミーの原因となる**染色体不分離**は，精子および卵子の形成過程においてどちらにも起こりうることであるが，母親の第一減数分裂時に起こる確率が最も多いとされており，実際に排卵年齢が上がるとトリソミー出生の確率が増加することが知られている。たとえば，20歳の女性がトリソミー21（ダウン症候群）の子を産む確率が約1/1,667であるのに対し，45歳の女性では約1/30となる（p77の表3-B-1を参照）。

これに対し，染色体の構造異常は，染色体の切断を伴う異常である（図5-8）。**欠失**（deletion；del）は，切断により染色体が部分的に消失すること，**挿入**（insertion；ins）は，他の染色体断片が挟み込まれること，**重複**（duplication；dup）は，染色体の一部が同じ構造を繰り返すことである。**逆位**（inversion；inv）には，切断点にセントロメアを含む腕間逆位と，長腕または短腕のみに起こる腕内逆位がある。逆位には，ヒトの表現型や生殖に影響を与えない**正常多型**も含まれ，9番染色体逆位inv（9）（p12；q13）（9番染色体の短腕p12と長腕q13の部位で切れ180度回転して再結合したもの）はヒト集団に1〜2.5％ほど存在する[6]。

転座（translocation；t）は，染色体間で断片の交換が起こることをいう。2つの染色体断片が交換されることを**相互転座**，特定の染色体のうち2本が短腕を失った状態で結合することを**ロバートソン転座**といい，転座は両親の染色体異常に由来する反復流産の理由として最も多い[7]。たと

表5-2 染色体の数的異常

数的異常の種類		核型の例	代表的な原因
倍数性	三倍体 四倍体	69,XYY 92,XXXX	二精子受精，二倍精子や二倍卵子との受精
異数性	モノソミー トリソミー	45,X 47,XY,+21	減数分裂時の染色体不分離，分裂後期遅滞
混数性	モザイク	mos45,X/46,XX	胚発生初期に生じる2種類以上細胞の増殖

---

6 梶井 正：染色体異常をみつけたら．改定第8版．
http://www.cytogen.jp/index/pdf/01-b.pdf（2017.3.1.閲覧）

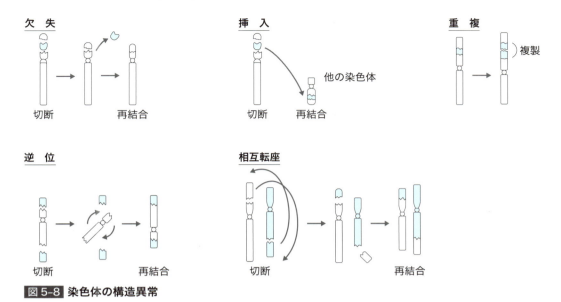

図 5-8 染色体の構造異常
(新川詔夫, 太田 亨:遺伝医学への招待. 改訂第5版, p43, 南江堂, 2014. を参考に作成)

えば，14番と21番染色体のロバートソン転座をもつ親から生まれる子は，正常，転座保因者，転座型ダウン症候群，モノソミーやトリソミーによる流産の可能性がある。14;21 転座保因者による配偶子分離パターンと次世代の表現型を 図5-9 に示す。

(2) DNA 配列の変異

DNA 配列の変異にもいくつかの種類がある。1から数個の塩基がなくなる**欠失**，1から数個の塩基が埋め込まれる**挿入**，塩基が置き換わる**置換**などであり，微細な変化であるにもかかわらず，表現型に大きく影響することもある。

たとえば，アミノ酸合成にかかわるコドンが終止コドンに変化した場合，変異以降のアミノ酸が合成されず，疾患を誘因することがある。このような，アミノ酸のコドンが終止コドンに置き換わる変化を**ナンセンス変異**といい，デュシェンヌ型筋ジストロフィーの一部がこれにあたる。この他にも，あるアミノ酸のコドンが他のアミノ酸のコドンに置き換わる**ミスセンス変異**，塩基のずれによりまったく異なるアミノ酸が合成される**フレームシフト変異**などがある（図5-10）。

ミスマッチ修復遺伝子の変異は，多臓器にがんを発症するリンチ症候群の原因となり，特定の DNA 配列反復伸長は，ハンチントン病や筋強直性ジストロフィーなどの原因となる。生殖細胞系列における変異は次世代に遺伝しうるという性質があり，通常のがんにみられる体細胞の変異とは異なる。

---

[7] Tharapel AT, et al: Recurrent pregnancy losses and parental chromosome abnormalities: a review. British Journal of Obstetrics and Gynaecology, 92: 899-914, 1985.

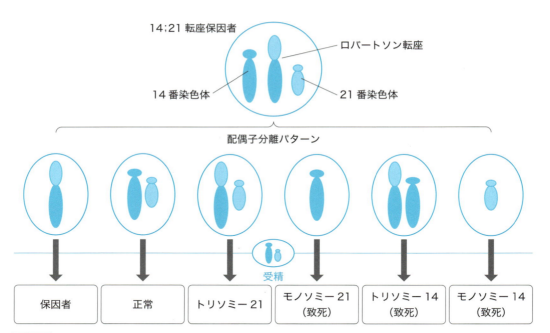

図 5-9 14;21 転座保因者による配偶子分離パターンと次世代の表現型

正常な DNA 塩基配列	DNA 二重鎖 mRNA アミノ酸	GTT CAA GUU バリン	AGC TCG AGC セリン	ACC TGG ACC スレオニン	CAG GTC CAG グルタミン	AGG TCC AGG アルギニン	--- --- ---
塩基置換によるナンセンス変異		GTT CAA GUU バリン	AGC TCG AGC セリン	ACC TGG ACC スレオニン	TAG ATC UAG 終止コドン	AGG TCC AGG (―)	--- --- ---
塩基置換によるミスセンス変異		GTT CAA GUU バリン	AGC TCG AGC セリン	ACC TGG ACC スレオニン	GAG CTC GAG グルタミン酸	AGG TCC AGG アルギニン	--- --- ---
2 塩基挿入によるフレームシフト変異		GTT CAA GUU バリン	AGC TCG AGC セリン	ACG TGC ACG スレオニン	TCC AGG UCC セリン	AGA TCT AGA アルギニン	GG CC GG ---

＊ACC（正常配列）も ACG（変異配列）も，同じスレオニンをコードする（表 5-1 を参照）

図 5-10 おもな DNA 配列の変異

2 単一遺伝子疾患 ——メンデル遺伝病

1) メンデル遺伝とは

　メンデル（Mendel JG, 1822〜1884年）は, オーストリア（現在のチェコ共和国）の修道士であるかたわら, エンドウマメの交配実験により遺伝の法則を確立した。メンデルの発見は, 粒子状の因子が分離かつ独立して遺伝継承されることにより形質が決定されるというものであり, この実験から導かれた**メンデルの遺伝法則**[※4]は, 植物のみならずヒトの遺伝を説明するうえでも基本的な考え方となっている。

　ヒトの形質にはさまざまなものがあるが, 耳垢を例に考えてみよう。耳垢には乾型と湿型があり, 日本人の70〜80%が乾型である。これらは遺伝子により規定され, 原因遺伝子として*ABCC11*遺伝子が同定されている。この塩基の違い（GまたはA）は, 180番目のアミノ酸（グリシンまたはアルギニン）の違いとなり, GAとGGのタイプでは湿型, AAのタイプでは乾型となる[8]。このような塩基配列の異なる部位を**アレル**とよび, ヒトは相同染色体の同じ**座位**に父方および母方から受け継いだ2つのアレルをもつ。アレルの組み合わせが同じ場合をホモ接合体, 異なる場合をヘテロ接合体といい, ホモ接合体のみに出現する形質を**劣性**形質, ヘテロ接合体とホモ接合体の両方に出現する形質を**優性**形質という。耳垢の例では, GA（ヘテロ接合体）とGG（ホモ接合体）において, Gアレルが優性に働いている。

　メンデル遺伝とは, このように形質が特定の遺伝子と1:1で対応する場合をいう。実際には遺伝子のみで決定されることはなく, 1つの**表現型**（phenotype）の決定に**遺伝型**（genotype）が強く関与するものと考えてよい[※5]。一方, 複数の遺伝子や環境要因が影響し合うものなど, メンデル遺伝に当てはまらない例も多々ある（「3 メンデルの遺伝法則に従わない多因子疾患」参照）。

※4 メンデルの遺伝法則のうち, 分離の法則は, 親のアレルが配偶子形成の際に分離する（2本が1本ずつに分かれる）ことであり, 分離したうち一方のアレルが意図的な選択なしに子孫へ伝わる。この際, アレルの組み合わせによっては, 次世代で親の形質が現れない（優性アレルに劣性アレルが隠れる）こともある。独立の法則は, 異なる形質のアレルはそれぞれ独立して（連鎖することなく）子孫へ伝わることである。

※5 特定の形質にかかわるアレルの組み合わせを遺伝型といい, これに対応する身体的特徴を表現型という。

2) 単一遺伝子疾患（メンデル遺伝病）の遺伝形式

　メンデル遺伝形式が成り立つ疾患を**単一遺伝子疾患**（メンデル遺伝病）といい, 現在までに約5,000種類の疾患が報告されている[9]。代表的な単一遺伝子疾患を 表5-3 に示す。

　これらは, 次に解説するいずれかの遺伝形式に当てはまる。

---

[8] Yoshiura K, et al: A SNP in the ABCC11 gene is the determinant of human earwax type. Nature genetics, 38(3): 324-330, 2006.

[9] The online edition of McKusick's Mendelian Inheritance in Man. https://www.omim.org/statistics/geneMap（2017.6.1. 閲覧）

表 5-3 代表的な単一遺伝子疾患

疾患名	関連遺伝子	遺伝形式	頻度[10]
神経・筋疾患			
[脊髄小脳変性症]			
SCA1	*ATXN1*	常染色体優性遺伝	
SCA2	*ATXN2*	常染色体優性遺伝	
SCA3/MJD	*ATXN3*	常染色体優性遺伝	
SCA6	*CACNA1A*	常染色体優性遺伝	
DRPLA	*ATN1*	常染色体優性遺伝	
FRDA	*FXN*	常染色体劣性遺伝	
ハンチントン病	*HTT*	常染色体優性遺伝	1/100,000 未満
脆弱 X 症候群	*FMR1*	X 連鎖劣性遺伝	1/10,000（男性）
筋強直性ジストロフィー	*DMPK*	常染色体優性遺伝	1〜5/10,000
デュシェンヌ/ベッカー型筋ジストロフィー	*DMD*	X 連鎖劣性遺伝	1/3500（男児出生）
ミトコンドリア脳筋症	ミトコンドリア DNA	母系遺伝	
頭部・顔面疾患			
[遺伝性難聴]			
GJB2 遺伝子による難聴	*GJB2*	常染色体劣性遺伝	先天性難聴の 20%
SLC26A4 遺伝子による難聴	*SLC26A4*	常染色体劣性遺伝	先天性難聴の 10%
ミトコンドリア遺伝子 m.3243A＞G 変異による難聴	ミトコンドリア DNA	母系遺伝	
[色覚特性（色覚異常）]			
色覚	*CNGA3* 他	常染色体劣性遺伝	1/30,000〜50,000
先天性赤緑異常	*OPN1LW* 他	X 連鎖性遺伝	日本人男性の 5%　日本人女性の 0.2%
レーベル遺伝性視神経萎縮症	ミトコンドリア DNA	母系遺伝	
胸・腹部疾患			
ヒルシュスプルング病	*RET* 他	常染色体優性遺伝　常染色体劣性遺伝　X 連鎖劣性遺伝	1/1,500〜7,000（新生児）
ギルバート（ジルベール）症候群	*UGT1A1*	常染色体劣性遺伝	3〜7/100
遺伝性肺動脈性高血圧症	*BMPR2* 他	常染色体優性遺伝	
α_1 アンチトリプシン欠損症	*SERPINA1*	常染色体劣性遺伝	1/5,000（北米）
常染色体優性多発性嚢胞腎	*PKD1/PKD2*	常染色体優性遺伝	
骨・結合組織・皮膚疾患			
マルファン症候群	*FBN1*	常染色体優性遺伝	1/5,000
[エーラス・ダンロス症候群]			
古典型	*COL5A1/COL5A2*	常染色体優性遺伝	
血管型	*COL3A1*	常染色体優性遺伝	
後側弯型	*PLOD1/ZNF469*	常染色体劣性遺伝	
骨形成不全症	*COL1A1/COL1A2*	常染色体優性遺伝	
軟骨無形成症	*FGFR3*	常染色体優性遺伝	1/26,000〜28,000

10 福嶋義光監修：遺伝カウンセリングマニュアル，改訂第 3 版，南江堂，2016.

魚鱗癬		常染色体優性遺伝 常染色体劣性遺伝 X連鎖遺伝	
先天性無汗無痛症	NTRK1	常染色体劣性遺伝	
色素性乾皮症	XP	常染色体劣性遺伝	1/22,000
腫瘍			
遺伝性乳がん・卵巣がん症候群	BRCA1/BRCA2	常染色体優性遺伝	
リンチ症候群	MLH1/MSH2 他	常染色体優性遺伝	全大腸癌の2〜5%
家族性大腸腺腫症	AFC	常染色体優性遺伝	1/17,400
神経線維腫症1型	NF1	常染色体優性遺伝	1/3,500
網膜芽細胞腫	RB1	常染色体優性遺伝 非遺伝性	1/15,000〜25,000
代謝疾患			
[アミノ酸代謝異常症]			
高フェニルアラニン血症	PAH	常染色体劣性遺伝	1/80,000
シスチン尿症	SLC3A1/SLC7A9	常染色体劣性遺伝	1/15,000
[有機酸代謝異常症]			
メチルマロン酸血症	MUT 他	常染色体劣性遺伝	1/120,000
グルタル酸血症Ⅰ型	GCDH	常染色体劣性遺伝	1/180,000
[脂肪酸代謝異常]			
中鎖アシル-CoA脱水素酵素欠損症	ACADM	常染色体劣性遺伝	1/130,000
[ライソゾーム病]			
ファブリー病	GLA	X連鎖遺伝	1/40,000
ゴーシェ病	GBA	常染色体劣性遺伝	
家族性高コレステロール血症	LDLR	常染色体優性遺伝	1/500（ヘテロ接合体）
血液・免疫疾患			
血友病	F8/F9	X連鎖劣性遺伝	1/10,000（男性）
[サラセミア]			
αサラセミア	HBA1/HBA2	常染色体優性遺伝	1/400（ヘテロ接合体）
βサラセミア	HBB	常染色体優性遺伝	1/1,000（ヘテロ接合体）

(1) 常染色体優性遺伝（AD）

常染色体優性遺伝形式（autosomal dominant inheritance；AD）をとる疾患の罹患者は，2本の染色体のうち1つ以上の疾患の原因となる変異（A）をもつ（遺伝型は Aa または AA となる）。次世代へ遺伝する確率について，Aa（罹患者）と aa（正常）では 1/2（Aa：aa＝1：1）[※6]，AA（罹患者）と aa（正常）では 1/1（Aa＝1）である。Aa（罹患者）と Aa（罹患者）では 3/4（AA：Aa：aa＝1：2：1）となり，理論値では 75％の確率で子へ遺伝することになるが，AA は Aa と比べ重症であり，致死的となることもしばしばである。

※6 この遺伝確率は，それぞれの子に適用されるものであり，たとえば 1/2 の場合，第一子へ遺伝しなかったことで，次に生まれる子どもに必ず遺伝するという意味ではない。

(2) 常染色体劣性遺伝（AR）

常染色体劣性遺伝形式（autosomal recessive inheritance；AR）をとる疾患の罹患者は，2本の染色体のうち2本とも疾患の原因となる変異（a）をもつ（遺伝型は aa のホモ接合体である）。ヘテロ接合体では通常発症しないことから，集団には一定数の<u>保因者</u>が存在すると推測される。次世代へ遺伝する確率について，Aa（保因者）と Aa（保因者）では 1/4（AA：Aa：aa＝1：2：1）となる。

近親婚の場合，配偶者が同じ疾患の保因者である確率が一般集団を上回る。これは遺伝情報の共有率が高いためであり，たとえば，いとこ婚の夫婦は，理論上 1/8 の遺伝情報を共有している。また，同じ症状であっても，aa（罹患者）と bb（罹患者）というように，関与する変異が異なる場合がある。たとえば，遺伝性難聴には，数十種類の変異が存在する。このため，両親がともに遺伝性難聴をもっていても，遺伝型がそれぞれ aaBB，AAbb であれば，子どもは AaBb となり聴力に影響はない。

(3) 伴性遺伝

伴性遺伝形式（Sex-Linked Inheritance）をとる疾患の罹患者は，性染色体（X または Y 染色体）上に疾患の原因となる変異をもつ。頻度の多い X 連鎖劣性遺伝では，すべての X 染色体に疾患の原因となる変異（a）をもつ場合に罹患する。

次世代への遺伝は，X^aY（罹患者男性）と X^AX^A（正常女性）の場合，娘が全員保因者，息子が全員正常（$X^AX^a：X^AY＝1：1$）となる。X^AY（正常男性）と X^AX^a（保因者女性）の場合は，娘の半数は保因者となり，息子の半数は罹患者となる（$X^AX^A：X^AX^a：X^AY：X^aY＝1：1：1：1$）。罹患率には男女差があり，X 染色体が1本である男性のほうが罹患しやすい。ただし，女性でも正常アレルの不活化により症状を認めることがある。

伴性遺伝のなかで数は少ないが，X 連鎖優性遺伝，Y 連鎖遺伝の形式をとるものもある。X 連鎖優性遺伝の疾患は，X 染色体上に疾患の原因となる変異（A）をもつことにより罹患する。男性は X 染色体が1本であるため，多くは致死的である。Y 連鎖遺伝の変異は男性不妊の原因となるため，変異は次世代に伝えられにくい。

3）メンデル遺伝の例外

単一遺伝子疾患のなかには，上述の典型的なメンデル遺伝形式に沿わない例も多い。以下にそのおもな事象を示す。

（1）不完全浸透

遺伝性疾患の変異をもつからといって，症状が必ず出現するとはかぎらず，その確率（浸透率）は疾患により異なる。このため，発症前診断により変異を受け継いでいることが明らかとなったとしても，一生のうちに必ず発症するとは限らない。たとえば，ハンチントン病は 60 歳までに症状が現れない場合，疾患を発症する確率は 20％未満に低下する[11]。

（2）表現促進現象

DNA の反復配列数が，症状の重篤化や若年発症にかかわることがある。たとえば，歯状核赤核・淡蒼球ルイ体萎縮症（DRPLA）は，*ATN1* の CAG リピートが過剰となることにより発症し，発症年齢はリピート数に依存する。反復配列数が親よりさらに増えて受け継いだ子は，親よりも 14〜29 歳若く発症するとされる[12]。

（3）新生（de novo）変異

親が正常遺伝子をもつにもかかわらず，遺伝性疾患の子が生まれることがある。これは，片方の親から DNA 複製過程で新たに異常をきたした遺伝子を継承するためであり，個体に新しく生じる変異を**新生（de novo；デノボ）変異**という。新生変異により遺伝性疾患をもつ子を出産した親が，再び同じ疾患の子を生むことは極めてまれである。

（4）生殖細胞系列モザイク

1 人のなかに 2 種類またはそれ以上の遺伝型の細胞が混在することがある。このような状態を**モザイク**といい，これは発生の過程で変異を保ったまま細胞分裂を続けることによる。生殖細胞系列に病的変異をもつ親からは，自身に症状がなくても，遺伝性疾患のある子が複数生まれる可能性がある。

（5）インプリンティング（ゲノム刷り込み）

染色体上には，父方由来もしくは母方由来のみに遺伝子発現が生じる領域がある。これは，受精前に配偶子が形成される過程で，精子では父方由来，卵子では母方由来という刷り込み，すなわちインプリンティングがなされた結果である。インプリンティングは可逆的な現象であり，たとえば，女性が父方由来の遺伝子をもっていても，次の世代に引き継ぐときには母方由来と上書きされる。男性の場合はその逆である。インプリンティングに起因する疾患の代表例には，染色体 15 番長腕

---

11 Strachan T, et al（菅野純夫，福嶋義光監訳）：ゲノム医学　ゲノム情報を活かす医療のために．メディカル・サイエンス・インターナショナル，2016.
12 福嶋義光監修：遺伝カウンセリングマニュアル．改訂第 3 版，南江堂，2016.

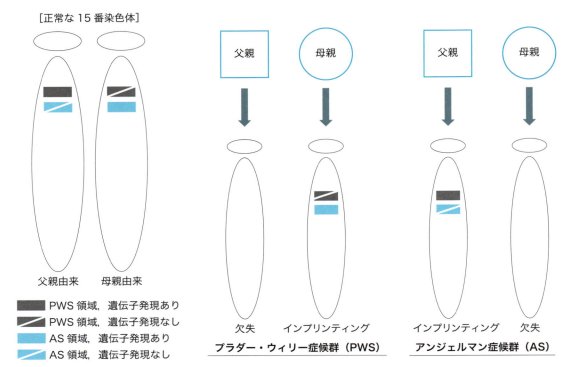

図 5-11　15 番染色体 15q11-13 領域の欠失例

(15q11-13) に座位するプラダー・ウィリー症候群，アンジェルマン症候群や，染色体 11 番 (11p15) に座位するベックウィズ・ウィーダーマン症候群などがある。

図 5-11 に染色体 15 番長腕部（15q11-13）欠失が生じた場合の例を示した。この例では，インプリンティングを受けていない父方由来アレルの欠失によりプラダー・ウィリー症候群となり，母方由来アレルの欠失によりアンジェルマン症候群となる（ともに，疾患発症の原因の 70 ～ 75% を占める[13]）。また，インプリンティングは，DNA 配列に影響を与えず遺伝子発現を制御する。このため，インプリンティングがなされた遺伝子が片親からのみ受け継がれた場合，遺伝子に過不足がなくても疾患の原因となることがある。たとえば，プラダー・ウィリー症候群の 20 ～ 25%，およびアンジェルマン症候群の約 3% は，2 本のアレルが父方あるいは母方由来からのみ受け継がれる現象（片親性ダイソミー）により発症する[14]。

(6) 共優性遺伝

ヘテロ接合体において両方の形質が現れることがある。たとえば，ABO 式血液型では，A/B 型形質が O 型形質に対して優性であり，かつ A/B はともに優性として働くため，A も B も働く AB 型が存在する。

13　Pritchard DJ, Korf BR（古関明彦監訳）：一目でわかる臨床遺伝学．第 2 版，p60．メディカル・サイエンス・インターナショナル，2014．

14　前掲 13

4）ミトコンドリア遺伝病

　メンデル遺伝は，核にある染色体の継承が前提である。しかし，ゲノムの一部はミトコンドリアにもあり，このすべては卵子に由来する。ミトコンドリアはATPを合成する細胞小器官であり，細胞質に存在する，とくにエネルギー消費の著しい組織に多く存在する。このためミトコンドリア遺伝病（p160のCOLUMNも参照）では，脳神経や筋肉に関連した症状を呈することが多く，ミトコンドリア脳筋症，レーベル遺伝性視神経萎縮症の他，一部の糖尿病や遅発性難聴とも関連している。

　ミトコンドリアDNAは16,569塩基対の小さな環状形態であり，1細胞あたり数100コピーが存在する。罹患者の細胞では，1細胞のなかに変異DNAと正常DNAが混在しており（<u>ヘテロプラスミー</u>），変異DNAの相対的な割合が症状の重さに影響している。また，複製されたミトコンドリアDNAは，細胞分裂において不規則に振り分けられるため，同一血縁内であっても，症状の個人差が極めて大きいことが特徴である。

　ミトコンドリア遺伝病では，明らかな症状を認めない母親から症状をもつ子が生まれる可能性，またはその逆もあることから，次世代の罹患を予想しにくい。ただし，罹患者が父親である場合は，次世代へ遺伝することはない。これは，ミトコンドリアが<u>母系遺伝</u>（卵の細胞質からのみ伝達）のためである。

3 メンデルの遺伝法則に従わない多因子疾患

　疾患には，遺伝子の関与があるものの，遺伝と環境の双方が関与している疾患がある。後者は，高血圧，糖尿病，高脂血症などで，多因子疾患，複雑疾患，<u>common disease</u>（ありふれた病気）とよばれる。図3-H-1（p161）に示したように，遺伝要因と環境要因が相互に関係する疾患でその程度は疾患ごとに異なる。また，環境の変化も重要となる。たとえば，栄養状態の悪かった戦後には，ほとんど糖尿病は存在しなかったそうである。それがいまでは10％程度の罹患頻度となっている。これらはメンデルの遺伝法則に従うことはなく，疾患遺伝子同定のアプローチも単一遺伝子疾患とは異なる。

　単一遺伝子疾患では，ある遺伝子変異を有するとほぼ100％病気となる（もし90％なら浸透率90％となる）。そのため，原因変異といわれる。common diseaseではそのような状況になく，遺伝子多型（塩基配列の個体差のことで，前述の一塩基多型（SNP）はそのひとつである）のみで病気になるわけではなく，それらは感受性遺伝子多型といわれる。すなわち，疾患関連と同定された遺伝子多型はそれだけで病気の原因となるわけではなく，リスクを若干高めるというだけである。そのため，遺伝カウンセリングの対象とはなりにくく，遺伝/ゲノム看護で重要視されるものではないかもしれない。とはいえ，疾患頻度が高いため，多くの患者がおり，基本知識として習得しておくとよい。

1）common disease（ありふれた病気）の遺伝子解析法

　common disease に関連する遺伝子を検出する手法は，メンデル型遺伝を示す単一遺伝子疾患とは異なる。common disease の解析法としてアソシエーション・スタディが一般的である。患者と対照の間で遺伝子多型の頻度を比較し，その差が統計的に有意かどうかを検定する。通常はカイ二乗検定が行われる。もし，患者集団においてある遺伝子多型のアレル頻度が有意に対照集団より高い場合，それはそのアレルが患者＝病気と関連していると考える。50～100 万の一塩基多型（SNP）を同時にタイピングできる SNP チップの開発がなされ，全ゲノム領域でのアソシエーション・スタディであるゲノムワイド関連解析（genome-wide association study；GWAS）が一般的になっている。感受性遺伝子多型の疾患への関与の強さはオッズ比で示される。オッズ比 1.5 だとすると，その多型を有するともっていない人より 1.5 倍リスクがある，もしくは 50％リスクが高いということとなる。

　GWAS は，患者および年齢など，それに対応する対照の DNA を集めるところから始まる。最近では，数千人から数万人規模での GWAS が一般的となっている。たとえば，100 万カ所の SNPs で，患者と対照を比較し，頻度差のあった SNPs についてカイ二乗検定により有意差を示す SNPs を選び出す。GWAS で同定された感受性遺伝子多型のほとんどは弱い効果しかなく，疾患メカニズムには直接つながらない。しかしながら，例外的に遺伝子多型が比較的強い効果をもつ疾患がある。以下に，加齢黄斑変性症とアルツハイマー病の例をあげる。

（1）加齢黄斑変性症の例

　欧米において失明の原因で一番多いのが加齢黄斑変性症である。加齢に伴い網膜の中心部の黄斑に障害が生じ，視野障害が起こる。日本では 50 歳以上の 1％が罹患している。SNP チップを用いて最初に GWAS 成果が報告されたのが加齢黄斑変性症である。

　その名前のとおり加齢黄斑変性症は若年者が罹患することはなく，喫煙などの生活習慣が関与する疾患として知られていた。ところが，GWAS の結果から遺伝要因の影響の非常に大きい疾患ということがわかってきた。96 人の患者と 50 人の対照での GWAS により *CFH*（complement factor H）遺伝子における多型（402 番目のチロシンがヒスチジンに変化）が感受性遺伝子多型として同定された。その後の大規模スタディでは，*CFH* のみでなく，他の遺伝子（*LOC387715*）の関与が同定されている。補体系遺伝子である *CFH* の同定により，新たな疾患メカニズムが明らかになり，病態理解が一気に進んだ。

（2）遅発型アルツハイマー病の例

　アルツハイマー病は進行性の認知症をきたす脳神経疾患であり，65 歳を境に早発型と遅発型に分けることができる（欧米では 60 歳を境界とするようだ）。脳内でアミロイド斑の蓄積と神経原繊維変化がみられ，神経（ニューロン）間の連結の消失がある。

　早発型アルツハイマー病はほとんどが単一遺伝子疾患に属し，常染色体優性遺伝を示す。プレセニリン 1（*PSEN1*），プレセニリン 2（*PSEN2*），アミロイド前駆体タンパク（*APP*）遺伝子などが原因遺伝子として同定されている。これらはまれなケースといえ，アルツハイマー病の大部分は

遅発型である。

　一般的なアルツハイマー病である遅発型において，孤発例が多いものの家系の存在は知られており，家系解析から染色体17番に遺伝子座があることはわかっていた。17番染色体の遺伝子座からアポリポプロテインE（*ApoE*）遺伝子のE4タイプがリスク因子として同定された。*ApoE*は超低密度リポプロテイン（VLDL）を構成するタンパクのひとつで，おもに肝臓で合成される。当然脂質代謝に関与する。*ApoE*は脳のアストロサイトでも合成される。遺伝子多型が知られており，E2, E3, E4というタイプが存在している。日本人での頻度はそれぞれ4, 87, 9%となっている。ヒトに最も近いチンパンジーはE4タイプであるから，E4が祖先型と考えられる。もともと*ApoE4*と高脂血症との関連はよく知られていた。アルツハイマー病のリスク因子として*ApoE4*は比較的強いもので，白人において*ApoE4*を1つ有するヘテロ接合体は2.6〜3.2倍，ホモ接合体になると14.9倍リスクとなる。ただし，*ApoE4*のみがリスクとなるわけではなく，生活習慣も含めた多くの因子が発症に関与している。

　最近，*ApoE4*によるアルツハイマー病の病態メカニズムの一端が報告されている。iPS細胞を神経細胞に分化させた後，グリア細胞から分泌される*ApoE2, 3, 4*を反応させると，*E2＜E3＜E4*の順番に*APP*の発現が上昇している。*ApoE*レセプターを介してMAPキナーゼが反応し，最終的に*APP*のプロモーターに結合する転写因子（AP-1）を活性化するためとされる。*APP*はアミロイド沈着の本体であるベータタンパクの前駆体なので，*APP*発現上昇がアルツハイマー病のリスクとなっていることは容易に想像がつく。

　また，興味深いことに*APP*の希少変異（A673T）が保護効果を有する，すなわち病気になりにくい，として報告された。この変異はベータタンパク切断部に近く，ベータ切断を受けにくいことが実験的に示されている。結果，アルツハイマー病に対して保護的に働く。逆にいうと，*APP*からのベータタンパク生成が病態機序と密接に関連していることが示される。

2）糖尿病感受性遺伝子と罹患予測

　2型糖尿病は最も頻度の高い疾患のひとつで，インスリン分泌不全により高血糖をきたし，体全体で血管障害を引き起こす。最終的には糖尿病性腎不全となり，人工透析の対象となる。現在，わが国において人工透析を受けている患者の原因疾患として糖尿病が1位であり，社会的，経済的損失の大きい疾患となっている。（2型糖尿病の遺伝的要因についてはp162も参照）

　2型糖尿病において盛んに大規模GWASが行われ，非常に弱い因子も含め，多くの遺伝子多型が同定されている。遺伝子多型の詳細は述べないが，これらを用いて罹患予測することが試されている。common diseaseにおいて遺伝カウンセリングがどれほどの重要性を有するかは，感受性遺伝子多型によりどれくらい疾患予測が可能かにかかっている。

　遺伝的多型を用いた易罹患性予測モデルの正確性を考える場合，生活習慣や臨床検査値といった既知のリスク因子による易罹患性予測モデルに対して，遺伝的多型を追加した予測モデルによって，予測の精度や臨床的有用性に改善が認められるかどうかを評価する必要がある。遺伝的予測の精度を測る指標として最もよく用いられるのが，識別能の良さを評価する指標のAUC（Area Under the receiver operating characteristic [ROC] Curve）である。AUCが0.5の場合，コイント

ス（裏か表か）と同程度の識別能しかないことを意味し，予測不可能となる。AUC が 0.5 から高くなるにしたがって分類精度は高くなり，1 で完全な予測となる。

GWAS で同定された遺伝子多型による 2 型糖尿病易罹患性予測モデルの検討が進められている。遺伝的リスクスコアに採り込まれる遺伝子多型の数は年々増加しており，2013 年で最大 49 多型が考慮されている。しかし，遺伝子多型のみを用いた予測モデルの AUC は平均 0.60 であり，決して正確な予測とはいえない。一方，年齢，性別，BMI，空腹時血漿グルコース，トリグリセリド，HDL コレステロールなどからなる従来の予測モデルの AUC は平均 0.80 と高い値を示している。さらに，従来の予測モデルに遺伝的リスクスコアを追加したモデルの AUC は平均で 0.81 と，従来のモデルからほとんど改善が認められない。

2 型糖尿病，心疾患，がんなどは，遺伝子多型を考慮したモデルによる AUC がいずれも 0.6 程度であることから，遺伝情報だけでは正確な易罹患性予測は極めて困難であることがわかる。このことは，消費者直結型（DTC）の遺伝子検査（p25 を参照）がどれほど当てにならないかを示すものである。

このように，感受性遺伝子のみによって多因子疾患の罹患を予測することは難しいとされ，その目的での臨床的意義は小さい。しかしながら，疾患感受性遺伝子の同定は疾患メカニズム解明に結びつくことから，長期的な視野に立つとその意義は大きいだろう。

4 発生遺伝学と先天異常

出生時から形態的に観察されるさまざまな先天異常が知られている。日常生活には支障のない小さな異常であるものから，治療を必要とする異常もあるし，生後すぐ死に至る異常も多い。それらの多くは分化・発生過程での障がいととらえられている。そのため，さまざまな臓器でさまざまな異常を示している（図5-12，図5-13）。新生児において何らかの先天異常を認める頻度は 5％程度であり，そのうち重篤な先天異常は 1〜2％といわれている。

妊娠は，卵子と精子が結合した 1 個の受精卵から始まり，それが細胞分裂し，最終的には 37 兆個[※7]の細胞，そして組織・臓器ができ，新生児となる。多くの細胞分裂・分化，そして組織形成がプログラムに従い，エラーなく行われなければならない。とくに妊娠初期においては臓器新生が盛んであるため，その時期に催奇性を有する薬剤を使用すると異常が起こりやすい。先天異常は，このように遺伝要因と環境要因が相互に関与しつつ発症しているケースがほとんどである。

本項は，先天異常症の遺伝学を扱うものの，原因遺伝子が同定できたケースは多くない。しかしながら，遺伝/ゲノム看護において，妊娠時の喫煙，飲酒の相談などの生活習慣や薬剤服薬などが現場的な意味で重要性をもつ。

※7　以前はヒトの体が有する細胞数は 60 兆個といわれていたが，より詳細な解析により 37 兆個が正確なようである。

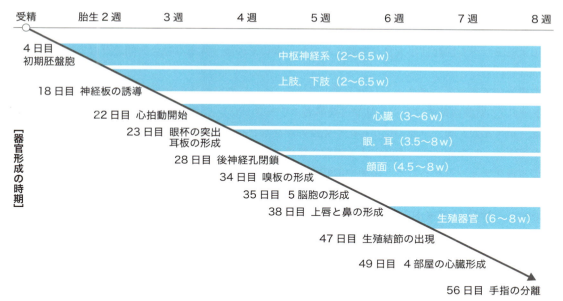

図 5-12 ヒトの胚子期における器官形成と先天異常

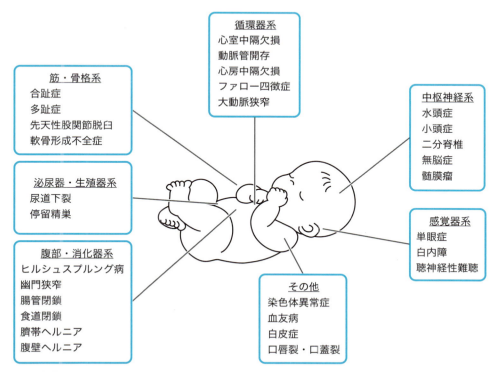

図 5-13 出生時にみられるおもな異常

(Pritchard DJ, Korf BR（古関明彦監訳）：一目でわかる臨床遺伝学．第2版，p104，メディカル・サイエンス・インターナショナル，2014. を参考に作成)

1）催奇性薬剤

　妊娠時には催奇性の可能性のある薬剤の使用に注意する必要がある。歴史的にはサリドマイド服用によるアザラシ四肢症が大きな問題となった。幸いその後，大きな社会的問題となっている薬剤は少ない。
　乾癬治療薬のエトレチナート（商品名：チガソン），C型肝炎治療薬のリバビリン（商品名：レベトール），抗凝血薬のワルファリン（商品名：ワーファリン），特殊なホルモン系の薬，放射性医薬品，抗てんかん薬，一部の抗がん剤や免疫抑制薬などを妊娠初期に大量に用いると，奇形の危険性が高まる。したがって，医師による厳重な管理のもとで使用されなければならない。投与前に妊娠の有無をチェックすること，服用中に妊娠した場合は医師に相談することが不可欠となる。

memo　サリドマイドについて

　サリドマイドはドイツで開発され，睡眠作用がある。日本では胃腸薬として妊婦のつわり防止に1959年から投与された。日本では300人ほどの手足の短くなったアザラシ四肢症の新生児が生まれ，大きな社会問題となり，サリドマイドはただちに販売禁止になった。
　その後，サリドマイドの新たな薬理効果が明らかになり，近年，ハンセン病治療薬，多発性骨髄腫の治療薬として用いられるようになっている。

2）喫煙，飲酒などの生活習慣と先天異常

　"遺伝"をキーワードとする遺伝/ゲノム看護において，本来遺伝と関係のない生活習慣に関連した異常は対象とならないはずであるが，遺伝カウンセリングにおいて，妊娠時の喫煙，飲酒の相談が多いのが現実である。妊娠がわかったとき，母親には喫煙，飲酒の習慣をやめてもらうのが一番である。家庭内における受動喫煙も含めたリスクについての説明も重要である。
　タバコにはニコチンをはじめ多くの化学物質が含まれる。母体の喫煙により，それらの化学物質が胎盤の血管収縮を引き起こし，発育低下など，胎児への影響があるとされる。その他，自然流産，早産，常位胎盤早期剥離など，さまざまな症状のリスクとなる。また，副流煙には主流煙の3倍ほどのニコチンが存在するといわれる。当然ながら，受動喫煙を避けられる環境を整える必要がある。喫煙には中毒・習慣性があり，やめることができない妊婦がいることも事実で，少なくとも喫煙本数を減らすなどの努力が必要となろう。
　妊娠時のアルコール摂取により，小頭症などの顔面奇形，痙攣や学習障害などの中枢性障害，発育不全が起こる。これらは胎児性アルコール症候群とよばれる。アルコールは胎盤を通過し，胎児に影響を与える。飲酒習慣は正確にとらえにくい生活習慣のひとつであり，日本人における統計的な数字があるわけではないが，妊娠時には基本的に飲酒を避けるべきである。残念ながら，どれくらいの飲酒なら大丈夫かという医学的統計はない。妊娠がわかる前に過度の飲酒を経験し，そのことを心配する妊婦もいるが，胎盤形成が十分でないときはさほど心配は必要ないようである。

3）感染症による先天異常

　妊婦が初めて感染するウイルスを排除できず，胎児がウイルス感染をきたし，先天異常を示すことがある。風疹ウイルス，サイトメガロウイルス，ヒトパルボウイルス感染などが問題となる。たとえば，妊娠初期に風疹ウイルスに感染すると，児に難聴，白内障，先天性心疾患などをきたすことがあり，妊娠初期に風疹ウイルス抗体検査がなされる。多くの場合，最初のウイルス感染があった際は胎児の経過観察しかできない。

　トキソプラズマは原虫であり，妊娠初期に感染すると胎児感染に至り，脳症，痙攣，水頭症など，さまざまな先天異常をきたす。

　これらをまとめて TORCH 症候群とよぶことがある。それぞれ，T：トキソプラズマ，O（Others）：梅毒，コクサッキーウイルス，EB ウイルスなど，R：風疹ウイルス，C：サイトメガロウイルス，H：単純ヘルペスウイルスを表す。

4）比較的頻度の高い先天異常

（1）口唇裂・口蓋裂

　上唇が切れて出生する状態を口唇裂といい，口蓋まで亀裂が入っていると口蓋裂という。口蓋裂は最も頻度の高い先天異常であり，1,000 例の出産あたり 1～3 人程度の患者が認められる。

　妊娠中の喫煙，糖尿病，肥満，高齢出産がリスク要因としてあげられるが，ほとんどが原因不明であり，予防法も確立していない。また，遺伝要因として主要なものは報告されておらず，発生期の異常ととらえられている。

　幸いなことに，口唇裂・口蓋裂は手術によりほとんど治療できる。

（2）ヒルシュスプルング病

　消化管の動きを制御する神経節細胞が生まれつき欠損したため，腸閉塞を起こす病気である。先天性巨大結腸症ともいわれる。生まれつき便がでにくいといった症状に加え，嘔吐や重篤な腸炎を伴うことで見つかる。

　10 種類以上の原因遺伝子が同定されているが，50％程度は *RET* の遺伝子異常で説明できる。ただし，優性遺伝を示す家系と多因子遺伝を示す例があり，単一遺伝子疾患という概念からは外れる。神経節細胞の欠損した部位を切除して正常部位とつなぐ手術が確立されている。

5 がんにおける体細胞変異

1) 生殖細胞系列変異と体細胞変異

遺伝子変異には，生殖細胞（germ cells；子をつくるのに必要な精子や卵子）の DNA に存在し，先天的に受精卵から生じた個体を構成する細胞すべてに共通して認められ，さらに生殖細胞を通じて次世代にも受け継がれうる**生殖細胞系列変異**と，身体を構成する生殖細胞以外の組織の 1 つひとつの細胞の DNA に後天的に生じるため，次世代には受け継がれない**体細胞変異**の 2 種類がある。

2) 体細胞変異とがんの関係

体細胞変異は，ヒトが生きていく過程において，細胞分裂の際の複製ミスや，放射線，紫外線，化学物質などの環境からの要因で引き起こされるもので，身体のどの細胞でもつねに起こっている。通常すべての細胞には変異を認識する能力が備わっており，その変異が次の細胞に受け継がれる前に修復されるが，細胞の DNA 損傷の修復メカニズムが破綻していたり，修復能力が加齢を含め何らかの要因で弱っていたりする場合には，変異が起こった細胞に由来する細胞のみが受け継がれる。このような体細胞変異が蓄積されて生じる代表的な疾患が**がん**であり，がん細胞では，がんの発生や悪性形質の獲得に重要な働きをする**がん関連遺伝子**の変異が数箇所生じることが必要と考えられている（多段階発がん）。

ただし，がんで生じているすべての体細胞変異ががん化に関連しているわけではなく，がん促進に働く**ドライバー変異**と，がんの発生や悪性化に対して直接寄与しない**パッセンジャー変異**に分けられる。いずれの変異も同じ頻度で生じると考えられているが，数箇所生じることが必要なのはがん化を促進するドライバー変異であり，一方，パッセンジャー変異はがん細胞に起こった DNA 損傷や修復異常の痕跡である。

3) がん関連遺伝子の体細胞変異 ──がん遺伝子とがん抑制遺伝子

がん関連遺伝子は大きくがん遺伝子とがん抑制遺伝子に分けられる（**表 5-4**）。がん遺伝子は，変異が生じることで活性化してがん化に促進的に働くアクセル（がん細胞レベルでは増殖能や浸潤能の促進）であり，がん抑制遺伝子は，普段はがん化に対して抑制的に働くブレーキであるが，変異によりその活性を失うとがん化が促進されることになる。

がん遺伝子変異は，通常 2 本の対立遺伝子の一方（片側）のアレルのみに生じており，遺伝子でコードされるアミノ酸配列を変化させて特定の機能（酵素活性など）を活性化させるために，特定の位置のアミノ酸が変わるミスセンス変異が多い（ホットスポット）。

一方，がん抑制遺伝子変異は，通常 1 対の対立遺伝子の両方のアレルに生じ，遺伝子上のさまざまな部分で遺伝子産物の消失や活性低下につながる構造変化（大小の欠失・挿入，染色体再構成，スプライシング異常，ナンセンス変異，フレームシフト変異など）であれば，どのようなものでもかまわず，ホットスポットがない。

表 5-4 がん遺伝子・がん抑制遺伝子の遺伝学的特徴

	がん遺伝子	がん抑制遺伝子
機能	がん化促進（アクセル）	がん化抑制（ブレーキ）
がんでの異常	活性化	不活化
変異の結果	機能獲得	機能喪失
対立遺伝子の変異	片側	両側
必要な変異数	1 回	2 回
細胞がん化に対して	優性	劣性
変異の分子機構	点変異（ホットスポット） 遺伝子増幅 遺伝子再編成（転座・逆位）	ミスセンス変異 ナンセンス変異 フレームシフト変異 スプライシング変異 遺伝子欠失（部分・全体） 染色体欠損
変異の分子機構	点変異（ホットスポット） 遺伝子増幅 遺伝子再編成（転座・逆位）	ミスセンス変異 ナンセンス変異 フレームシフト変異 スプライシング変異 遺伝子欠失（部分・全体） 染色体欠損

4）体細胞変異の遺伝学的分類

ドライバー変異となるような体細胞変異には，DNAの一次構造レベルでさまざまな種類がある．

（1）短い塩基配列レベルの変化

ミスセンス変異，ナンセンス変異，インフレーム変異が起こる場合や，スプライシングを調節する部位に点変異や挿入・欠失が生じて，mRNAレベルでエクソンが欠失したり，新たなエクソンが挿入されたりする場合などがある．

（2）大きな領域の遺伝子増幅や欠失

がん遺伝子丸ごとが入った領域のコピー数が増える遺伝子増幅により，がん遺伝子産物の量的な増加が生じたり（乳がんにおけるHER2タンパク），がん抑制遺伝子を含む領域が欠失したりすることでコピー数が減少し，がん抑制遺伝子産物がつくられなくなる．

（3）染色体転座・逆位

2つの異なる染色体あるいは同じ染色体内で2箇所の切断が起こり，切断したところが入れ替わることで，通常は隣り合わない遺伝子の間でキメラ遺伝子が再構成されると，がんに特異的な融合遺伝子が生じることがある．たとえば，慢性骨髄性白血病では，フィラデルフィア染色体転座（22

番染色体q11と9番染色体q34の間で起こった転座でできた染色体）により BCR-ABL 遺伝子の再構成が生じ，高いキナーゼ活性をもつ Bcr-Abl 融合タンパクが産生されて慢性骨髄性白血病が発症する。後述の肺腺がんの EML4-ALK 融合遺伝子も同様である。

5）がんの体細胞変異の治療標的としての意義

　がんに認められる変異は，体細胞に後天的に生じていることから，とくにがん遺伝子変異により正常細胞にはない構造をもつ活性化タンパクや正常細胞よりはるかに多い量のタンパクが生じている場合には，これらを標的とした分子標的治療薬ががん細胞特異的に効果を示し，副作用が少ない可能性がある。また，特定の遺伝子変異の有無により，特定の分子標的治療薬の奏功性を予測できることがわかってきており，がんの遺伝子変異の情報を調べる（コンパニオン診断，p25も参照）ことで，それぞれの患者に最適な治療法を選択できる場合がある。いずれも多くのがんで臨床応用されている。

（1）乳がん
　乳がんの一部では，ERBB2 遺伝子の増幅によるヒト表皮細胞成長因子受容体（HER2）タンパクの過剰発現が生じて，がんの増殖を促している。このため，発現増加が検出された症例では，抗がん剤に HER2 を標的にした薬剤（トラスツマブ，ラパチニブ，ペルツズマブなど）を併用することで，再発抑制などの効果が期待できる。

（2）肺がん
　肺腺がんの半数で認められる上皮増殖因子受容体（EGFR）遺伝子のミスセンス変異やアミノ酸欠失変異で，キナーゼ活性が高いタンパクがつくられる。その阻害薬ゲフィチニブ，エルロチニブは，変異を有する症例に対する一次治療薬として有効である。これらの使用中に EGFR 遺伝子に新たな変異（T790M）が生じると薬剤耐性となるが，そのような場合は T790M に選択的に結合する阻害薬オシメルチニブを使用する。
　また，肺腺がんで EML4-ALK 融合遺伝子や ROS1 とさまざまなパートナー遺伝子との融合遺伝子が検出された症例には，これらの阻害薬クリゾチニブの効果が期待できる。

（3）大腸がん
　大腸がんでは80％の症例で EGFR の高発現が認められ，切除不能進行再発例などに対してセツキシマブやパニツムマブが用いられるが，EGFR タンパクの下流で働く遺伝子をコードする RAS 遺伝子のコドン12，13などのホットスポットに変異があると効果が得られない。このために，治療前に RAS 遺伝子変異を調べ，効果を期待できる症例のみに分子標的薬を用いる。BRAF の V600E 遺伝子変異も同様で，検出された場合には効果が弱いことが知られている。

6 遺伝性（家族性）腫瘍

前項で述べたように，がんには体細胞遺伝子変異を原因とする腫瘍と生殖細胞を原因とする腫瘍がある。

ほとんどのがんは後天的に発生すると言うことができる。すなわち，多くのがんは体細胞遺伝子変異を原因としており，ドライバー変異の存在があるもののさまざまな遺伝子変異が付随して自律性を獲得している。

一方，生殖細胞系遺伝子異常を原因とするがんは通常，遺伝性腫瘍とよばれ，家族性にみられる。他の遺伝性疾患と基本的には同じで，疾患の原因となっている遺伝子変異ががんを引き起こしている。がんの場合，年齢など多くの因子が関与しているため，その複雑さは認識しておかなければいけない。あらゆるがん種で可能性はあるが，遺伝性乳がん・卵巣がん症候群，リンチ症候群，多発性内分泌腫瘍がおもなものとなる（表5-5）。

臨床現場における遺伝性の取り扱いについては若干の注意を要する。遺伝性腫瘍の場合，原因変異が修復関連の遺伝子異常であることが多く，さまざまな腫瘍を発症する可能性がある。また，患者のほとんどが女性である乳がんにおいて，その遺伝子変異を父親が有していた場合，父親は非罹患で，かつ母親も罹患しておらず，見かけ上は家族性が認められないこととなる。このため，家族の既往歴の聴取には注意を要する。以下，おもな遺伝性腫瘍について述べる。

表5-5 遺伝性（家族性）腫瘍の例（表3-F-1を再掲）

おもな腫瘍	遺伝性腫瘍の診断名	関連腫瘍など	原因遺伝子
大腸がん	リンチ症候群（遺伝性非ポリポーシス大腸がん；HNPCC）	子宮体がん，卵巣がん，胃がん，小腸がん，卵巣がん，腎盂・尿管がん	MLH1 MSH2 PMS2
	家族性大腸腺腫症（家族性大腸ポリポーシス）	胃がん，十二指腸がん，デスモイド腫瘍	APC
乳がん，卵巣がん	遺伝性乳がん・卵巣がん症候群	前立腺がん，膵臓がん	BRCA1 BRCA2
骨軟部肉腫	リー・フラウメニ症候群	乳がん，急性白血病，脳腫瘍，副腎皮質腫瘍	TP53
皮膚腫瘍	遺伝性黒色腫	膵癌	P16
泌尿器腫瘍	ウィルムス腫瘍（腎芽腫）		WT-1
	遺伝性乳頭状腎細胞がん		c-MET
脳腫瘍	フォン・ヒッペル・リンドウ病	網膜血管腫，小脳・延髄・脊髄の血管芽細胞種，腎・膵・肝・副腎等ののう胞・腫瘍	VHL
眼腫瘍	網膜芽細胞腫	骨肉腫，肉腫	RB1
内分泌腫瘍	多発性内分泌腫瘍症（MEN）1型	下垂体・膵ランゲルハンス島・副甲状腺腫瘍または過形成	MEN1
	多発性内分泌腫瘍症（MEN）2型	甲状腺髄様がん，副甲状腺機能亢進症，褐色細胞腫	RET

1) 遺伝性乳がん・卵巣がん症候群

　乳がんには遺伝性のタイプがあり，BRCA1，BRCA2 の変異により発症することは一般にも知られるようになった。これらは家族性乳がんの原因遺伝子として同定されたものの，卵巣がんのリスクとなっていることもわかってきた。それで，遺伝性乳がん・卵巣がん症候群（hereditary breast and ovarian cancer；HBOC）とよばれるようになった。

　遺伝性乳がんにはいくつかの特徴がある。当然，家系内に乳がん患者がおり，若年性乳がん，両側性乳がん，再発性乳がん，男性乳がんなどがみられる。また，卵巣がんのリスクのみでなく，膵がんのリスクにもなっている。男性では BRCA2 変異により前立腺がんのリスクとなっている。BRCA1，BRCA2 変異による乳がんに有効な治療法は少なく，早期の乳房摘出が最も有効である。そのためには遺伝子検査を受ける必要があるが，現在は高価な検査でありハードルが高い。

　BRCA1/2 は DNA 修復を担い，とくに二重鎖切断の修復は重要である。二重鎖を修復できなくなることが，がん細胞に多くの変異が生じ増殖することと関連しているが，それは弱点でもあり，一本鎖の修復機構である PARP を阻害するとがん細胞は死に向かう。BRCA1/2 異常をきたした卵巣がんに対して PARP 阻害剤（商品名：オラパリブ）の有効性が示されている。

2) リンチ症候群

　リンチ症候群は，ミスマッチ修復酵素の遺伝的異常によって起こる腫瘍であり，遺伝性非ポリポーシス大腸がん（HNPCC）をはじめ，子宮体がんなど，さまざまながんが観察される。

　原因遺伝子は MLH1，MSH2，MSH6，PMS2 で，これらは修復遺伝子である。MSH2 発現を調節する EPCAM も原因となっている。細胞は絶えずさまざまな障害を受け，DNA が損傷しており，DNA 修復メカニズムは生体にとって重要な役割を果たす。その修復酵素に異常をきたして腫瘍ができる。また，修復過程の異常があると，腫瘍組織では複製過程において 2-4 塩基リピートを有するマイクロサテライトに不安定をきたし，正常組織と異なるパターンが生じる。補助的な検査としてマイクロサテライト検査（p234 を参照）を行うことでリンチ症候群を診断できる。

3) 多発性内分泌腫瘍

　多発性内分泌腫瘍では，家族性に内分泌組織に腫瘍を多発する。内分泌腺が腫瘍化し，過剰なホルモン分泌がみられ，1 型と 2 型と 2 つのタイプが知られている。

　1 型は MEN1（Menin）を原因遺伝子とし，下垂体腫瘍，副甲状腺線種（過形成），膵消化管内分泌腫瘍がみられる。2 型はさらに 2a と 2b に分けられる。2a では甲状腺髄様がん，副甲状腺線種，褐色細胞腫，2b では甲状腺髄様がん，多発神経腫，褐色細胞腫がおもにみられる。臨床的特徴から分けられたものの，どちらも RET を原因遺伝子とし，RET の機能亢進がある。ちなみに先天異常症のヒルシュスプルング病でも RET 異常があるが，こちらは機能低下となっている。

　多発性腫瘍を特徴とするものの，早期には 1 種類の腫瘍しかみられず，診断が困難である。早期診断には遺伝子検査が最も有効となる。

7 薬理遺伝学

　病気の治療目的で薬物投与がなされる。ところが，薬物の効き方は個々人で異なり，場合によっては重篤な副作用をきたすことがある。そこには個々人の遺伝的背景の違いが大きく関与している。遺伝子を調べることで，薬の効果が事前にわかれば無駄な投薬を防ぐことができるし，副作用の可能性がわかれば別の薬物を投与することもできる。このような研究領域を薬理遺伝学（pharmacogenetics；PGx）という。

　比較的健康状態の良い人に治療目的で投薬した結果，重篤な副作用を起こしてしまっては医療職としてつらいものがある。たとえばライ症候群のように，小児がインフルエンザに罹患した際，アスピリン投与により昏睡から最悪死に至ることがある。アスピリン投与が誘因となっていることは明らかで，患者の体質も関与しているのかもしれないが，本当の原因はわかっていない。当然のように，小児のインフルエンザ感染例へのアスピリン投与には警告がなされている。

　遺伝/ゲノム看護においては，薬理遺伝学の知識のもと，副作用の早期発見とそれに対する対処が重要となる。薬物への副作用の初期症状として最も多いのが紅斑，皮疹などの皮膚症状である。重症例として，皮膚粘膜眼症候群（Stevens–Johnson syndrome；SJS），中毒性表皮壊死融解症（toxic epidermal necrosis；TEN）がある。薬物の副作用には遺伝子多型が関与していることが多いため，家族歴の収集は重要であるが，家族性は不明なことが多い。遺伝要因は共有していても，薬物，その量などが一致することが少ないことが要因であろう。ただし，遺伝子検査を行うことで，重篤な副作用を避けることができる。

　薬物ではないが，アルコール代謝を考えてみよう。酒に強い人，まったく飲めない人，さまざまである。エタノールはおもに肝臓で代謝され，アルコールからアルデヒド，そして酢酸となり，水と炭酸ガスとなり排出される。飲めない原因は，アルコールの代謝産物であるアルデヒドを代謝する酵素に欠損があるためである。これらの人たちは遺伝的にアルデヒド脱水素酵素に異常を有する。アルデヒド脱水酵素の異常がある人がアジア系には多く存在し，酒への強さとおおむね一致する。

1）薬力学 ——どのように薬は効果をもつか

　薬物が期待される効果をもつためには，薬物がターゲットとするタンパク質などに作用することが前提であるが，すなわち，薬物，もしくは活性化された薬物が，目的の臓器，細胞で作用する必要があり，以下のステップが重要である。それぞれのステップごとに遺伝子多型が関与しうると考えていい。

① 吸収：経口薬の場合腸管での吸収
② 活性化：前駆体の形で投与され，肝臓で活性化薬物となる。
③ 標的細胞の応答：薬物はトランスポーターにより標的細胞に運ばれる。
④ 分解と排出：活性をもつ薬物の分解と排出は薬物応答や副作用に連関する。

　薬物代謝はおもに次の2相で行われ，それぞれ関与する酵素が異なる。

① 第1相　P450 酵素による水溶性の活性中間体
② 第2相　薬剤のアセチル化，グルクロニル化，硫酸化，メチル化

(1) チトクローム P450 と第 1 相代謝

　薬物のほとんどは肝臓に存在するチトクローム P450 ファミリー酵素群（*CYP* 遺伝子群）で代謝される。ヒトは約 60 の CYP 遺伝子を有するが，それぞれ多型が多いことでも知られている（表5-6）。薬物によって代謝される酵素が異なり，それぞれ多型にしたがい，大きく低活性型，中間型，高活性型に分かれる。低活性型では，薬物が代謝されず体内で高濃度となり副作用のリスクが高くなる。活性がまったくなくなる場合から 50％程度の低下と多型によりさまざまである。高活性型では，薬がすぐに代謝されて薬効がないことがあり，投与量の再検討を要する。

　薬の投与に関しては，代謝酵素の多型，薬物の情報を組み合わせて判断することとなる。実際のところ，単一の P450 酵素で代謝される薬物は少なく，複数の酵素で代謝されるため単純ではない。薬物の抱合反応酵素や薬物トランスポーターも関与する。

　CYP2D6 はすべての薬剤の 25％の代謝に関与している。*CYP2D6* 遺伝子多型についてはこれまで 130 種類を超える報告がある。日本人において酵素活性を完全に失うタイプの人は 1％以下と，欧米に比べると少ない。しかしながら，日本人には *CYP2D6**10 が多く，ホモ接合体保有者も 20％程度存在する。このタイプは酵素活性低下を伴う。すなわち，*CYP2D6**10 で代謝される薬物は，多くの日本人で薬効が強く，副作用のリスクがあるといえる。

　咳止め薬であるリン酸コデインが母親に与えられ，乳児がモルヒネ中毒で死亡したケースが報告されている。リン酸コデインは *CYP2D6**10 で代謝され 10％程度がモルヒネに代謝されうるが，この母親は *CYP2D6**10 の高活性型を有しており，急速にモルヒネ濃度が上昇し，母乳を介して乳児の呼吸抑制に至ったものと予想される。

表5-6　薬物代謝に関与する CYP

酵素	代謝される薬物	特徴	薬物代謝に関与する比率[15]
CYP3A4	マクロライド系抗菌薬，HIV プロテアーゼ阻害薬，ニフェジピン，シクロスポリン，カルバマゼピン，リドカイン	肝臓中の含有率が最も多い。小腸にも存在する。	43%
CYP2C9	フェニトイン，S-ワルファリン，ジクロフェナク	肝臓中の含有率が 2 番目に多い。	17%
CYP2C19	ジアゼパム，イミプラミン	遺伝子多型があり，人により効果が異なる。性差が大きい。	13%
CYP2D6	コデイン，イミプラミン，プロプラノロール	遺伝子多型があり，人により効果が異なる。	12%
CYP1A2	テオフィリン，カフェイン，プロプラノロール	喫煙により誘導される。	8%

[15] Guengerich FP : Cytochrome P450s and other enzymes in drug metabolism and toxicity. AAPS J, 8(1) : E101–E111, 2006.

(2) 第2相反応と遺伝子

第2相抱合反応により薬物は排泄される。このステップにもさまざまな遺伝子が関与している。ここでは，N-アセチル化に関与する *NAT1*（N アセチルトランスフェラーゼ1），*NAT2* をあげる。NAT1 に個人差は少ないが，*NAT2* は多様性に富む。欧米人には遅いアセチル化反応を示すタイプが多い。日本人では 17% が遅いアセチル化を示す。抗結核薬のイソニアジドのアセチル化にみられる多様性は，薬剤効果や副作用に関連している。遅いアセチル化反応を示す人は，副作用である末梢神経症のリスクが高い。早いアセチル化反応を示す人は，通常より多めの投与量を必要とする。

他にも，グルクロン酸抱合に関与する *UGT1A1* や解毒に関与するグルタチオン S-トランスフェラーゼなどが関与している。

2) 薬物副作用に関する他の遺伝子異常

(1) 吸入麻酔薬による悪性高熱症

ハロセンなどの吸入麻酔薬投与により横紋筋融解症をきたし，悪性高熱症という重篤な状態になることがある。ダントロレン投与により重症化を防ぐことができるようになり，いまでは臨床的に大きな問題ではなくなった。悪性高熱症の一部は，常染色体優性遺伝を示す遺伝病として知られており，リアノジン受容体1型遺伝子の異常が同定されている。遺伝子変異があっても麻酔薬投与前にはまったくの無症状であるため，麻酔投与時の初期症状の把握が重要となる。すでに悪性高熱症患者が見つかった家系のメンバーが手術を受ける際は，事前に遺伝子診断を行うと，発症の予防につながる。そのため，家族歴の聴取は非常に大事である。

(2) サリンなどの有機リン剤

有機リン剤については中毒が問題となる。特殊な有機リン剤であるサリンがテロに用いられたこともある。これらはパラオキソナーゼにより代謝される。パラオキソナーゼには遺伝子多型があり，192 番目のアミノ酸の違いで R192 型と Q192 型がある。日本人での頻度はそれぞれ 66% と 34% である。

パラオキソンの代謝では R 型が Q 型より活性が強く，サリンの代謝では Q 型が強い。サリンのような特殊な神経毒に暴露されることは稀有なことであろうが，実際，日本で起こっている。その際，曝露量が同じでも，パラオキソナーゼ活性の違いにより重症度が異なった可能性がある。

3) *HLA* 遺伝子群と薬剤副作用

HLA（human leukocyte antigen）遺伝子群は免疫と関連し，多様性に富む遺伝子群であり，多くの自己免疫性疾患との関連がよく知られていた。最近，薬物副作用と密接な関連があることが示され，注目を浴びている。*HLA* 遺伝子はクラス1に属する *HLA-A*，*B*，*C*，クラス2に属する *HLA-DQ*，*DR*，*DP* などで成り立ち，それぞれが多型に富む遺伝子群である。

HLA 遺伝子と薬物副作用の関係を 表5-7 にまとめた。てんかんや三叉神経痛の薬であるカルバマゼピンによる皮膚症状が知られている。重篤な例では SJS/TEN となる。台湾民族の研究で，

HLA-B*15:02を有するとSJS/TENを発症するリスクが895.5倍になることが示された。実際のところ、カルバマゼピン投与によりSJSとなった症例の100％がHLA-B*15:02を有していた。当然、投与前の遺伝子検査により副作用を予防することができる。日本人はHLA-B*15:02の頻度が極端に少ないため、関連は示されていない。しかしながら、HLA-B*31:01との関連が報告されている。なぜHLA遺伝子多型が強烈な薬物副作用を示すかはあまりわかっていない。今後の課題であろう。

表5-7 HLAと薬剤副作用との関連性

薬物副作用	関連を示すHLA型	患者集団中の頻度（％）	日本人集団中の頻度（％）	オッズ比
Tiopronin（貴金属）と肝内胆汁うっ滞	HLA-A*33:03	93	7.5	41.5
Carbamazepine（抗痙攣薬）とStevens-Johnson症候群	HLA-B*15:02	100	0.03	895.5
Abacavir（抗HIV薬）と胃腸障害，嗜眠，低血圧による致死副作用	HLA-B*57:01	78	0.01	117.5
Allopurinol（抗痛風，抗尿酸血症薬）と薬疹	HLA-B*58:01	100	0.6	393.5
Ticlopidine（抗血小板薬）と肝障害	HLA-A*33:03	86	7.5	36.5
Amoxicillin-clavulanate potassium（抗菌薬）と肝障害	HLA-DRB1*15:01	57	0.8	35.6
Flucloxadillin（抗菌薬）と肝障害	HLA-B*57:01	84	0.01	80.6

原因がHLA遺伝子そのものであるか、連鎖不平衡によりHLA遺伝子と関連しているようにみえるのかは不明

4）分子標的薬とコンパニオン診断薬

　がん治療において分子標的薬が注目を浴びている。前述したとおり、体細胞変異がドライバーとなりがんが形成されている。そこで、異常を有するがん細胞のみを標的とし、正常細胞には影響を与えない薬物が理想となる。分子標的薬は、まさにがん細胞そのものの性質をターゲットとした治療法である。歴史的には、染色体転座があり異常なキナーゼ活性を有する慢性骨髄性白血病におけるイマチニブ（商品名：グリベック）があげられる。イマチニブはチロシンキナーゼ阻害薬である。
　ゲフィチニブ（商品名：イレッサ）は、世界に先駆け日本で承認された肺がんの分子標的薬である。当初から肺がんへの治療効果に疑問もあり、間質性肺炎という重篤な副作用がみられたため、いったんは販売中止となった。ところが、EGFRに変異を有する肺がんに効果があることが判明した。また、三次元構造解析からEGFR変異があるとゲフィチニブとの親和性が高くなり、強い阻害効果を有することもわかった。そのため現在では、遺伝子検査を行ったうえでEGFR遺伝子変異がある場合に適用があることとなっている。このような薬物をコンパニオン診断薬（p25，226を参照）という。

8 遺伝子関連検査

1）病原体・体細胞・生殖細胞系列の遺伝子検査

　遺伝子関連検査とは，分子遺伝学的検査（DNA/RNA 検査），染色体検査，遺伝生化学的検査などの手法により，疾患の診断を目的として実施される検査である．また，患者の診断を目的とした検査だけでなく，保因者検査，発症前検査，易罹患性検査，遺伝薬理学検査，出生前検査，着床前診断，先天代謝異常症などに関する新生児マススクリーニングなど，さまざまな目的で遺伝子関連検査が実施されている．この遺伝子関連検査で用いられる手法は遺伝医学の進歩とともに発展を遂げてきた．

　遺伝子関連検査は，ヒト由来検体を対象とした遺伝子検査と病原体を対象とした病原体遺伝子検査に大別され，さらに，ヒト遺伝子検査は，生涯不変であり次の世代に遺伝する生殖細胞遺伝子検査と，後天的に発生した病変部位の変異（がん細胞の遺伝子変異など）を検出する体細胞遺伝子検査に分類される[16]．

（1）病原体遺伝子検査（病原体核酸検査）

　ヒトに感染症を引き起こす外来性の病原体（ウイルス，細菌などの微生物）の核酸（DNA あるいは RNA）を検出・解析する検査であり，病原体の遺伝子を対象とし，特定の感染症の診断に使われる．病原体遺伝子検査は複数ある病原体検査のひとつであるが，確定診断に用いられることが多い．

　たとえば HIV 検査であれば，最初に抗体検査が行われ，陽性の場合，病原体遺伝子検査が実施される．抗体検査が陰性となりうる HIV 感染早期でも，RNA を PCR で高感度に検出することができるため，将来的には遺伝子検査が主流となるだろう．

（2）体細胞遺伝子検査

　ヒト由来検体を対象とした遺伝子検査のうち，がんなどにみられる体細胞特有の遺伝子構造異常などを検出する遺伝子検査であり，遺伝子発現解析も含まれる．病変部や組織に限定して局在し，その遺伝子変異はがんの進行とともに変化する特徴があり，がんの治療法選択に役立てられる．

　たとえば，大腸がんにおける *KRAS* を対象遺伝子とした体細胞遺伝子検査によってセツキシマブの治療効果を予測でき，遺伝薬理学検査として有効である．

（3）生殖細胞遺伝子検査

　単一遺伝子疾患，多因子疾患，薬物などの効果・副作用・代謝，個人識別などを目的とした遺伝学的検査であり，原則的に生まれつきもっていて一生変化しない遺伝学的情報（生殖細胞系列）を対象とする検査である．

---

[16] 日本医学会：医療における遺伝学的検査・診断に関するガイドライン．2011．
http://jams.med.or.jp/guideline/genetics-diagnosis.pdf（2017.7.1. 閲覧）

単一遺伝子疾患の発症者に対しては，疾患の原因を同定するための確定診断として実施し，診断が確定した場合，その血縁者について将来の発症の可能性を検査する発症前診断もしくは保因者診断となる。さらに，発症者やその血縁者の胎児を対象とした場合は出生前診断となる。この場合，発症者に対してはすべての原因遺伝子を網羅的に検査する必要があり，確定診断後は，原因遺伝子変異についてのみを血縁者や胎児で検査することとなる。

(4) マイクロサテライト不安定性（MSI）検査

　マイクロサテライトの反復回数を比較することで，DNA複製の際に生じる塩基配列のミスマッチを修復する機能の低下を検出する。リンチ症候群などの遺伝性非ポリポーシス大腸がん（HNPCC）の腫瘍組織において，ミスマッチの修復機能低下により正常細胞とマイクロサテライト反復回数が異なることが知られている。MSI検査は体細胞遺伝子検査のひとつであり，HNPPCの90％以上で陽性を示し，スクリーニングに有効な検査である。また，PD-1やPD-L1を標的とした免疫チェックポイント阻害剤がMSI検査陽性のがん症例に対して高い効果を示すことが知られており，今後もMSI検査の重要性は高まることであろう。

2) 検査に関連する技術

　遺伝学的検査は，ゲノムDNAまたはRNAの変異の情報を得ることで，疾患の原因となる変異を同定する検査である。遺伝学的検査が対象とする遺伝性疾患の原因となるヒトゲノムDNAの変異は，SNPなどの小さな変化から染色体異常などの大きな構造の変化まで多様である。よって，そのゲノム変異の大きさに応じて最適な検査技術が異なる（表5-8）。

　近年，これまで主流であったサンガーシーケンス法に比べて塩基解読能力が飛躍的に向上した次世代シーケンサー（NGS）が登場し，全ゲノム解析によって個人のゲノムを数日で解読することが可能となった。また，NGSを使った全エクソン（エクソーム）解析およびターゲット遺伝子解析によって，ゲノム領域の必要な遺伝子や領域を迅速で効率的に解析することができる。一方，RNAを対象とした検査では遺伝子の転写量を評価することが可能である。NGSによって遺伝子転写物を網羅的に解析することで，転写量の異常のみでなく，スプライシング異常，融合遺伝子，新規転写物などを検出できる。

表5-8 おもな遺伝学的検査技術

対象	手法
SNP	PCR-ダイレクトシーケンス，PCR-RFLP，TaqMan法
エクソン，遺伝子	ターゲット遺伝子解析，PCR-ダイレクトシーケンス
染色体	FISH，CGHアレイ，SNPアレイ
全エクソン	エクソーム解析
全ゲノム	全ゲノム解析

(1) PCR-ダイレクトシーケンス

ゲノム DNA の目的の領域を増幅する PCR 法で対象の遺伝子を増幅し，サンガーシーケンス法で直接塩基配列を決定する手法である。サンガーシーケンス法は，4 色の蛍光色素標識された ddNTP の 4 種類の塩基（A，C，G および T）の検出をその原理とし，PCR 産物からの新たな合成の過程で ddNTP により伸長反応が停止する。その停止した末端は，A，C，G および T ごとに 4 色の蛍光で標識される。これをキャピラリーとよばれる微細管で電気泳動しながらレーザーにて蛍光を検出し，塩基配列に変換する。PCR-ダイレクトシーケンス法では PCR 増幅した領域のすべての塩基配列の変化を検出できるため，これまで知られていない新しい遺伝子多型も発見できる。

(2) PCR-RFLP

PCR 法で対象の遺伝子を増幅し，目的の塩基配列を検出する手法である。PCR 増幅産物を目的の塩基配列を認識する制限酵素で消化し，切断の状態を電気泳動で断片の長さとして検出する。PCR-RFLP はすでにわかっている特定の塩基配列の遺伝子型を検出する手法である。制限酵素が認識する配列を完全に切断するという前提であり，ミスタイピングが多いという欠点がある。

(3) TaqMan 法

PCR-RFLP と同様に PCR 法で対象の遺伝子を増幅し，目的の塩基配列を検出する手法であるが，制限酵素ではなく，目的の塩基配列に結合する蛍光標識プローブ（TaqMan プローブ）を用いる手法である。TaqMan プローブは PCR 伸長反応時に蛍光を呈し，この蛍光を検出する。野生型（A）と変異型（B）それぞれの塩基配列を認識する 2 色のプローブを用い，2 色の蛍光の出現パターンにより，野生型ホモ（AA），ヘテロ（AB），変異型ホモ（BB）の遺伝子型を判断する。

(4) FISH

蛍光 in situ ハイブリダイゼーション（FISH）は染色体の解析方法のひとつであり，染色体を蛍光標識プローブによって染め分ける。一般的な分染法による核型解析に比べ，対象とする遺伝子について感度よく調べることができる。対象とする遺伝子の塩基配列をもち，蛍光標識した一本鎖 DNA プローブを展開した染色体と分子交雑（ハイブリダイゼーション）させることで，染色体上での局在を蛍光顕微鏡で観察する。特定の遺伝子についての染色体上での重複，欠失，転座など，大きな変化を検出できる。

(5) マイクロアレイ

DNA を解析対象として染色体の全体の構造を検出する手法であり，FISH に比べて簡便で高感度である。コピー数を検出する CGH アレイ，遺伝子型を検出する SNP アレイがあり，ゲノム配列上に等間隔で設定したプローブのハイブリダイゼーションとそのシグナル強度から高解像度の位置情報とコピー数を広く検出できる。SNP アレイは染色体 2 本ともが片親に由来する片親性ダイソミー（UPD）の診断に有効である。

（6）次世代シーケンサー（NGS）

　NGS を用いて塩基配列を網羅的に決定する手法である。目的の DNA を断片化し，短いシーケンスデータの塩基配列を大量に決定する。その大量のシーケンスデータのうち，目的の領域のシーケンスが何回読まれたか，そのうちの何回が野生型で，何回が変異型であったかをコンピューターで数えることで遺伝子型を決定する。NGS による遺伝子診断は，解析対象とする領域の大きさにより，ターゲット遺伝子解析，エクソーム解析，全ゲノム解析などに分類できる。

　遺伝子のエクソンを網羅的に調べるエクソーム解析と全ゲノム配列を調べる全ゲノム解析は広い領域を対象とし，1カ所あたりに読まれる回数が少なく，ホモ接合とヘテロ接合を見分ける生殖細胞系列の検査に有効である。ターゲット遺伝子解析は特定の遺伝子など，比較的狭い領域を対象としているため，1カ所あたりに読まれる回数が多い。体細胞変異の検出に有効であり，正常細胞が多く混入したがん組織でも高感度で体細胞変異を検出することができる。

3）各種診断法

　遺伝学的検査を用いた診断は，確定診断，保因者検査，発症前検査，易罹患性検査，遺伝薬理学検査，出生前検査，先天代謝異常症などに関する新生児スクリーニングなど，その目的は多様である。

（1）遺伝学的確定診断

　発症が確認された患者における確定診断を目的にした遺伝学的検査である。疾患の原因遺伝子が決定されている必要があり，原因となる変異を見つけるためには，対象遺伝子全体またはエクソンおよびエクソン–イントロン境界領域（スプライシング領域）の配列を PCR-ダイレクトシーケンスで決定する必要がある。次世代シーケンサーを用いた全ゲノム解析，エクソーム解析，ターゲット遺伝子解析では，対象とする遺伝子を網羅的にシーケンスできるため，解析対象遺伝子数が多い場合に有効である。

（2）発症前診断

　患者の遺伝情報から，遺伝学的検査によって血縁者の発症を予測することが可能である。成人発症疾患においては，患者の血縁者で未発症の者も同じ原因変異を共有している可能性がある。発症前診断の結果が陽性であっても，正確な発症年齢や症状や予後を予測することが難しく，疾患によっては発症しない場合もあるため，遺伝カウンセリングにおいて配慮が必要である。常染色体劣性遺伝疾患の患者の血縁者における原因変異の検査は保因者検査となる。

（3）易罹患性検査

　多因子疾患における発症リスクを予測する遺伝学的検査である。単一遺伝子疾患に比べて個々の遺伝子の効果が弱く，環境要因も関与するため，その結果は発症リスクの確率として表される。ただし，被験者が疾患にかかるかの予測は現状では困難であり，今後の課題であろう。

(4) 出生前診断

遺伝性疾患や先天性疾患の診断を目的に，出生前に行われる胎児診断である。出生前診断は侵襲検査と非侵襲検査に分けられ，侵襲検査は絨毛や羊水検査を用いた検査である。侵襲検査では流産のリスクが伴う。非侵襲検査は超音波検査や母体血清中の胎児 DNA が検査対象となる。母体血を用いた新しい出生前遺伝学的検査（non-invasive prenatal genetic testing；NIPT）はかなり普及しつつある。最近の報告では，ダウン症候群の診断に関して侵襲性診断より精度が良くなっているようである。NIPT はさまざまな遺伝性疾患の診断にも応用で，次世代シーケンサーの能力向上とともに，さらに普及することであろう。

(5) 着床前診断

体外受精での受精卵を検査対象とし，4～8 細胞期まで発育させた胚の 1～2 個の割球を採取する胚生検である。出生前診断が妊娠後であるのに対して，着床前（妊娠前）に遺伝性疾患や先天性疾患を診断する。当初はデュシェンヌ型筋ジストロフィーの診断であった。男性のみが発症するので，XY の受精卵を排除するという着床前診断が行われた。最近の次世代シーケンサーの進歩により，1 細胞からゲノム解析できるようになり，全ゲノム配列決定から好ましい受精卵を選択することが行われようとしている。

9 新生児マススクリーニング

20 世紀初頭，イギリスの内科医であるアーチボルト・ギャロッド（Garrod AE）は，アルカプトン尿症の発見から先天代謝異常症の概念を打ち立てた。アルカプトン尿症は常染色体劣性の疾患で，ヒトにおいてメンデルの遺伝法則が成り立つことをはじめて示している。また，何らかの異常によりアルカプトンを代謝する酵素が欠損していると考え，これは一遺伝子一酵素の考えを先取りしたものである。当然ながらその当時，遺伝子という概念はない。

1）先天代謝異常症とスクリーニング

生物は，食物から必要なエネルギーを得る。その際，酵素反応による代謝が関与するが，ヒトには生まれつき酵素が欠損する病気があり，それを先天代謝異常症という。

先天代謝異常症のなかには，フェニルケトン尿症など，早期発見により治療できる疾患がある。フェニルケトン尿症は，フェニルアラニン水酸化酵素の欠損により血中のフェニルアラニンが高値となるもので，このフェニルアラニンを検出することで診断ができる。かつ，早期に診断してフェニルアラニンを含まない人工乳を与えることで治療可能となる。早期に治療することで，成人になってもとくに問題はなく過ごすことができる。また，先天的にホルモンを欠乏する内分泌疾患では，欠乏するホルモンを補うことで治療可能となる。

そのため，生後すぐに血液採取し，代謝疾患のスクリーニングが行われる。異常となっている代謝産物を測定し，先天代謝異常症を予防的に検出し，治療に役立てる。古くはガスリー（Guthrie R）

表 5-9 ガスリー法によって検出できる疾患

① フェニールケトン尿症
② ホモシスチン尿症
③ メープルシロップ尿症
④ ガラクトース血症
⑤ クレチン症
⑥ 副腎過形成

①から③はアミノ酸代謝異常，④は糖質代謝異常，⑤と⑥は内分泌疾患

により開発されたため，ガスリー法とよばれていた（表 5-9）。同時に多くの疾患のスクリーニングを行うこともあり，ある程度代謝状態が落ち着く生後 5 日目に採血する。通常，血液をろ紙に吸着させ検査に回す。

2) タンデム質量分析法と新生児マススクリーニング

ガスリー法は，高値となった代謝産物の化学的，生化学的特性で診断する。間接的な手法といえ，精度に問題がある。そこで，代謝産物を直接測定する手法としてタンデム質量分析法（タンデムマス法）による測定が行われるようになった。それにより，計 20 疾患のスクリーニングが可能となった（表 5-10）。

ゲノム科学の進歩は，新生児マススクリーニングにも変化をもたらしている。先天代謝異常症は遺伝病のカテゴリーでもあり，遺伝子異常が存在する。そこで，多くの疾患の遺伝子異常を検出できるパネルを作成し，次世代シーケンサーを用いてある程度網羅的に遺伝子異常を検出する手法である。たとえば，疾患原因遺伝子のエクソン部分を PCR で増幅し，配列決定する。次世代シーケンサーを用いることにより，200〜400 遺伝子の塩基配列決定を同時に行うことが可能となり，多くの遺伝病の診断が実現する。

遺伝子異常を診断することは可能となっても，その疾患の治療法がないとマススクリーニングの有用性があまりない。今後，治療法の発達とともにスクリーニングすべき疾患の数も増えることを期待する。

10 人類集団の成り立ちを研究する集団遺伝学

集団遺伝学とは，メンデルの遺伝学とダーウィンの自然選択を融合し，生物集団における遺伝子の集団構造，ひいては生物進化の機構を研究する分野である。遺伝子構造の変化には，突然変異，自然選択，集団移動，集団サイズ，遺伝的浮動などが関与する。集団遺伝学は，本来はすべての生物を対象とするが，ここではヒトのみを対象とする。

集団遺伝学は遺伝/ゲノム看護にさほど必要な情報とはいえないので，本項は読み物として付き合っていただければ幸いである。ただし，さまざまな状況で，集団の遺伝型とアレル頻度の関連を数式化したハーディー・ワインバーグの法則だけは押さえておきたい。

表 5-10 新生児マススクリーニングの対象疾患

アミノ酸代謝異常
・フェニルケトン尿症 ・メープルシロップ尿症（楓糖尿症） ・ホモシスチン尿症 ・シトルリン血症 1 型 ・アルギニノコハク酸尿症
有機酸代謝異常
・メチルマロン酸血症 ・プロピオン酸血症 ・イソ吉草酸血症 ・メチルクロトニルグリシン尿症 ・ヒドロキシメチルグルタル酸血症（HVG 血症） ・複合カルボキシラーゼ欠損症 ・グルタル酸血症 1 型
脂肪酸代謝異常
・中鎖アシル COA 脱水素酵素欠損症（MCAD 欠損症） ・極長鎖アシル COA 脱水素酵素欠損症（VLCAD 欠損症） ・三頭酵素/長鎖 3-ヒドロキシアシル COA 脱水素酵素欠損症（TFP/LCIAD 欠損症） ・カルニチンパルミトイルトランスフェラーゼ-1 欠損症（CPT-1 欠損症） ・カルニチンパルミトイルトランスフェラーゼ-2 欠損症（CPT-2 欠損症）
内分泌疾患
・先天性甲状腺機能低下症（クレチン症） ・先天性副腎皮質過形成
糖質代謝異常症
・ガラクトース血症

1）人類の進化と集団遺伝学的歴史

　ほぼ 600 万年前に，ヒト祖先は一番の近縁であるチンパンジーとの共通祖先から分岐して猿人となった。猿人の化石がアフリカで見つかっている。有名なものは女性の化石でルーシーとよばれるアファール猿人で，約 320 万年前のものとされる。この段階で直立 2 足歩行をしていたと想像できる。ただし，脳の容量は大きくなく，チンパンジーとさほど変わらない（400〜500 mL）。その後，ホモ属である原人が出てくる。250 万年前に出現したホモ・ハビリスや 250 万年前のホモ・エレクトスである。脳容量は 600〜700 mL である。彼らの一部はアフリカを出て，ペキン原人やジャワ原人となる。100〜200 万年前の化石である。最近，インドネシアのフローレス島で小型のヒト族の化石が見つかった。フローレス人とよばれる。小型のヒト族であるため，ホビットともいわれる。彼らは原人に属するものの，10〜6 万年前まで生存していたようだ。おそらく島にいたため，敵対者がいなかったのであろう。その後，旧人といわれるヒト族が出現する。彼らのなかでアフリカを出たグループがネアンデルタール人やデニソワ人である。ネアンデルタール人はヨ

ーロッパ大陸を中心に，デニソワ人は中央，東アジアを中心に棲息することとなる。そして，現生人類の祖先である新人が出現する。そして，世界中に移動，拡散することとなる。

多くの方が勘違いしているが，ヒトがチンパンジーから進化したわけではない。共通祖先からチンパンジーも進化している。また，原人や旧人の亜種が現生人類の祖先であり，ペキン原人やネアンデルタール人は祖先ではない。人類祖先はずっとアフリカで過ごしていた。現生人類の祖先は，ようやく約6〜8万年前になってからアフリカを出て，中東，そしてヨーロッパやアジアへ拡散していった。このようなヒトの歴史はDNAに刻まれており，最近はDNA解析から人類移動や遺伝子変化を研究する集団遺伝学が盛んになっている。

ネアンデルタール人やデニソワ人は，現生人類祖先がアフリカを出る前にヨーロッパやアジアにいた集団で，20〜40万年前にユーラシア大陸に移動したとされている。現生人類祖先がユーラシア大陸に拡散するに伴い，一時は共存していたものの，ネアンデルタール人やデニソワ人は消滅したとされている。ただ，そこには複雑な過程があることが最近明らかになっている。かつて，ミトコンドリアDNAの解析がなされており，ネアンデルタール人と現生人類祖先の交雑はなかったと報告されていた。しかし最近，ネアンデルタール人やデニソワ人の骨から同定されたゲノム配列と現生人類を比較したところ，集団によるが，1〜5%程度のヒトゲノムはネアンデルタール人由来ということがわかってきた。すなわち，現生人類祖先とネアンデルタール人，デニソワ人との間に交配があったことを示している。

現生人類祖先がアフリカを出たのは6〜8万年前であるから，中東を経てユーラシア大陸に拡散した時にはすでにネアンデルタール人やデニソワ人はユーラシア大陸にいた。現生人類がユーラシア大陸に移動した時，アフリカ大陸とは異なる病原菌に悩まされた可能性がある。一方，ネアンデルタール人やデニソワ人はそれらの病原菌に対して抵抗性を有していただろう。*HLA*遺伝子群は，免疫と密接に関係する遺伝子群である。興味深いことに，現生人類祖先は交雑によりネアンデルタール人が有していた病原体抵抗性を得ているようである。

他の例として，標高4,000mのチベット高原に住むチベット人が高地に適応できた原因を研究した結果，*EPAS1*遺伝子の変異が関係していたが，実はこの変異はデニソワ人から受け継いだものであることが判明している。

2）集団遺伝学の基礎知識

(1) ハーディー・ワインベルグの法則

まずは，次の式を考えてみよう。

$$(p+q)^2 = p^2 + 2pq + q^2$$

単純な乗法の公式である。この式が集団遺伝学と関係するとは考えにくいかもしれない。

ここで，p，qを遺伝子座の2つの遺伝子多型（対立遺伝子）頻度とすると，$p+q$は1となる。アレルpがホモ接合体の人の頻度はp^2となる。ヘテロ接合体は$2pq$の頻度である。たとえば，pの頻度を0.1（10%）とすると，qの頻度は0.9（90%）となる。アレルpをホモ接合体で有する人の頻度はp^2であり0.1×0.1＝0.01（1%）となる。ヘテロ接合体の頻度は2×0.1×0.9で

0.18（18％）である。このような集団でのアレル頻度と遺伝型頻度の関係を数学的に示したのがハーディー・ワインベルグの法則である（p186も参照）。

さて，このような単純な法則が成り立つには，集団のサイズが十分に大きいこと，任意婚によることなどの条件がある。逆に，ハーディー・ワインベルグの法則が成り立たない場合，そこには特殊な集団遺伝学的事情があることとなる。たとえば，集団の移住があったり，極端な集団人口の減少があったりした場合（ボトルネックという）である。

(2) 突然変異率

ヒトを生物種のひとつとして考えてみると，ここまで突然変異を重ねてきて進化しつつ現在がある。突然変異は生物にとって進化の駆動力である。世代から世代でどれくらい変異が入るかが突然変異率である。集団遺伝学の根幹をなす数字であるが，次世代シーケンサーが出るまで実測することはできなかった。いまでは，親子間の全ゲノム配列を解析し，配列の違いを検出することで実測できる。これは単純に親子（トリオとなる）の全ゲノム配列を決定し，そこでde novo変異（突然変異）を検出することで直接算出された。

その結果は，1.1×10^{-7}となっている。ヒトゲノムは60億塩基なので，世代を経るごとに600の変異が入ることとなる。1世代20年として，1万年前は500世代前ということになる。そうすると30万（500×600）の変異が入っている。全ゲノムレベルでのことであるから，0.005％にしか相当しない。生物進化からみると，1万年という期間はとても短いものといえる。1万年前というと，農耕や牧畜が始まった時期であり，人類祖先はおもに狩猟採取を行っていた。そこからの文明の進歩はいうまでもなく，生活様式は大きく変わっている。その一方で，ゲノムはほとんど変化していない。いまでもヒトゲノムのプログラムは石器時代に適合しているといえ，生活様式の変化は多くの歪みを生じるようになった。それが進化医学的な病気となる。

典型的な例として，高血圧があげられる。一般的に生物は塩への嗜好が高い。しかしながら，自然のなかで塩を得ることは困難である。アフリカではサハラ砂漠やダナキル砂漠に岩塩があるものの，過酷な高温にあり，文明のない時代に岩塩の採取はほぼ不可能であっただろう。人類は文明の進歩とともに塩を得るようになった。日常的に塩を摂取し，塩分の水分保持作用により循環血液が増え，血圧が上昇することとなった。人類集団でも塩分をまったく摂取しない集団（アマゾンのヤノマニ族）では，加齢があっても血圧上昇はないことが知られている。ところが，文明の発達とともに，人類は塩を摂るようになる。その結果として生じた病気のひとつが本態性高血圧である。

3）自然選択のわかりやすい例 ——乳糖不耐症

母乳には2糖類であるラクトースが含まれ，ラクターゼで単糖になり吸収される。乳児のうちは消化管で分解酵素ラクターゼが分泌され分解されるが，離乳とともにラクターゼ遺伝子がシャットオフされる。乳児がいつまでも母乳を飲んでいると次の児を宿すことができにくいため，生理的に起こる現象である。ラクターゼがないことで，多くの成人は牛乳を飲むとお腹の調子が悪くなる。これを乳糖不耐症というが，正常な表現型である。ところが，ヨーロッパやアフリカにはラクターゼ分泌が離乳後も持続する人たちがいる。ラクターゼ持続症という。当然ながら，乳製品からの栄

養摂取には有利な体質となる。

　牧畜や農耕が始まったのはほぼ1万年前とされる。牧畜においてヤギや羊とともに遊牧するが，それらを食べてしまうとそれでおしまいである。一方，ミルクをとると長い間共存できる。そのうちに牧畜民にラクターゼが持続する変異が生じる。ラクターゼ遺伝子の調節部位（エンハンサー）に存在する遺伝子多型である。ミルクを飲んでも問題ない人たちは生存に有利であったことであろう。ヨーロッパの牧畜民とアフリカの牧畜民では微妙に位置の異なる変異を有しており，別々に変異が生じたことを示唆する。農耕民族であり，牧畜民ではない日本人においてこれらの変異はほとんど存在しない。

　さて，このように変異が生じ，それが生存に有利となり，集団内で増えていく場合を自然選択という。ダーウィンの考えに基づく。一方，自然選択とはまったく関係ない場合でも遺伝子多型の頻度が集団で増えてくることがある。まったくの偶然の結果で遺伝的浮動ともいう。これは，国立遺伝学研究所の木村資生氏や太田朋子氏らの中立論に基づく考えである。

索引

数字・欧文

21トリソミー	75
2型糖尿病	162, 219
3つの特殊性	3, 15
common disease	161, 217
CYP遺伝子群	230
DNA (deoxyribonucleic acid)	201
DNA配列の変異	209
DTC (direct to consumer)	25
ELSI (Ethical, Legal and Social Issues)	18, 22, 28
FISH	235
GINA (Genetic Information Nondiscrimination Act)	18
GWAS (genome-wide association study)	162, 218
HBM (health belief model)	167
HBOC (hereditary breast and ovarian cancer)	128, 228
IC (informed consent)	37
IF (incidental finding)	25, 61
IRUD (initiative on rare and undiagnosed disease)	33
missing heritability	162
NIPT (non-invasive prenatal genetic testing)	43, 65, 74, 237
PCR-RFLP	235
PCR-ダイレクトシーケンス	235
People-Centered Care	16
PGx (pharmaco-genetics)	229
precision medicine	24
SDM (Shared Decision Making)	17, 37
SF (secondary finding)	25
SNP (single nucleotide polymorphism)	207, 208
TaqMan法	235
X連鎖劣性遺伝	177, 187, 190, 214

あ

アソシエーション・スタディ	218
ありふれた病気	161, 217

い

インターネット	195
イントロン	203
インフォームド・アセント	39
インフォームド・コンセント	37, 39
インフォームド・チョイス	27
インプリンティング	215
医療における遺伝学的検査・診断に関するガイドライン	38
易罹患性検査	40, 236
意思決定	14, 17
遺伝	2
——に関する誤解	178
——のイメージ	13
遺伝/ゲノム医療	2
——にかかわる看護職に期待されること	6
遺伝/ゲノム看護	4
——のモデル	12
——の見解と基準	7
——の歴史	4
遺伝カウンセリング	5, 14, 18, 27, 35, 38
遺伝学的アセスメント	8
遺伝学的検査	24
遺伝看護	4
遺伝看護専門看護師	9, 46, 47
海外の——	55
遺伝形式	176
遺伝型	211
遺伝子	4, 203
遺伝子関連検査	233
遺伝子検査	233
遺伝情報	4, 24, 200
遺伝情報差別禁止法 (GINA)	18
遺伝性疾患	8
遺伝性腫瘍	128, 227
遺伝性乳がん・卵巣がん症候群 (HBOC)	128, 228
遺伝専門外来	27
遺伝相談	5, 14, 18, 30
遺伝的組換え	206
遺伝的多様	2, 3, 207
遺伝予後	185
遺伝要因	161, 217
一塩基多型 (SNP)	207, 208

え

エクソーム解析	23
エクソン	203

お

- オタワ個人意思決定ガイド　19

か

- ガスリー法　238
- がん　128, 224
- がん遺伝子　224
- がん抑制遺伝子　224
- 加齢黄斑変性症　218
- 価値観　16, 28
- 家系　6
- 家系図　176, 179
- 家族計画特別相談事業　30
- 家族性腫瘍　128, 227
- 家族歴　176
- 学術団体　53
- 核型　200
- 確定診断　24, 38, 236
- 確定的検査　42, 64
- 葛藤　36
- 完全浸透　185
- 感受性遺伝子多型　217
- 環境要因　161, 177, 217
- 患者　6

き

- 希少・未診断疾患イニシアチブ事業（IRUD）　33
- 機能的RNA　205
- 均衡型転座　76, 87
- 近親婚　186, 214
- 逆位　208
- 共優性遺伝　216
- 共有（協働）意思決定（SDM）　17, 19, 37
- 共有性　3, 18

く

- クライエント　6
- クラインフェルター症候群　102
- 偶発的所見　25, 45, 61

け

- ゲノム　4
- ゲノム医療実現推進協議会　30
- ゲノム編集　51
- ゲノムリファレンスパネル　23
- ゲノムワイド関連解析（GWAS）　162, 218
- 形態異常　58
- 経験的再発率　185, 192
- 経済条項　61
- 欠失　208, 209
- 血液検査　79
- 血縁者　6
- 健康信念モデル（HBM）　167
- 減数分裂　206
- 優性　211

こ

- コドン　204
- コンパニオン診断　24, 25, 133, 232
- 個体番号　180
- 個別化医療　24
- 高齢妊娠　74
- 酵素補充療法　89

さ

- 差別　45
- 再発率　185
  - ――の伝え方　194
- 細胞周期　205
- 細胞分裂　205
- 催奇性薬剤　222

し

- 次世代シーケンサー（NGS）　234, 236
- 自然選択　241
- 知らないでいる権利/知らされない権利　39
- 実践能力　8, 9, 10
- 質の高い情報　197
- 人工妊娠中絶　40, 61
- 神経筋疾患　144
- 浸透率　185
- 診療報酬　34
- 新生児マススクリーニング　88, 237
- 新生変異　215
- 親等　179
- 修復　206

| 遺伝/ゲノム看護 | ISBN978-4-263-23699-4 |

2018年 2月10日　第1版第1刷発行
2020年 5月20日　第1版第3刷発行

編　者　有　森　直　子
　　　　溝　口　満　子
発行者　白　石　泰　夫
発行所　医歯薬出版株式会社

〒113-8612　東京都文京区本駒込1-7-10
TEL.（03）5395-7618（編集）・7616（販売）
FAX.（03）5395-7609（編集）・8563（販売）
https://www.ishiyaku.co.jp/
郵便振替番号　00190-5-13816

乱丁，落丁の際はお取り替えいたします　　　　印刷・教文堂／製本・榎本製本
　　　　　　　　　　　　　© Ishiyaku Publishers, Inc., 2018. Printed in Japan

本書の複製権・翻訳権・翻案権・上映権・譲渡権・貸与権・公衆送信権（送信可能化権を含む）・口述権は，医歯薬出版㈱が保有します．
本書を無断で複製する行為（コピー，スキャン，デジタルデータ化など）は，「私的使用のための複製」などの著作権法上の限られた例外を除き禁じられています．また私的使用に該当する場合であっても，請負業者等の第三者に依頼し上記の行為を行うことは違法となります．

JCOPY　＜出版者著作権管理機構　委託出版物＞
本書をコピーやスキャン等により複製される場合は，そのつど事前に出版者著作権管理機構（電話 03-5244-5088, FAX 03-5244-5089, e-mail：info@jcopy.or.jp）の許諾を得てください．